Aktuelle Medizin

studia med

Bayer informiert Studenten

Harald Lutz

Ultraschallfibel Innere Medizin

Zweite, völlig überarbeitete Auflage

Mit 244 Abbildungen

Springer-Verlag
Berlin Heidelberg New York
London Paris Tokyo

Professor Dr. med. HARALD LUTZ
Medizinische Klinik I
Klinikum Bayreuth
Preuschwitzer Str. 101
D-8580 Bayreuth

1. Auflage erschien unter dem Titel: Lutz/Meudt, Ultraschallfibel

ISBN 3-540-10165-9 Springer-Verlag Berlin Heidelberg New York
ISBN 0-387-10165-9 Springer-Verlag New York Heidelberg Berlin

ISBN 3-540-15399-3 Springer-Verlag Berlin Heidelberg New York
ISBN 0-387-15399-3 Springer-Verlag New York Berlin Heidelberg

CIP-Titelaufnahme der Deutschen Bibliothek

Lutz, Harald: Ultraschallfibel Innere Medizin / Harald Lutz. – 2., völlig überarb. Aufl. – Berlin : Heidelberg ; New York ; London ; Paris ; Tokyo : Springer, 1989 1.Aufl. u.d.T.: Lutz, Harald: Ultraschallfibel
ISBN 3-540-15399-3 (Berlin . . .) brosch.
ISBN 0-387-15399-3 (New York . . .) brosch.

Reproduktion der Abbildungen: Gustav Dreher GmbH, Stuttgart
Satz, Druck und Bindearbeiten: Konrad Triltsch, Graphischer Betrieb, Würzburg
2121/3111-54321 – Gedruckt auf säurefreiem Papier

Vorwort zur zweiten Auflage

8 Jahre Weiterentwicklung der Ultraschalldiagnostik seit Erscheinen der 1. Auflage der Ultraschallfibel bedeuten zunächst einen merkbaren technischen Fortschritt mit neuen verbesserten Gerätegenerationen. Sie bedeuten weiterhin eine erhebliche Zunahme an Erfahrung infolge der Ausbreitung der Methode in die ambulante Praxis einerseits sowie auf neue Anwendungsbereiche andererseits. Diese Entwicklung hat uns bewogen, die Ultraschallfibel fachgerecht aufzuteilen in zunächst 2 Bände. Der erste Band umfaßt die Diagnostik der inneren Organe, außer Herz- und Gefäßdiagnostik. Der zweite Band wird bei deutlich erweitertem Umfang Geburtshilfe und Gynäkologie behandeln.

Diese Aufteilung ermöglicht eine erhebliche Erweiterung des Bildmaterials sowie eine Ergänzung des Textteils. Diese ist vorwiegend in Form von Tabellen ausgeführt, um die Übersichtlichkeit zu wahren. Für jede Organuntersuchung wurde eine Checkliste aufgenommen. Weiterhin finden sich schematische Vorschläge für die Untersuchung in bestimmten diagnostischen Situationen, wie „akutes Abdomen“, „stumpfes Bauchtrauma“ oder „Tumornachsorge“.

Die deutlichere Textuntergliederung soll den Charakter der Ultraschallfibel als praxisnahes „Handbuch“ erhalten.

Für die Überlassung von Bildmaterial bedanke ich mich besonders bei den Kollegen Dr. A. Staudach (Zeichnungen) und H. Worliczek.

Bayreuth, Mai 1989 H. Lutz

Vorwort zur ersten Auflage

Das Ultraschall-B-scan-Verfahren hat, basierend auf den wissenschaftlichen Erkenntnissen früherer Jahre, derzeit eine erhebliche Verbreitung besonders auf dem Gebiet der Geburtshilfe und Gynäkologie, der inneren Medizin und der Urologie erfahren. Der frühzeitige und großzügige Einsatz der Methode bereits in der ambulanten Praxis und im peripheren Krankenhaus entspricht dem patientenfreundlichen Charakter und den relativ geringen Kosten der Ultraschalldiagnostik. Vielleicht mehr als andere medizinisch-technische Verfahren verlangt aber die Ultraschalldiagnostik vom Anwender fundierte Kenntnisse, ohne die eine korrekte Bedienung der Geräte und eine fachkundige Interpretation der Ultraschallbilder nicht möglich ist. Zwangsläufig mußte hier die schnelle Entwicklung und die rasche Verbreitung der Methode zu einem Nachholbedarf in der Ausbildung führen.
Unsere Absicht ist es daher, in Ergänzung zu vorhandenen Lehrbüchern und Atlanten, mit der Ultraschallfibel praxisnah die Grundkenntnisse der Ultraschalldiagnostik auf dem Gebiete der inneren Medizin, Geburtshilfe und Gynäkologie zu vermitteln. Physikalische und technische Grundlagen sind nur, soweit zum Verständnis der technischen Bedienungselemente der Geräte notwendig, kurz und teilweise in Form eines Glossars skizziert. Im speziellen diagnostischen Teil wurde bewußt eine straffe Gliederung in Untersuchungstechnik, Normalbefund, pathologische Befunde, Differentialdiagnostik, diagnostischer Wert und Schwierigkeiten unter Inkaufnahme von Wiederholungen bei jedem einzelnen Organkapitel eingehalten. Dies dient dem Zweck, dem Untersucher auch ein schnelles Nachschlagen bestimmter Untersuchungsgänge zu ermöglichen. Normalbefund und pathologische Befunde wurden systematisch in einfachen Skizzen bildlich dargestellt. Die beigegebenen fotografischen Abbildungen sind weniger als systematische, sondern eher als schwerpunktartige Ergänzungen gedacht. Die systematische Darstellung aller pathologisch-anatomischen Veränderungen, noch dazu unter Berücksichtigung der unterschiedlichen Gerätesysteme, würde den Charakter und den Umfang dieses Buches sprengen. Aus der gleichen Überlegung heraus wurde auf die Darstellung seltener und spezieller Befunde verzichtet. Schließlich wird in einem kurzen Literaturanhang nur auf grundlegende Arbeiten und Lehrbücher hingewiesen.
Wir hoffen, daß es uns gelungen ist, Erfahrungen, die wir in 10 Jahren der Ultraschalldiagnostik und nicht zuletzt auch in zahlreichen Fortbildungskursen sammeln konnten, in komprimierter Form weiterzugeben und dazu beizutragen, Enttäuschungen und Fehldiagnosen zu vermeiden.
Unser Dank gilt allen, die uns bei der Herstellung der Ultraschallfibel beraten und unterstützt haben, insbesondere unseren Mitarbeitern und denen des Springer-Verlages.

Erlangen, Basel, Mai 1981 H. Lutz R. Meudt

Inhaltsverzeichnis

Teil I: Einführung

Teil II: Spezielle Diagnostik

Teil I: Einführung

1 Physikalische und apparative Grundlagen

1.1 Physik

Ultraschall ist die Bezeichnung für mechanische Dichtewellen mit einer Frequenz von >20 000 Hz (jenseits des menschlichen Hörvermögens). Ihre Fortleitung ist an Materie gebunden. In biologischem Gewebe pflanzen sie sich wie in Flüssigkeit als Longitudinalwellen fort. Ultraschallwellen hoher Frequenz (MHz-Bereich) können von Sendern praktikabler Größe (z. B. Schwingeroberfläche $D = 1\ cm^2$) wie ein Richtstrahl ausgesandt werden (Tabelle 1.1). Der ausgesandte Ultraschall wird dann auf seinem Weg entsprechend den aus der Lichtoptik bekannten Gesetzen reflektiert, gebrochen und gebeugt. Vor allem durch *Absorption* (Umwandlung der Bewegungsenergie in Wärmeenergie) erfährt er einen fortlaufenden Intensitätsverlust. Dieser liegt bei biologischem Gewebe etwa in der Größenordnung von 1 dB (Dezibel) pro 1 cm Eindringtiefe und pro 1 MHz. Dementsprechend kann dieser Intensitätsverlust die Eindringtiefe bei höheren Frequenzen limitieren. *Beugung* und *Brechung* spielen in der medizinischen Diagnostik wahrscheinlich nur eine geringe störende Rolle. Die *Reflexion* bzw. die *Rückstreuung* wird dagegen diagnostisch ausgenutzt:

Nahezu alle in der Routinediagnostik heute verwendeten Ultraschallverfahren beruhen auf dem Prinzip des *Impuls-Echo-Verfahrens,* wonach kurze Impulse von Ultraschallwellen in die zu untersuchende Körperregion gesandt und die zurückkehrenden Echos diagnostisch analysiert werden. Dieses Verfahren basiert auf dem sog. *Zeit-Weg-Prinzip*. Dieses ist in der Technik bei Verwendung elektromagnetischer Wellen als Radar und bei Verwendung von Ultraschallwellen als Echolot bekannt (Abb. 1.1).

Ultraschallecho ist die Bezeichnung für den reflektierten bzw. rückgestreuten Anteil eines ausgesendeten Ultraschallimpulses. Reflexionen entstehen an Elementen, die größer sind als die Wellenlänge, z. B. Grenzflächen zwischen Stoffen (Geweben) mit voneinander abweichenden akustischen Eigenschaften. Die akustischen Eigenschaften verschiedener biologischer Gewebe differieren aber, vom Knochen abgesehen, nur so geringfügig, daß ein kleiner Teil des

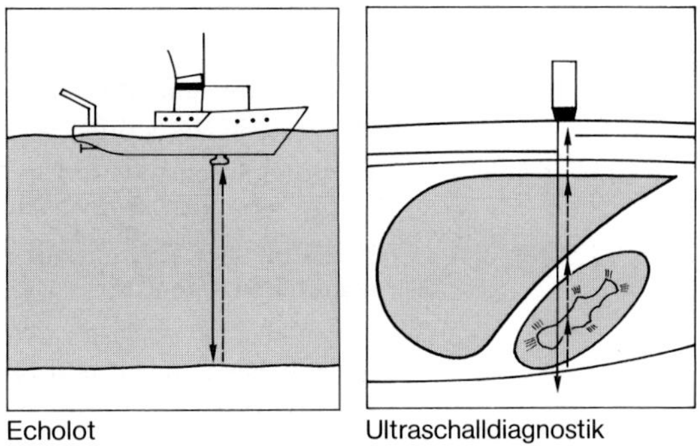

Abb. 1.1. Zweit-Weg-Prinzip, z. B. Echolot: Zeitraum zwischen Aussendung eines Ultraschallimpulses vom Schiffsboden bis zur Rückkehr des Echos vom Meeresboden = 4 s. Schallgeschwindigkeit im Wasser = 1500 m/s. Daraus ergibt sich eine Wassertiefe von

$$\frac{4 \times 1500}{2} = 3000\ m.$$

In der Ultraschalldiagnostik: Beim Ultraschall-B-Bild ermöglicht die Analyse der zeitlichen Distanz (Aussenden – Empfang) die geometriegetreue Abbildung des Entstehungsorts des Echos

Ultraschalls reflektiert, der größere jedoch transmittiert wird. Es können folglich Echos auch von den entfernteren (= tieferen) Gewebeschichten empfangen werden. Dadurch wird in der medizinischen Diagnostik die Analyse vieler hintereinander gelegener Grenzflächen möglich.
Streuende Elemente sind kleiner oder gleich der Wellenlänge des verwendeten Ultraschalls. Diese Echos sind nicht klar bestimmten anatomischen Strukturen zuzuordnen. Sie entstehen aber ebenfalls infolge einer Wechselwirkung zwischen Ultraschallimpuls und Gewebe und lassen in ihrer Gesamtheit Rückschlüsse auf die untersuchte Region zu (Echostruktur eines Organs).
Die Echos werden im Hinblick auf ihren Entstehungsort (*Zeit-Weg-Prinzip*), aber auch im Hinblick auf ihre Intensität (*Grauabstufungstechnik*) analysiert. Ersteres dient zur Herstellung eines maßstabsgerechten Bildes, letzteres zur Beurteilung der Echostruktur. Voraussetzung für dieses Verfahren ist die annähernd gleichmäßige Ausbreitungsgeschwindigkeit des Ultraschalls im biologischen Gewebe, die etwa zwischen 1450 (Fettgewebe) und 1580 (parenchymatöse Organe, Muskel) m/s schwankt. Lediglich im Knochen ist sie wesentlich höher mit etwa 3360 m/s, was zu Artefakten führen könnte. Bei den hier besprochenen diagnostischen Geräten fällt dieser Unterschied aber nicht ins Gewicht, da die gesamte Ultraschallenergie an der Vorderfläche des Knochens verloren geht und somit vom Knochen ein akustischer Schatten erzeugt wird.

Tabelle 1.1. Impulsschall, Definitionen

Bezeichnung (Abk.)	Definition	Durchschnittswert
Frequenz	Zahl der Schwingungen pro Sekunde	1–10 MHz
Periode	Zeitdauer einer ganzen Schwingung	0,1–0,01 µs $\left(\frac{1}{\text{MHz}}\right)$
Pulsdauer	Zeitliche Dauer eines Sendeimpulses (def. als −6 dB-Grenze, vgl. Abb. 1.7)	0,2–0,02 µs (ca. 2 Perioden)
Pulsfolgefrequenz	Sendeimpulse pro Sekunde	1000–3000/s
Pulswiederholungszeit	Zeitdauer von Beginn eines Impulses zum Beginn des nächsten	$\frac{1}{1000}-\frac{1}{3000}$ s
Tastverhältnis	Verhältnis von Pulsdauer zu Pulswiederholungszeit	z. B. $\frac{0{,}2\ \mu s}{0{,}2\ ms}=0{,}001$
(US-)Intensität (Leistungsdichte)	Durch eine Fläche (senkrecht zur Schallstrahlachse) transportierte Leistung	Meßwert (gemessen mittels Ultraschallwaage oder kalorimetrisch in mW/cm^2)
Durchschnittsintensität (SA)	Über das Schallfeld (örtlich) gemittelter Wert für die Ultraschallintensität	
Spitzenintensität (SP)	Höchster Intensitätswert im Schallfeld, gewöhnlich im Fokusbereich	
SP/SA-Faktor	Verhältnis der Spitzen- zur räumlich gemittelten Intensität	Planer Schwinger: SP : SA = 3 : 1 Fokussierter Schwinger: deutlich höher, z. B. 10 : 1!
SPTA	Räumlicher Spitzen- und zeitlich gemittelter Wert	

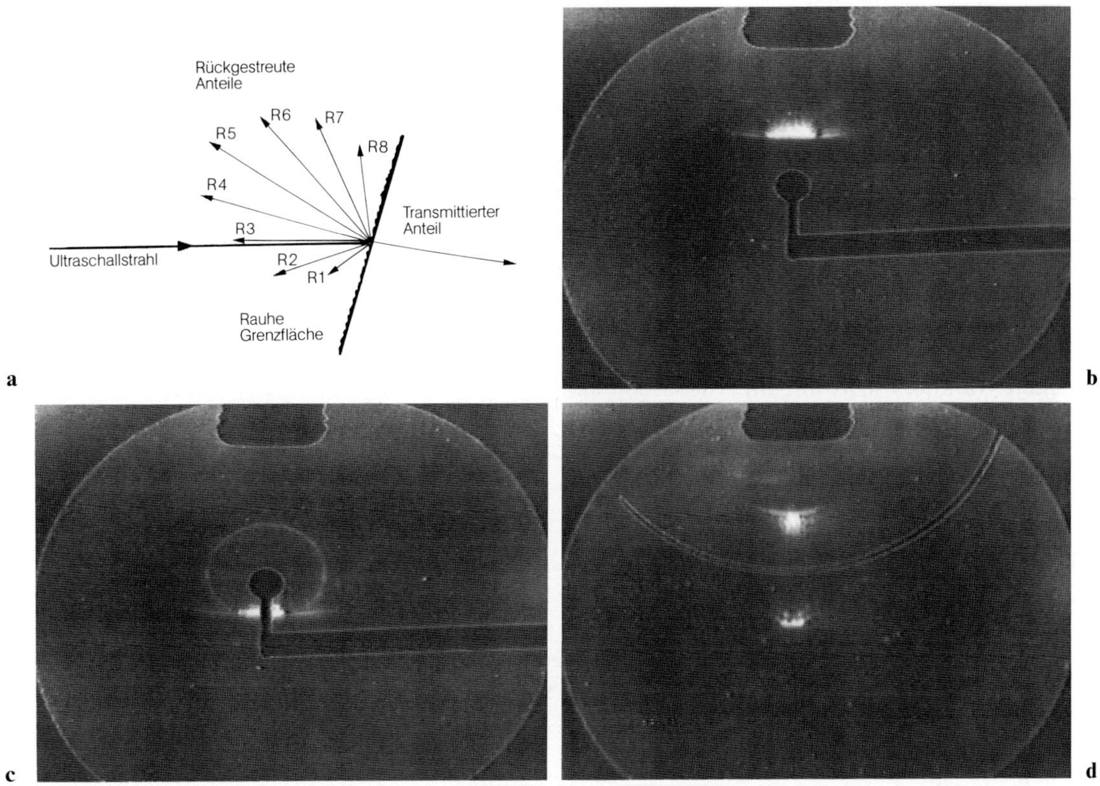

Abb. 1.2. a Rückstreuung an rauhen Grenzflächen. (Die Rauhigkeit der getroffenen Oberfläche liegt in der Größenordnung der Wellenlänge des Ultraschalls.) Im Bildbeispiel wird der rückgestreute Anteil R3 als Echo empfangen. **b** Ultraschallimpuls in der Nebelkammer. **c** Der Impuls wird an einem Hindernis, das kleiner ist als seine Wellenlänge, nach allen Richtungen gestreut. Ein Echo kommt so auch zurück zum Wandler (Entstehung des Specklemusters in Organen). **d** Teilweise Reflexion, teilweise Transmission des Ultraschallimpulses an einer Grenzfläche, typisch für z. B. Organgrenzen

Die Intensität der reflektierten Echos wird übrigens nicht nur vom Unterschied der akustischen Eigenschaften zweier angrenzenden Gewebearten (Impedanzsprung) bestimmt, sondern auch vom Winkel in dem der Ultraschallstrahl auf die reflektierende Grenzfläche trifft. Da die biologischen Grenzflächen, z. B. Organoberflächen, nicht glatt, sondern im Verhältnis zur Wellenlänge rauh sind, erhält man von schräg getroffenen Grenzflächen ebenfalls, allerdings schwächere, Echos (Abb. 1.2).

Die Erzeugung von Ultraschallwellen erfolgt nach dem Prinzip des umgekehrten piezoelektrischen Effekts (Abb. 1.4): Legt man an ein dünnes Kristallplättchen, das eine oder mehrere polare Achsen, also ein unsymmetrisches Kristallgitter hat, eine elektrische Spannung, so ändert es seine Dicke. Eine Wechselspannung regt es somit zu rhythmischen Dickenänderungen entsprechender Frequenz an, die als Dichtewellen an die Umgebung weitergegeben werden. Umgekehrt (= direkter piezoelektrischer Effekt) führt eine mechanische Verformung dieser polaren Kristallplättchen, beispielsweise durch auftreffende Ultraschallwellen zu Veränderungen der elektrischen Ladung an der Oberfläche, die gemessen werden

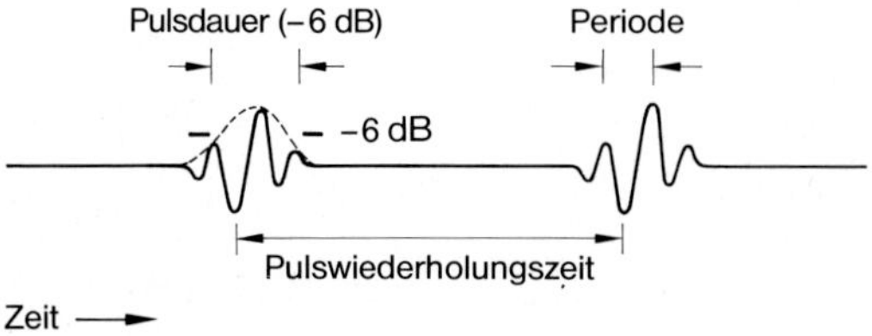

Abb. 1.3. Impulsschall: Definitionen

können. Ein und dasselbe Kristallplättchen kann daher im Sinne eines elektromechanischen Wandlers sowohl zum Aussenden als auch zum Empfang von Ultraschallwellen verwendet werden.

Das **Ultraschallfeld** ist die geometrische Beschreibung des vom Ultraschallrichtstrahl erfaßten Bereichs. Wie in Abb. 1.5 dargestellt, unterscheidet man das zwischen Ultraschallsender und dem (natürlichen) *Fokus* gelegene *Nahfeld* (=*Interferenzfeld*) und das interferenzfreie *Fernfeld*. Nahfeldlänge (N) und die Divergenz des Fernfeldes sind von den Größen *Schwingeroberfläche* (D) und *Frequenz* bzw. *Wellenlänge* (λ) bei nicht fokussiertem (=planem) Schwinger abhängig:

$$N = \frac{D^2 - \lambda^2}{4\lambda}$$

Die seitliche Grenze des Schallfelds ist naturgemäß nicht scharf, sondern die Intensität fällt allmählich ab. Gewöhnlich wird die −6 dB-Grenze zur Beschreibung des Schallfeldes gewählt.

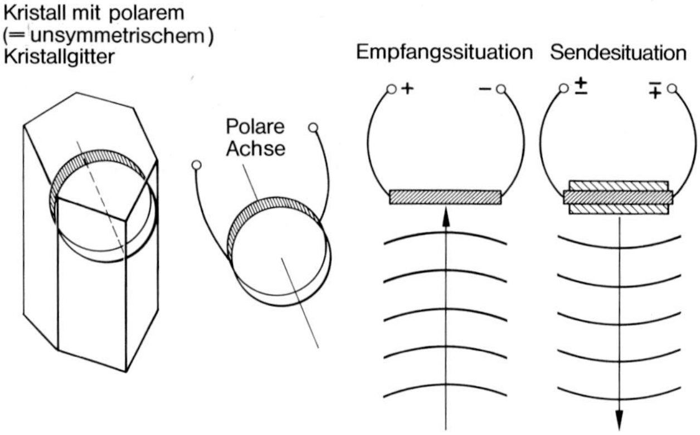

Abb. 1.4. Piezoelektrischer Effekt

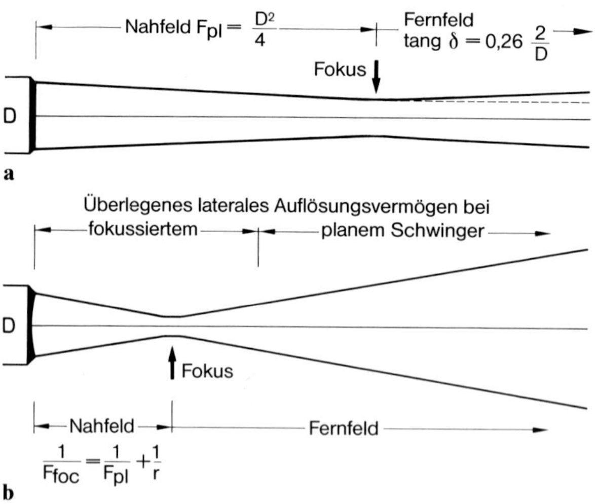

Abb. 1.5. Ultraschallfeld vor planem (**a**) und fokussiertem (**b**) Schwinger. Annähernd maßstäbliche Konstruktion der Schallfelder für 3 MHz bei einem Schwingerdurchmesser von 10 mm und einem Krümmungsradius (r) des fokussierten Schwingers von 25 mm. Zu beachten ist das laterale Auflösungsvermögen beider Schwinger!

Auflösungsvermögen: Der Durchmesser des Schallfeldes ist für das *laterale* (schlechtere) Auflösungsvermögen eines Ultraschallgerätes entscheidend: Zwei Punkte können nur dann voneinander getrennt dargestellt werden, wenn ihr querer Abstand mindestens der Breite des Schallfeldes entspricht. Wie aus Abb. 1.7 zu erkennen ist, ist dieses laterale Auflösungsvermögen bei unterschiedlichem Abstand vom Sender auch unterschiedlich gut.

Die Fokussierung dient der Verbesserung der lateralen Auflösung. Dies gelingt aber beim einfach fokussierten im Vergleich zum planen Schwinger nur für eine bestimmte kurze Meßstrecke, wie in Abb. 1.5 demonstriert wird. Eine Verbesserung der lateralen Auflösung wird durch verschiedene Verfahren einer kombinierten Fokussierung erreicht (Abb. 1.6). Übrigens kann nur in den Nahbereich fokussiert werden!

Das Auflösungsvermögen in *axialer* Richtung ist dagegen von der Impulsdauer des einzelnen Sendeimpulses abhängig. Bei den meisten derzeit verwendeten Ultraschallgeräten wird der Ultraschall nämlich nicht dauernd (Dauerschall), sondern in einzelnen sehr kurzen Impulsen (Impulsschall) abgestrahlt (Abb. 1.3). Entsprechend der in Abb. 1.7 beschriebenen Beziehung ist die axiale Auflösung um so besser, je kürzer der Sendeimpuls ist. Diese *Pulsdauer* entspricht im optimalen Fall etwa 2 Wellenlängen und ist damit ebenfalls wieder frequenzabhängig. Die axiale Auflösung ist besser als die laterale Auflösung und über die gesamte Meßstrecke weitgehend konstant (Tabelle 1.1).

Zu beachten ist schließlich noch die *Schichtdicke,* also das Auflösungsvermögen quer zur Scanebene. Dieses entspricht nur beim achsensymmetrischen Einzelschallkopf auch in dieser Ebene der oben beschriebenen lateralen Auflösung. Beim elektronisch fokussierten Linear-array-Scanner kann es dagegen durchaus schlechter sein als die laterale Auflösung.

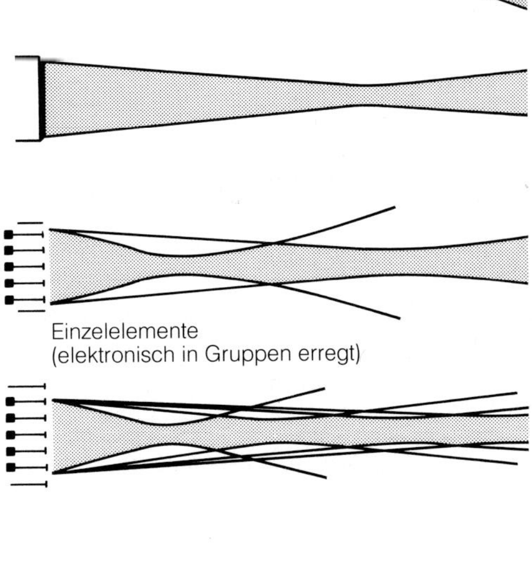

Abb. 1.6a–e. Fokussierte Schwinger. (*NB:* Fokussiert werden kann stets nur in dem Nahbereich eines Schwingers!)

a Unfokussierter planer Schwinger

b Fokussierung in den unmittelbaren Nahbereich

c Fokussierung in den tieferen Nahbereich

d Getrennte Fokussierung für Sende- und Empfangsfall

e „Mitlaufende Fokussierung“

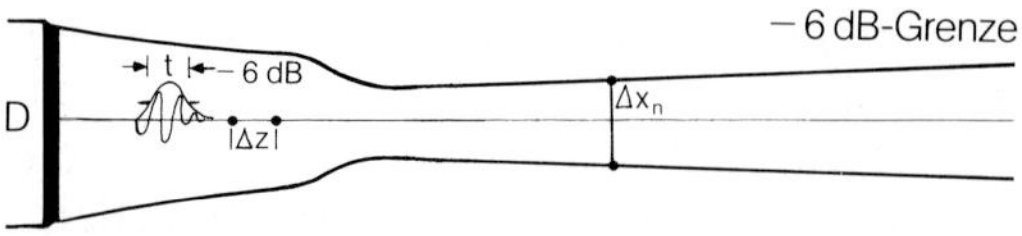

Abb. 1.7. Axiales (Δz) und laterales (Δx) Auflösungsvermögen. $\Delta z = \frac{t}{2} \cdot V$. Beispiel: Pulsdauer $t = 1\ \mu s$; Schallgeschwindigkeit $V = 1500$ m/s; Auflösungsvermögen $\Delta z = 0{,}75$ mm (optimal). Δx_n = querer Durchmesser (-6dB-Grenze) des Ultraschallfeldes am Ort n (Größenordnung ca. 2–8 mm)

Eine achsensymmetrisch gleichmäßig gute Auflösung mit den Vorteilen einer elektronischen Fokussierung bietet die neuere Technik des anular array.

Ultraschallintensität, biologische Effekte: Die Leistung eines Ultraschallsenders wird in Watt angegeben. Als Ultraschallintensität bezeichnet man dann die Ultraschallleistung, die im Schallfeld in einer senkrecht zur Schallstrahlachse gelegten Ebene gemessen werden kann (angegeben in W/cm^2). Diese im biologischen Gewebe schwer zu messende Größe ist für die Abschätzung eines Risikos infolge unerwünschter biologischer Effekte der in den Körper gebrachten Ultraschallenergie wesentlich. Grundsätzlich sind biologische Effekte durch Umwandlung der Ultraschallenergie in Wärme, durch Kavitation und Scher- bzw. Beschleunigungskräfte denkbar. Nach zahlreichen und sorgfältig durchgeführten Untersuchungen kann, wie eine Kommission der WHO festgestellt hat, eine diagnostische Untersuchung mit Ultraschall einer Intensität unterhalb 100 mW/cm^2 SPTA heute als risikofrei angesehen werden. Die zusätzliche Forderung, Ultraschall nur zu diagnostischen Untersuchungszwecken (und beispielsweise nicht zu Lehrzwecken und zu Demonstrationen) und bei Frühschwangerschaften nur so kurz wie möglich anzuwenden, ist als zusätzliche ärztlich-ethisch begründete Vorsichtsmaßnahme anzusehen.

Der Begriff SPTA (Space Peak Time Average) bezeichnet den räumlichen Spitzenwert im Ultraschallfeld über die Zeit gemittelt (Tabelle 1.2). Während bei Dauerschallverfahren (Doppler-Verfahren) dieser räumliche Spitzenwert im Fokusbereich während der gesamten Expositionszeit gegeben ist, ist dieser Meßwert beim Impulsbetrieb über die Zeit gemittelt natürlich wesentlich niedriger und von der Energie, der Dauer sowie der Häufigkeit der abgegebenen Ultraschallimpulse abhängig. Wie in 1.7 dargestellt, bezeichnet die Impulsdauer die zeitliche Dauer des Sendeimpulses. Sie liegt in Abhängigkeit von der Ultraschallfrequenz in der Größenordnung von 1 µs. Die Zahl der ausgesandten Sendeimpulse wird als Pulsfrequenz bezeichnet und liegt in der

Tabelle 1.2. Intensitätsangaben (Definitionen s. Tabelle 1.1)

Bezeichnung (Abk.)	Errechnung	Zahlenbeispiel (bei SP/SA-Faktor = 3 u. Tastverhältnis = 0,001)
Räumlicher und zeitlicher Mittelwert (SATA)[a]	Meßwert	z. B. 3 mW/cm^2
Räumlicher Spitzen- u. zeitlicher Mittelwert (SPTA)	SATA × SP/SA Faktor	9 mW/cm^2
Räumlicher Durchschnitts- und zeitlicher Spitzenwert (SATP)	SATA/Tastverhältnis	3 W/cm^2
Räumlicher und zeitlicher Spitzenwert (SPTP)	SATP × SP/SA Faktor	9 W/cm^2

[a] Englische Bezeichnung gebräuchlich.

Größenordnung von 1000–3000 Pulsen/s. Dementsprechend ist das Tastverhältnis, gebildet aus dem Produkt von Pulsdauer und Pulsfolgefrequenz, beispielsweise 0,001. Das Verhältnis von räumlichem Spitzen- zu räumlichem Durchschnittswert der Intensität beträgt beim nicht fokussierten Schwinger etwa 3:1 und kann bei fokussierten bis zu 10 oder 20:1 ansteigen. Aus den genannten Beziehungen und entsprechenden Messungen ergibt sich nun als niedrigster, deshalb häufig von der Industrie angegebener Wert der räumliche und zeitliche Durchschnittswert (SATA). Wesentlich höher liegen die nur während der Pulsdauer gemessenen zeitlichen Spitzenwerte (SATP und SPTP), wie in Tabelle 1.2 angegeben. Nach dem Verhältnis von SA/SP ist dagegen der für die Abschätzung unerwünschter Nebenwirkungen derzeit wesentliche räumliche Spitzen- und über die Zeit gemittelte Wert der Intensität (SPTA) um den Faktor 3 bis etwa 20 höher als der niedrigste Durchschnittswert.

Dieser 1978 von der amerikanischen Ultraschallgesellschaft (AIUM) eingeführte und entsprechend den Richtlinien der KBV auch in Deutschland derzeit gültige Grenzwert von 100 mW/cm^2 wird neuerdings aufgrund theoretisch-physikalischer Überlegungen kritisiert. Sicherlich zu Recht wird geltend gemacht, daß der reale zeitliche Spitzenwert nicht durch eine zeitliche Mittelung „beschönigt" werden darf.

Weiterhin ist für die Erzeugung von Kavitation der negative Spitzendruck und nicht die Intensität entscheidend.

Weitere Untersuchungen zu diesem Problemkreis werden daher von der sog. Watch Dog Group der Ultraschallgesellschaften veranlaßt bzw. durchgeführt, ohne daß zum jetzigen Zeitpunkt irgendwelche Schädigungen bekannt geworden wären. Im Gegenteil, die Ultraschalldiagnostik kann wohl als eine im Hinblick auf Bioeffekte von Anfang an gut untersuchte physikalische Untersuchungsmethode angesehen werden.

1.2 Gerätetechnik

Die in der Routine eingesetzten diagnostischen Ultraschallverfahren basieren heute fast ausschließlich auf dem Prinzip der *Echoverfahren*. Dies sind:

- Ultraschall-Doppler,
- A-Scan (Amplituden-Scan),
- TM-Scan (Time Motion),
- B-Scan (Brightness-Scan).

Das **Doppler-Verfahren** nutzt die Tatsache, daß der reflektierte Anteil eines Ultraschallstrahls eine Frequenzänderung nach dem Doppler-Prinzip erfährt, wenn er auf eine sich vom Ultraschallsender weg oder auf ihn zu bewegende Grenzfläche trifft (Abb. 1.8). Bei den relativ geringen Geschwindigkeiten (V. cava inferior ~13, A. abdominalis ~20 cm/s) liegt die Doppler-Frequenz (Differenz zwischen gesendeter und empfangener Ultraschallfrequenz) in der Größenordnung von 1–10 kHz, also im Bereich des Hörschalls. Angewendet wird diese Ultraschalltechnik zur Überwachung der kindlichen Herztätigkeit (Ultraschalltokographie) und vor allem in der Gefäßdiagnostik.

Folgende Techniken werden eingesetzt:

- CW-Doppler ("continuous wave"): kontinuierliche Messung über die gesamte (eindimensionale) Meßstrecke.
- Impulsdoppler: Meßregion kann begrenzt werden (sample volume).
- Duplexverfahren: Kombination von B-Bild und Impulsdoppler.
- Farbkodiertes Dopplerbild: Das zweidimensionale Strömungsbild wird mittels Farbkodierung dem zweidimensionalen statischen B-Bild überlagert.

Der **A-Scan** (Amplitudendarstellung) ist das einfachste eindimensionale Ultraschallverfahren. Hierbei werden die von einem Ultraschallstrahl erzeugten Echos als Auslenkung des Elektronenstrahls (Amplitudenmodulation) abgebildet (Abb. 1.9).

Dagegen wird bei den komplexen Ultraschalltechniken das Echo als hell gesteuer-

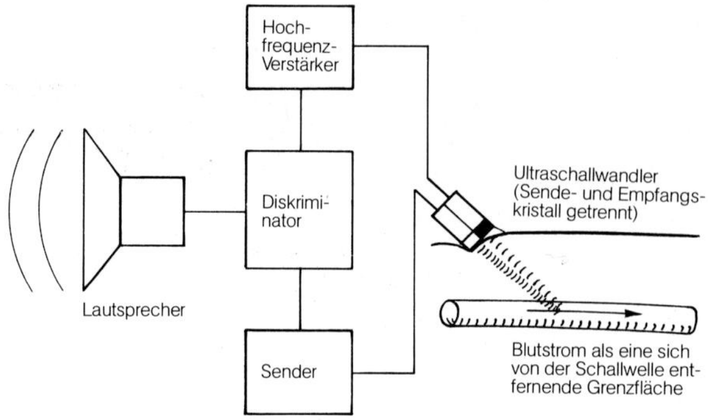

Abb. 1.8. Ultraschall-Doppler-Verfahren: Prinzip und vereinfachtes Blockschaltbild. (Der Diskriminator vergleicht gesendete und empfangene Frequenz = Doppler-Frequenz) eines CW-Dopplers

a 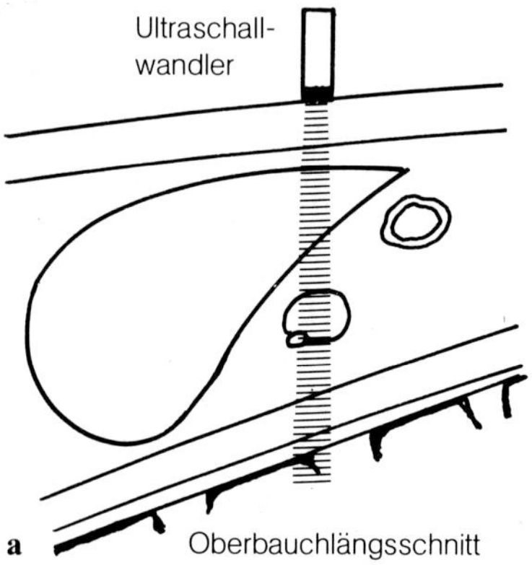

b 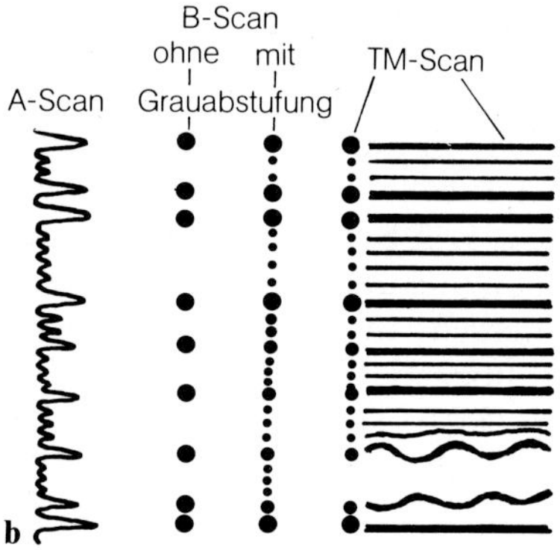

Abb. 1.9 a, b. Eindimensionale Ultraschalltechniken

ter Lichtpunkt auf einer Bildröhre dargestellt = **B-scan.** Je höher die Intensität des Echos ist, desto heller erscheint der ihm entsprechende Lichtpunkt, was als *„Grauabstufungstechnik"* bezeichnet wird. (Die immer gleich helle Darstellung eines Echos ab einem einstellbaren Schwellenwert wird als bistabiles System bezeichnet und ist heute nicht mehr als selbständiges Verfahren anzusehen, s. auch "Postprocessing".)

Als **TM-Scan** (synonym: Time-motion- oder M-mode-Darstellung) bezeichnet man die vorwiegend in der Herzdiagnostik, aber auch zusätzlich in der Geburtshilfe benutzte Technik, bei der die von einem eindimensionalen Ultraschallstrahl erzeugten Echos zeitlich fortlaufend registriert werden. Bei sich bewegenden Grenzflächen, z. B. Herzklappen, addieren sie sich also zu Kurven, die Aussagen über die Geschwindigkeit und über das Ausmaß der Bewegungsvorgänge ermöglichen.

Das zweidimensionale **B-Bild** wird durch Anordnung zahlreicher Ultraschallstrahlen in einer Ebene nebeneinander aufgebaut (Abb. 1.10). Die Echos jeden Ultraschallstrahls erzeugen dann eine Bildzeile des Schnittbilds. Diese Ultraschalltechnik bildet die Grundlage der abdominellen und geburtshilflich-gynäkologischen Ultraschalldiagnostik sowie in Kombination mit dem TM-Scan der Echokardiographie.

Für die örtliche Verschiebung des Ultraschallstrahls gibt es unterschiedliche technische Lösungen. Dabei unterscheidet man zunächst zwischen dem *langsamen B-Bild-* und dem *Real-time-*Verfahren.

Das *langsame B-Bild* (synonym: "compound scan"), Echotomographie, manuelle Aufzeichnungstechnik, statisches Verfahren ist gekennzeichnet durch:

- Verschiebung des Ultraschallwandlers mit der Hand;
- langsamen Bildaufbau in einigen Sekunden auf einer Speicherröhre Zeile für Zeile;
- ursprünglich Kombination aus konvergierendem und divergierendem Strahlengang, wobei jeder Objektpunkt mehrfach getroffen wird (= "compound scan"); heute jedoch meistens nur noch eine kontinuierliche Bewegung des Ultraschallsenders bei divergierendem oder nahezu parallelem Strahlengang (= "single scan" oder "single sweep");
- direkt auf die Haut aufgesetzter Ultraschallwandler (Kontaktscan).

Die *Compound-scan*-Technik ist das ältere B-scan-Verfahren. Compound-scan-Geräte sind aufwendigere ortsfeste Geräte mit vielen technischen Möglichkeiten. Ein Vorteil ist der unlimitierte Abtastbereich mit der Möglichkeit, ganze Körperquerschnitte darzustellen. Die größeren technischen Möglichkeiten der Untersuchung erfordern jedoch naturgemäß eine aufwendigere Bedienungstechnik. Als weitere Nachteile gelten der höhere zeitliche Untersuchungsaufwand und die Artefakte infolge Organbewegungen während der langsamen Abtastung.

Dieser Gerätetyp ist heute zugunsten des Real-time-Verfahrens praktisch aufgegeben

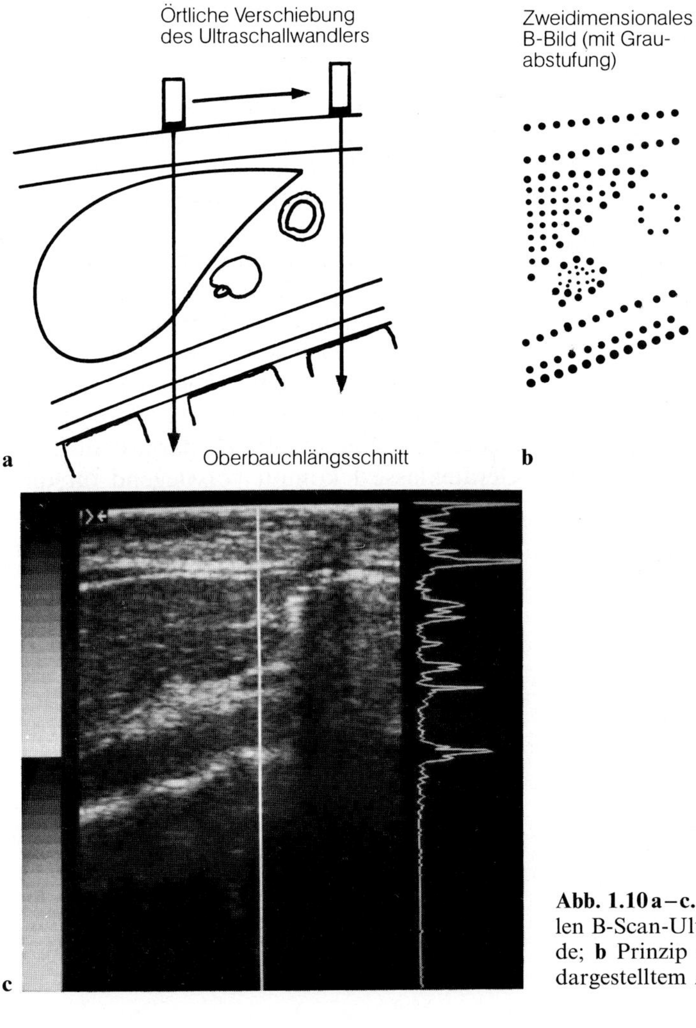

a b c

Abb. 1.10a–c. Entwicklung des zweidimensionalen B-Scan-Ultraschallbildes. **a** Bewegung der Sonde; **b** Prinzip des Bildaufbaus; **c** Originalbild mit dargestelltem A-Scan

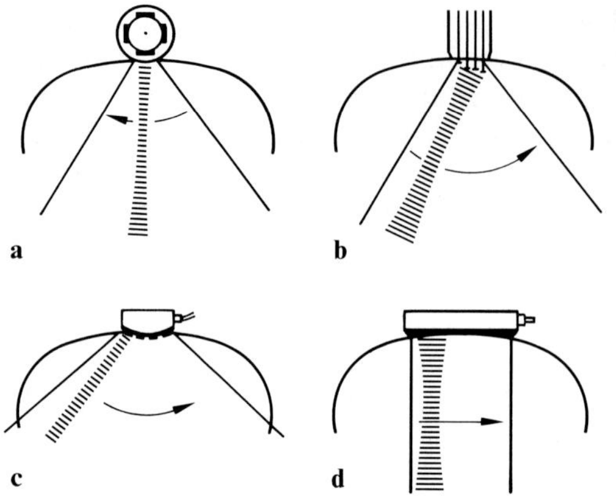

Abb. 1.11 a–d. Real-time-Techniken. **a** Mechanischer Sektorscan, **b** elektronischer Sektorscan (phased array), **c** "curved array", **d** linear array

worden, obwohl er etwa in der Schilddrüsendiagnostik oder in der Weichteildiagnostik Vorteile hat.

Das *schnelle B-Bild* (synonym: Real-time-, Echtzeitverfahren, Echoskopie) ist gekennzeichnet durch:

- schnellen Bildaufbau in Sekundenbruchteilen durch mechanische oder elektronisch gesteuerte Abtastung;
- Bildfolgefrequenz >10/s.

Das schnelle B-Bild-Verfahren hat sich in der Routine aufgrund exakter Reproduzierbarkeit (unabhängig von der manuellen Geschicklichkeit verschiedener Untersucher), geringerer (teilweise!) Gerätekosten, der einfacheren Bedienung und vor allem der kürzeren Untersuchungszeit bei vergleichbar gutem Auflösungsvermögen und Grauabstufungstechnik durchgesetzt. Bewegungsvorgänge können direkt beobachtet werden. Wegen der verhältnismäßig langsamen Schallgeschwindigkeit im biologischen Gewebe muß allerdings ein Kompromiß zwischen Abtastbreite und Eindringtiefe einerseits sowie Bildfolgefrequenz andererseits getroffen werden. Somit sind nur verhältnismäßig kleinere Bildausschnitte technisch realisierbar. Ganze Körperquerschnitte können nicht angefertigt werden, es sei denn nachträglich durch Fotomontage. Zur abdominellen Diagnostik sollte die Abbildungsbreite allerdings möglichst 10 cm betragen, da sonst die anatomische Orientierung schwierig wird.

Die verschiedenen Techniken sind in Abb. 1.11 skizziert. Eine prinzipielle Überlegenheit der einen oder anderen Technik ist nicht gegeben. Elektronische und mechanische Parallel- und Sektorscantechniken haben jeweils in bestimmten Situationen im Vergleich zueinander relativ geringe Vor- und Nachteile. So bietet sich in der abdominellen Ultraschalldiagnostik z. B. für oberflächliche Prozesse das Parallelscanverfahren mit einem rechteckigen Bildausschnitt an. Andererseits sind kranial gelegene Anteile der Leber oder Organe des kleinen Beckens im Längsschnitt nur durch einen Sektorscan in idealer Weise zu erreichen. Dieser hat wiederum den Nachteil, daß die ersten Zentimeter des Untersuchungsbereichs nur in einem schmalen Ausschnitt gezeigt werden. Einen praktisch brauchbaren Kompromiß bietet die Curved-array-Technik (s. Abb. 1.11 c).

Die Beurteilung der Ultraschallgeräte und die Einteilung in Leistungsklassen erfolgte vielfach nach dem Preis. Sinnvoller ist eine Einteilung die sich am technischem Aufwand und der Vielseitigkeit der Geräte orientiert und die vorgesehene Anwendung beachtet, wie in Tabelle 1.3 dargestellt. Die Geräteklasse I kommt vorwiegend für die ambulante Diagnostik sowie den Notfall in Betracht. Die Geräteklasse II ist geeignet für Schwerpunkt-Ultraschalldiagnostik. Eine Zwischenstufe zwischen diesen beiden Geräteklassen ist denkbar in 2 Formen: Nämlich einerseits ein Gerät der Klasse I mit der höheren Bildqualität der Geräteklasse II für nur einen bestimmten Anwendungsbereich (z. B. nur abdominelle Diagnostik), andererseits ein kombiniertes Gerät der Klasse II mit einfacherer Technik der Klasse I für die Vorfelddiagnostik in verschiedenen Anwendungsgebieten.

Die Hochleistungsgeräte der Klasse III sind für Ultraschallabteilungen mit der zusätzlichen Aufgabe der klinischen Forschung

einzusetzen. Als Klasse IV sind Geräte mit ganz speziellen Anwendungsbereichen anzusehen. Aus Kostengründen ist grundsätzlich anzustreben, daß auch diese Sonderanwendungen in die Klassen II und III im Sinne des Baukastensystems einbezogen werden können.
In Tabelle 1.4 sind die zahlreichen Kriterien aufgelistet, die die Qualität eines Geräts insgesamt ausmachen.

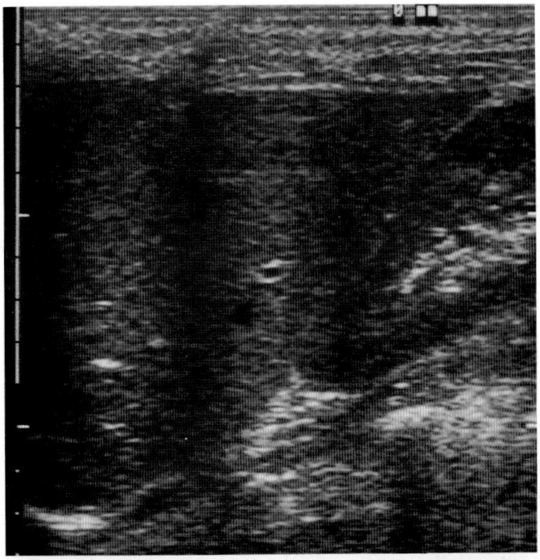
a

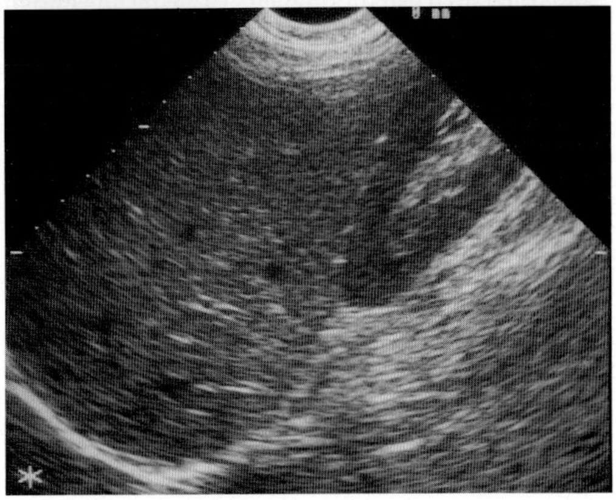
b

Abb. 1.12 a, b. Vergleich von linear-array (**a**) und Sektortechnik (**b**) am Beispiel rechter Leberlappen. **a** Der parallele Verlauf der Echoimpulse und damit Bildzeilen erlaubt eine bessere und unverzerrte Darstellung der oberflächennahen Abschnitte. **b** Der Sektorausschnitt erlaubt den Blick unter den Rippenbogen bis zum Zwerchfell bei schlechterer Darstellung der oberflächen- und damit wandlernahen Region. Die konkave Oberfläche der Leber ist Folge der Impression des Schallkopfes

Tabelle 1.3. Geräteklassen

I	Technisch einfaches kleines, leicht transportables Gerät • Eine Transducertechnik (Array- oder Sektortechnik) • Limitiertes Frequenzspektrum (3 und 5 MHz) • Akzeptable Auflösung/Bildqualität
II	Vorwiegend ortsfest eingesetztes technisch aufwendigeres Gerätesystem • Kombinierte Transducertechnik (Array- und Sektortechnik) • Sondertransducer: intrakavitär, Biopsie • Frequenzspektrum über 5 MHz • Gesteigerte Bildqualität Fakultativ: Baukastensystem bezüglich Zurüstung von Doppler-/Echokardiographie Fakultativ: Möglichkeiten der Datenverarbeitung
III	Hochleistungsgerät • Wie II mit aufwendiger, an die Grenzen gehender Technik
IV	Sondergeräte für spezielle Anwendungsbereiche (z. B. Ultraschallendoskopie)

Tabelle 1.4. Wichtige Kriterien für die Bewertung der Qualität eines Gerätes. Voraussetzung: Patientensicherheit (SPTA <100 mW/cm²; s. S. 8), Gerätesicherheit (Gerätesicherheitsgesetz und Hochfrequenzgesetz)

Qualitätsmerkmale (Diagnostische Sicherheit)	Bewertung
Bild-Qualität:	
Räumliches Auflösungsvermögen	+ + + +
Strukturelles Auflösungsvermögen (einschl. Grauabstufungstechnik)	+ + + +
Rauschabstand	+ +
Geometrische Abbildungstreue	+ +
Abbildungsbreite (bzw. -winkel)	+ +
Subjektiver Bildeindruck	+ + + +
Technische Möglichkeiten:	
Austauschbare Schallköpfe mit unterschiedlicher Fokussierung und Frequenz	+ + +
Small-part-Scanner (Frequenz, Fokus und Ankopplung!)	+ +
Variable Technik (z. B. Sektor–Parallel)	+ +
Punktionsschallkopf	+
Intrakavitäre Sonden	+ +
Vielseitigkeit (Ausbaufähigkeit, Erweiterungsmöglichkeiten etc.)	+ + +
Postprocessing	+
Bedienungskomfort:	
Bedienungsfreundlichkeit allgemein	+ +
Transportabel?	+
Meßeinrichtung	+
Unkomplizierte variable Bilddokumentation	+ +
Patientendateneingabe ins Bild	+
(Automatische) Gerätedateneingabe (einschl. Schallkopfstellung und DCG)	+
Echter Videoausgang	+
Service etc.:	
Geringe Reparaturanfälligkeit	+ +
Service am Ort	+
24-h-Service	+
Herstellende bzw. vertreibende Firma beschäftigt sich mehr als 3 Jahre mit Ultraschallgeräten	+ +

2 Untersuchungstechnik

2.1 Allgemeine Bemerkungen

Anwendungsbereich: Der Ultraschalldiagnostik mit B-Bild-Geräten sind alle Körperregionen zugänglich, die nicht hinter großflächigem Knochengewebe oder lufthaltigem Gewebe (Lunge!) gelegen sind. Somit kann dieses Verfahren in folgenden Bereichen eingesetzt werden:

Hals: Schilddrüse, Lymphknoten, traumatische Weichteilveränderungen, Speicheldrüsen, Gefäße.

Thorax (Hautoberfläche bis zur Oberfläche des lufthaltigen Lungengewebes): Pleuraerguß, -empyem, -tumor, periphere Lungentumoren, mediastinale Tumoren, Herzdiagnostik, Mammae.

Abdomen, Retroperitoneum, kleines Becken: parenchymatöse Organe, flüssigkeitshaltige Hohlorgane, Gefäße und Lymphknoten, Tumoren, pathologische Flüssigkeitsansammlungen.

Extremitäten: Gelenke, Gefäße, Muskulatur (Weichteildiagnostik).

Allgemeine Indikationen für die Ultraschalldiagnostik mit B-scan-Geräten:

- Bestimmung der Lage, Größe und Form von parenchymatösen Organen,
- Tumorsuche und Tumordifferenzierung (zystisch–solid),
- Überwachung onkologischer Therapieformen,
- Erkennung und Verlaufsbeobachtung entzündlicher und anderer nichttumoröser Erkrankungen der parenchymatösen Organe, soweit sie zu makroskopisch feststellbaren pathologisch-anatomischen Veränderungen führen (z. B. Pankreatitis: Strukturunregelmäßigkeiten, Vergrößerung; Leberzirrhose: Konturabrundung, Größen- und Strukturveränderungen; arteriosklerotische Schrumpfniere),
- Erkennung von Stauungen, Steinbildungen und Funktionsstörungen flüssigkeitshaltiger Organe (Verschlußikterus, Hydronephrose, Steine, Restharn, Aortenaneurysma, venöse Stauungen),
- Diagnostik pathologischer Flüssigkeitsansammlungen in Körperhöhlen, parenchymatösen Organen und Weichteilen, einschließlich ihrer gezielten perkutanen Punktion,
- gezielte und kontrollierte Durchführung perkutaner Punktionstechniken (Nierenbiopsie, Leberbiopsie, Perikardpunktion etc.)
- Überwachung von Transplantaten,
- Nachweis und Ausschluß angeborener Störungen, einschließlich Familienuntersuchungen.

Vorbereitung: Die Art der Vorbereitung eines Patienten zur Untersuchung ist naturgemäß davon abhängig, welches Organ bzw. welche Körperregion untersucht werden soll. Sie wird daher in den Kapiteln der Organdiagnostik erläutert.
Zusammenfassend soll hier aber auf das Haupthindernis der abdominellen Ultraschalldiagnostik, nämlich die sog. Darmgasüberlagerung, hingewiesen werden: Gas verursacht eine Totalreflexion des Ultraschalls und damit einen Schallschatten. Bei großflächigen Luftansammlungen sind daher die gesamten dahinter gelegenen Organstrukturen der Untersuchung nicht zugänglich. Um die Probleme dieses störenden Meteorismus zu vermeiden, können empfohlen werden:

- Untersuchung des nüchternen Patienten,
- diätetische Vorbereitung (Weglassen aller blähenden Speisen),

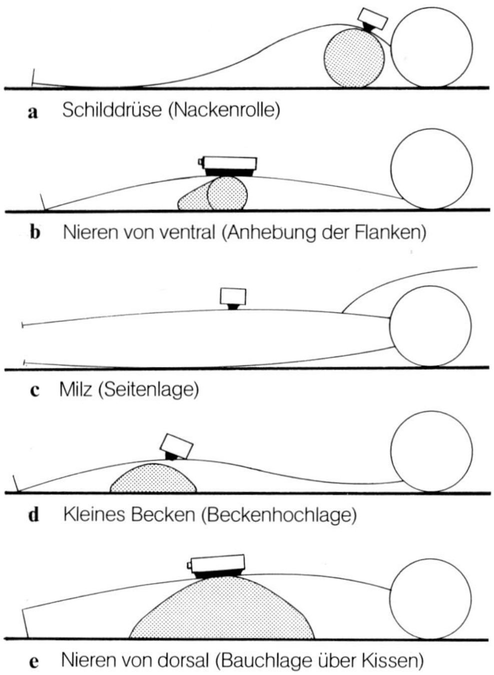

Abb. 2.1 a–e. Patientenlagerung

- medikamentöse Vorbereitung (Kombinationspräparat aus Entschäumer und Pankreasferment),
- körperliche Bewegung (z. B. 30 min Laufen unmittelbar vor der Untersuchung).

Weiterhin kann störende Darmluft aus dem Untersuchungsgebiet entfernt werden durch:

- Massieren des gashaltigen Darmabschnitts,
- Auffüllen des Magens mit Flüssigkeit (verdrängt z. B. das lufthaltige Querkolon aus der Pankreasregion),
- Auffüllen der Harnblase mit Flüssigkeit (kleines Becken, iliakale Region),
- Untersuchung in Rechtsseitenlage, Kopftieflage oder im Stehen (Luft wandert in anderen Darmabschnitt),
- Wiederholungsuntersuchung (häufig das geeignetste Mittel!).

Lagerung: Besonders die Verwendung der verhältnismäßig kleinen Kontaktschallköpfe vieler Real-time-Geräte ermöglicht es, die meisten Organe des Abdomens, die ja das Gros der internistischen und gynäkologisch-geburtshilflichen Ultraschalluntersuchungen ausmachen, in Rückenlage zu untersuchen. Lediglich bei Skelettdeformierungen, bei Adipositas, bei durch Darmgas versperrtem ventralem Zugang sowie zur Vermeidung von Fehlinterpretationen und Artefakten kann die zusätzliche Untersuchung von der Flanke und von dorsal sinnvoll sein oder notwendig werden.

Weiterhin erweist sich als nützlich:

- die Überstreckung des Halses bei der Untersuchung der Schilddrüse,
- die Lagerung in Rückenlage über eine Schaumgummirolle zur Beurteilung des Pankreas,
- die Kopfhochlage oder sogar stehende Position zur Beurteilung der Oberbauchorgane und vor allem des Pankreas,
- die Anhebung der Flanken (Kissen oder Hand des Untersuchers) zur Beurteilung der Nieren von ventral,
- die Halbseitenlage links zur Beurteilung des Leberhilus, der Gallenblase, des Choledochus und evtl. des Pankreaskopfs,
- die Rechtsseitenlage zur Beurteilung der Milz und des Pankreasschwanzes bei flüssigkeitsgefülltem Magen,
- die Beckenhochlage zur Beurteilung des kleinen Beckens,
- die Bauchlage über ein Kissen zur Beurteilung der Nieren von dorsal (Abb. 2.1).

Der Untersuchungsvorgang wird erleichtert durch Verwendung einer geeigneten Liege, die eine Kopfhoch- und eine Kopftieflage sowie möglichst auch eine „Giebelstellung" ermöglicht. Mindestens jedoch muß die Liege auf Rädern leicht in jede Richtung verschiebbar sein.

Kopplungsmittel: Zum guten Kontakt zwischen Ultraschallwandler und Haut muß ein Kopplungsmittel verwendet werden. Dieses kann prinzipiell ein Gel oder eine ölige Flüssigkeit sein. Bei Punktionen genügt manchmal auch kurzfristig das flüssige Antiseptikum.

Tabelle 2.1. Rezept zur Herstellung eines Kontaktgels nach Johannigmann und Ried (Frauenklinik der TU München und Apotheke des Klinikums rechts der Isar)

Glycerol 85%	1500,0
Gereinigtes Wasser	8360,0
Euxyl K 100 [a]	10,0
Carbopol 940 [b]	40,0
Natriumhydroxidlösung	90,0
	10 000,0

Zur Einfärbung evtl. Sicovit-Pat. Blau 80 E 131 (BASF)

[a] Schülke & Mayr, Hamburg.
[b] Synopharm, Hamburg-Barsbüttel.

Neben der Verwendung handelsüblicher gelartiger Präparate, die praktisch von allen Firmen, die Ultraschallgeräte vertreiben, angeboten werden, besteht die Möglichkeit, ein gelartiges Mittel selbst herzustellen (Tabelle 2.1).
Bei Verwendung eines Öles muß vorher mit dem Hersteller oder Vertreiber des verwendeten Geräts klargestellt sein, welches Öl sich mit den Kunststoffmembranen des Geräts verträgt. (Dieses schließt leider die billigeren organischen Öle meistens von vornherein aus!)

Wichtig ist die Verwendung von genügend Kopplungsmittel, da ein schlechtes Bild allein durch zu wenig Kopplungsmittel oder dessen Antrocknung verursacht werden kann!

Obwohl das Auftragen des Kopplungsmittels mit einer Spritzflasche oder einem Pinsel angenehmer ist, sollten die Möglichkeit des direkten Kontakts und der Palpation beim entspannten Patienten als erwünschte Nebenwirkung des Auftragens mit der Hand nicht übersehen werden. Das Anwärmen des Kopplungsgels ist in einem Babyflaschenwärmer einfach möglich und wird vom Patienten dankbar registriert.
Bei starker Körperbehaarung muß manchmal rasiert werden.
Ein Problem bei der Untersuchung traumatisierter oder laparotomierter Patienten können klaffende, sekundär heilende Wunden sein. Eine Untersuchung durch Verbände ist hierbei nicht möglich. Auch das Auftragen von Kopplungsmitteln kann hier bedenklich sein. Als nützlich erweist sich die Abdeckung der offenen Operationswunde mit dünnen evtl. sterilen Folien. Zwischen Folie und Haut bzw. Operationswunde darf natürlich keine Luft eingeschlossen sein. Diese dünnen Folien [1] sind für den Ultraschall weitgehend durchlässig.

NB: Am Ultraschallwandler sind gewöhnlich Hautkeime vorhanden. Nach Untersuchung eines Patienten mit infizierten Wunden soll der Transducer ebenso wie vor einer Punktion mit einer aseptischen Lösung behandelt werden. (Lediglich der Ansatz des Kabels am Transducer muß meistens flüssigkeitsfrei gehalten werden.)

Gelegentlich werden Ekzeme bei häufigem Kontakt mit gelartigen Kopplungsmitteln beobachtet. Angeschuldigt wird das in manchen Mitteln vorhandene Formaldehyd, so daß in diesen Fällen ein formaldehydfreies Gel oder ein Öl verwendet werden soll.

Wasservorlauf: Bei den heute üblichen Kontaktscannern – d. h. die Sonde wird direkt auf die Haut aufgesetzt – sind die ersten Zentimeter des Ultraschallbilds gewöhnlich nur unbefriedigend dargestellt. Dies stört vor allem bei der Untersuchung oberflächennaher Organe, z. B. der Schilddrüse. Zur Korrektur dient die Vorschaltung einer 2–4 cm langen Wasservorlaufstrecke. Dies war früher ein wassergefüllter Plastiksack. Heute verwendet man Kunststoffblöcke, z. B. Silikonblöcke (Material der Dekubitusmatratzen). Diese sind weich und passen sich so den Konturen ideal an. Nachteil ist die kurze „Lebenszeit“, d. h. das Material wird klebrig, die Form löst sich auf. Die Haltbarkeit kann durch Aufbewahren in luftdicht schließenden Behältern verlängert werden. Alternativ können härtere Kunst-

[1] Op-Site (T. J. Smith & Nephew Ltd., England).

stoffblöcke[2] verwendet werden. Diese passen sich aber den Konturen der Körperoberfläche weniger gut an und verursachen eine erhebliche Schwächung der Schallintensität. Letzteres stört besonders bei den hochfrequenten Small-parts-Schallköpfen.

Geräteeinstellung

Die wesentlichste Bedeutung für ein gutes Ultraschallbild hat die korrekte Einstellung des Tiefenausgleichs. Diese muß von Patient zu Patient häufig etwas variiert werden. Da geeignete Gewebephantome für die Grauabstufungstechnik sehr teuer sind, empfiehlt sich die Grundeinstellung eines Geräts bei einem nicht übergewichtigen Patienten mit gesunder Leber:

Subkostaler Schrägschnitt rechts mit nach kranial geneigtem Strahlengang, so daß fast das gesamte Bild Lebergewebe zeigt. Einstellung des Tiefenausgleichs so, daß das Lebergewebe in allen Bildabschnitten gleichmäßig dargestellt ist.

[2] Fa. Sonogel.

Häufige Fehleinstellungen sind:

- zu ausgeprägte Verstärkung der Echos aus mittlerer Distanz (Verlegung des Fußpunktes – "delay" – nach vorne und zu steiler Winkel – "slope"),
- zu hartes Bild durch Unterdrückung der wenig intensiven Echos (große Gefäße – besonders Arterien – sollen nicht völlig echofrei sein!),
- „überstrahltes Bild" durch zu hohe Gesamtverstärkung,
- zu hohe Anfangsverstärkung, verbunden mit zu geringer Tiefenverstärkung (=scheinbar vermehrte Absorption).

Bei relativ zur Eindringtiefe zu hoher Frequenz ist ein voller Tiefenausgleich nicht mehr möglich. Dies gilt z.B. schon bei 3,5 MHz im Abdomen.

Cave: Geräte mit vergleichsweise besserer Eindringtiefe könnten eine niedrigere Frequenz haben, oder das Verstärkerrauschen täuscht Echos vor!

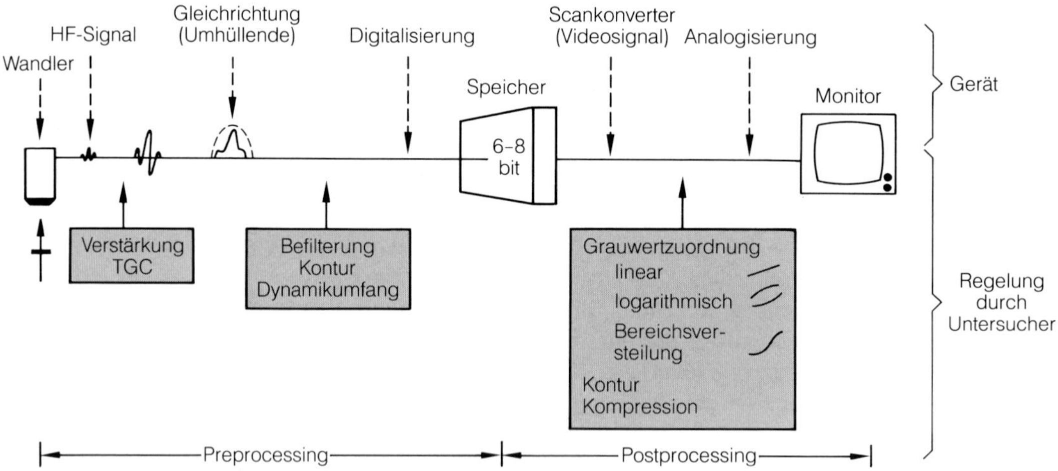

Abb. 2.2. Vom Echo zum Bildpunkt

Alle Geräte haben mehr oder weniger detailliert und modifiziert die folgenden Bedienungselemente (s. Abb. 2.2):

Bezeichnung	Funktion
Sendeausgangsleistung (output)	Ermöglicht die Verminderung der Ausgangsleistung des Ultraschallsenders zur Verminderung der Belastung der Patienten.
Fokussierung	Ermöglicht, den Bereich der besten (lateralen) Auflösung in die interessierende Tiefe zu legen. Bei Ausdehnung dieser Fokuszone über das ganze Bild vermindert sich die Bildfolgefrequenz.
Tiefenausgleich (“**d**epth **g**ain **c**ompensation”, früher auch **T**ime-GC) 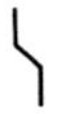	Gleicht den Intensitätsverlust des Ultraschalls durch vermehrte Verstärkung der in größerer Distanz (Tiefe) entstandenen Echos auf der Empfangsseite aus. Bei vielen Geräten wird die Verstärkungskurve direkt im Bildschirm angezeigt, was ihre Bedeutung als wichtigstes Bedienungselement unterstreicht (Abb. 2.3 und 2.4).

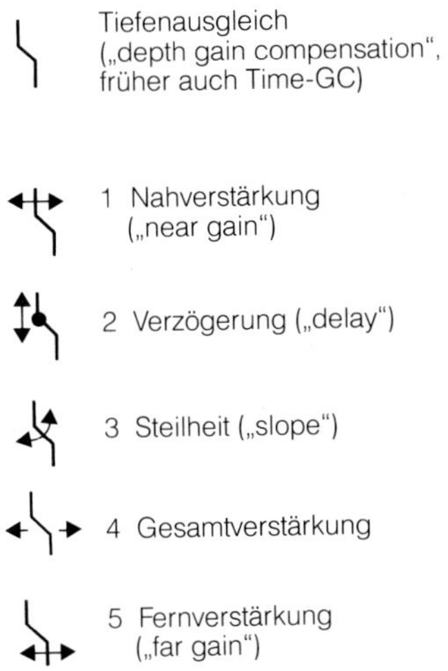

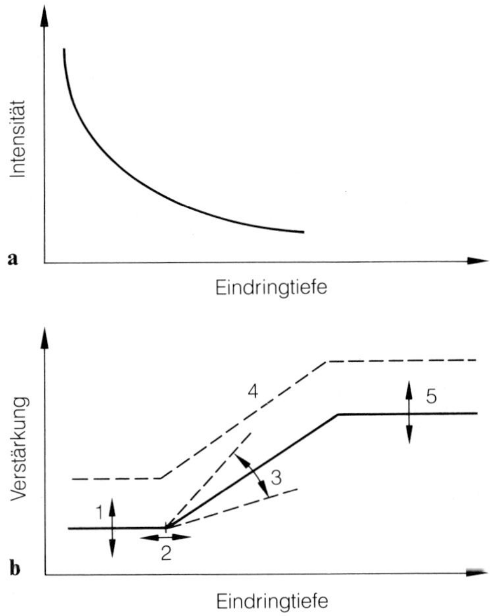

Abb. 2.3 a, b. Funktion des Tiefenausgleichs. **a** Schwächungskurve des Ultraschalls im Gewebe, **b** Gegenregulation durch TGC (s. Text)

Die Einstellung des Tiefenausgleichs erfolgt bei manchen Geräten alternativ mit Schiebereglern. Jeder Regler ist einer bestimmten Tiefe zugeordnet. Dieses Prinzip ist von den Geräten für Echokardiographie übernommen. Dort ist beispielsweise eine geringere Verstärkung des tiefsten Bereichs notwendig.

Bezeichnung	Funktion
	Cave: Diese Regler lassen die Einstellung bizarrer Verstärkungskurven mit der Gefahr von Fehlinterpretationen zu. Auf eine der Kennlinie in der Abb. 2.3 entsprechende sinnvolle Einstellung ist also zu achten.
Postprocessing Unterdrückung schwacher Signale Strukturkontur-Verstärkung Grauwertabstufung	Bezeichnet insgesamt die Möglichkeit, das gespeicherte Bild zu verändern. Postprocessing bringt also keine Mehrinformation, sondern versucht vorhandene Information dadurch leichter erkennbar zu machen, daß ein Teil der Information hervorgehoben und ein anderer Teil unterdrückt wird, beispielsweise durch Veränderung der Grauabstufung bis zum bistabilen Bild. Diagnostischer Wert für die Routine fraglich!
Zoom Bildausschnitt vergrößern	Stufenlose Vergrößerung eines Ausschnitts ("region of interest") des fertigen Ultraschallbilds durch Vergrößerung (nicht Vermehrung!) der Bildpunkte (evtl. günstig zur Detailerkennung!).

Allgemeine Regeln der Untersuchungstechnik

Folgende Tips können zur Vermeidung fehlerhafter Untersuchungsergebnisse beitragen:

- Gute Vorinformation und Vorlage der evtl. zur Untersuchung führenden suspekten Röntgenbilder und Szintigramme,
- Information über vorangegangene Operationen und den Operationssitus besonders bei frisch operierten Patienten,
- Systematische Untersuchung der interessierenden Körperregion auch bei auffallendem Palpationsbefund,
- langsame und stetige Bewegung des Ultraschallkopfs in klar eingehaltenen Schnittebenen,
- Bei Bewegung des Patienten, z. B. Atmung, keine gleichzeitige Verschiebung des Ultraschallapplikators,
- Stets vom bekannten und anatomisch konstanten Befund ins unbekannte und variable Gebiet gehen (z. B. Verschiebung von der Leber in die Pankreasregion oder in den Bereich der Gallenblase),
- Orientierung an anatomisch konstanten und gut darstellbaren Strukturen (z. B. Aorta, flüssigkeitsgefüllte Harnblase, Leber),
- Orientierung am Normalbefund durch Vergleich (z. B. Abschätzen der Strukturdichte der Leber im Vergleich zu der der Niere, Untersuchung zuerst der gesunden, dann der vermutlich erkrankten Niere),
- Darstellung jedes Organs und jedes pathologischen Befundes in mindestens 2 Schnittebenen,
- Untersuchung der benachbarten Organe und aller denkbaren Metastasenstationen bei vermutetem malignem Tumor,
- bei jedem Tumor im Bauchraum an die Möglichkeit eines flüssigkeitsgefüllten Darmabschnitts denken (Koprostase bei Colon spasticum),
- stets bewußt auf die Vortäuschung eines Befundes durch Artefakte achten!

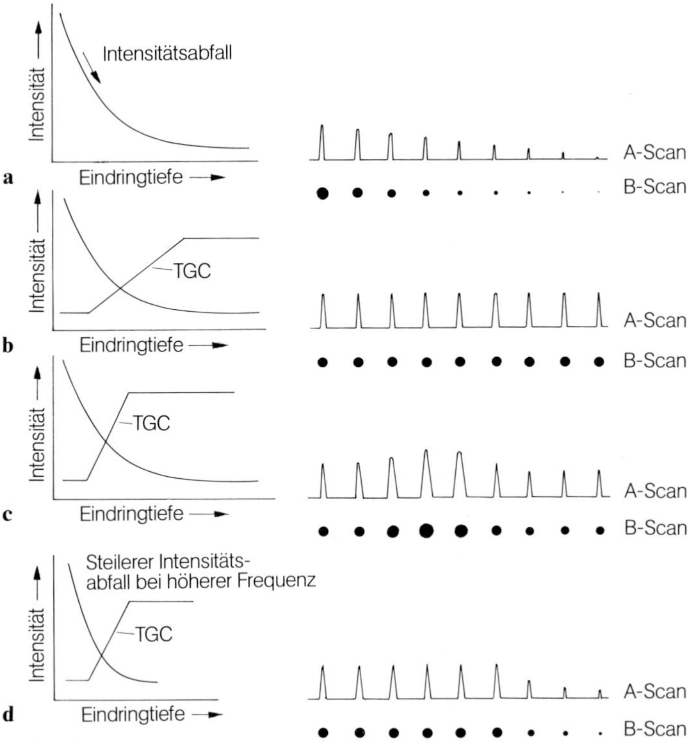

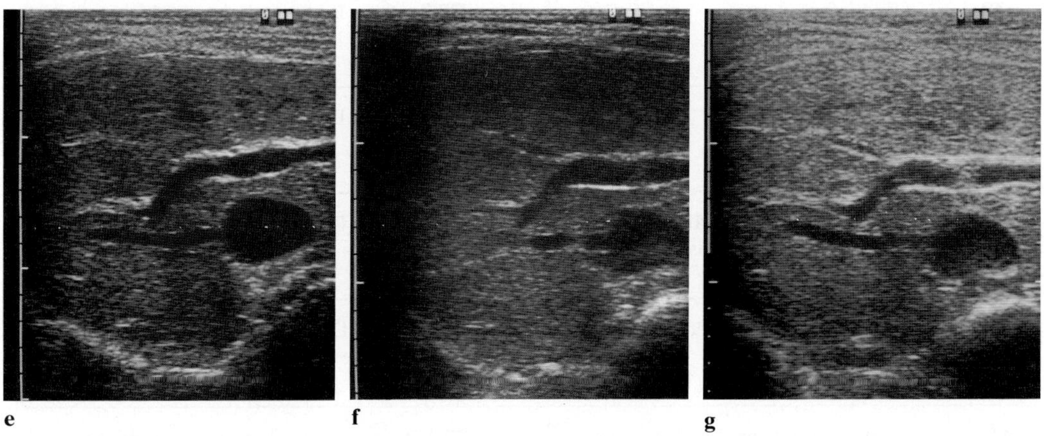

Abb. 2.4. a–d Korrekte und fehlerhafte Einstellung des Tiefenausgleichs (Amplituden- und eindimensionale B-Bild-Darstellung) **a** Intensitätsabfall bei fehlendem Tiefenausgleich, **b** korrekt eingestellter Tiefenausgleich, **c** Fehleinstellung: „delay" setzt zu früh ein, „slope" zu steil eingestellt, **d** „Fehler" infolge zu geringer Eindringtiefe bei Verwendung einer höheren Ultraschallfrequenz: der vermehrte Intensitätsverlust kann nur über den Anfangsteil des Bildes ausgeglichen werden, dagegen nicht in größerer Tiefe. **e–g** Beispiele für korrekte (**e**) und falsche (**f** Anfangsverstärkung zu schwach, **g** Anfangsverstärkung zu hoch) Einstellung des Tiefenausgleichs (Querschnitt rechter Leberlappen)

- Bei fraglichen Befunden Geräteeinstellung überprüfen!
- Die Möglichkeiten einer gezielten Palpation (Schmerzlokalisation, Wegdrükken flüssigkeitsgefüllter Darmabschnitte, Komprimierbarkeit raumfordernder Prozesse und parenchymatöser Organe etc.) ausnutzen.

Befundinterpretation

Organe, Teilstrukturen von Organen, Tumoren und auch pathologische Flüssigkeitsansammlungen werden beurteilt nach:

- Lage,
- Größe bzw. Ausdehnung,
- äußere Kontur bzw. Grenzen
- Echostruktur (Abb. 2.5).

Tabelle 2.2. Spezielle Bildzeichen für Ultraschallgeräte (Auswahl)

Bildzeichen		Benennung	Bildzeichen		Benennung
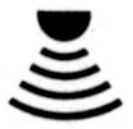	×	Schallfeld, sektorförmig begrenzt	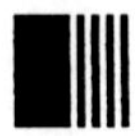	○	Bildliniendichte
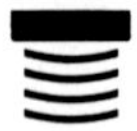	×	Schallfeld, parallel begrenzt	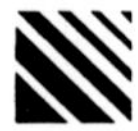	○	Dynamikbereich (Preprocessing)
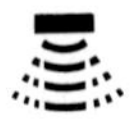	○	Schallkopf mit elektronisch variierbarem Schallfeld ("phased array")	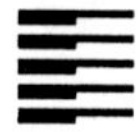	○	Unterdrückung schwacher Signale ("Reject")
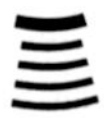	○	Schallkopf mit elektronisch erzeugter Sektorform des Schallfeldes ("curved array")	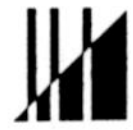	○	Strukturkontur-Verstärkung
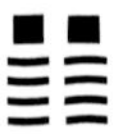	○	Schallkopf mit getrennten Kristallen für Senden und Empfangen (CW-Doppler)	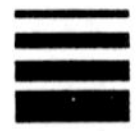	○	Grauwertabstufung
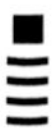	○	Einkristall-Schallkopf	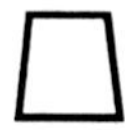	○	Basissymbol Ultraschallbild
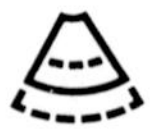	×	Bildtiefe	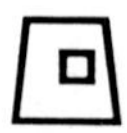	○	Bildausschnitt wählen
	×	Bildbreite		○	Bildausschnitt vergrößern
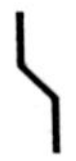		Verstärkung (Tiefenausgleich) ("Time gain compensation (TGC)")	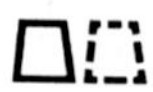	○	Bildanwahl
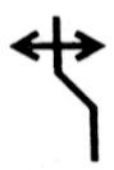	×	Nahverstärkung (Tiefenausgleich) ("Near gain")		○	Darstellung in M-mode
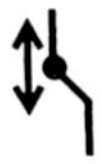	×	Einsatzpunkt des Verstärkungsanstiegs ("delay")	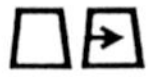	○	Darstellung in B- und TM-Mode
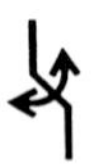	×	Steilheit des Verstärkungsanstiegs ("Slope")	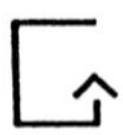	○	Planimetrische Messung (Fläche, Umfang)
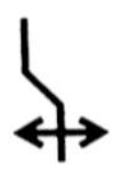	×	Fernverstärkung (Tiefenausgleich) ("Far gain")	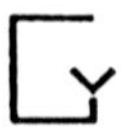	○	Planimetrie-Linie löschen

× Norm nach DIN; ○ Vorschlag zur Normierung.

Die Beurteilung der *Größe* eines Organs orientiert sich an den aus der Anatomie bekannten normalen Gegebenheiten. Die anatomischen Achsen eines Organs lassen sich gewöhnlich auch im Ultraschall ohne weiteres einstellen und ausmessen. Bei einzelnen Organen ist es allerdings sinnvoller, einen anderen, empirisch gefundenen Größenparameter zu nehmen. Beispielsweise kann die Größe der Milz durch einen queren Durchmesser bei Rechtsseitenlage des Patienten (Abb. 2.1) bestimmt werden, wenn die Messung des größten anatomischen Längsdurchmessers durch die Überlagerung der Rippen und des lufthaltigen Lungengewebes im Sinus phrenicocostalis behindert ist, vor allem bei Verwendung eines Lineararray-Scanners.
Für die Routine genügt meistens eine einfache Durchmesserbestimmung der Organe, solange äußere Kontur und Form unauffällig sind. Das Abschätzen des Volumens eines Organes mittels der Ellipsoidformel $V = \pi/6\ a \cdot b \cdot c$ ist allerdings einfach und bei manchen Geräten ebenso in der Software enthalten wie die Möglichkeit, im Bild dargestellte Flächen zu planimetrieren.

NB: Zu berücksichtigen ist, daß jede Messung auf der Annahme einer konstanten gleichmäßigen Schallgeschwindigkeit im untersuchten Bereich beruht. Diese schwankt aber nicht unbeträchtlich, so daß ein Meßfehler von etwa 10% systematisch vorhanden ist. Eine Angabe auf den Millimeter genau muß auf dem Boden dieser physikalischen Gegebenheit skeptisch interpretiert werden.

Die Möglichkeiten der *Konturbeurteilung* sind durch die Abbildungsgeometrie des Ultraschallverfahrens begrenzt. Die Beurteilung pathologischer Veränderungen eines Organs sollte daher nur in ausgeprägten Fällen allein aufgrund von Konturveränderungen erfolgen. So ist es beispielsweise kaum möglich, bei einer fein- bis mittelknotigen Leberzirrhose die Unebenheiten der Oberfläche sonographisch darzustellen. Andererseits kann die Kontur eines Or-

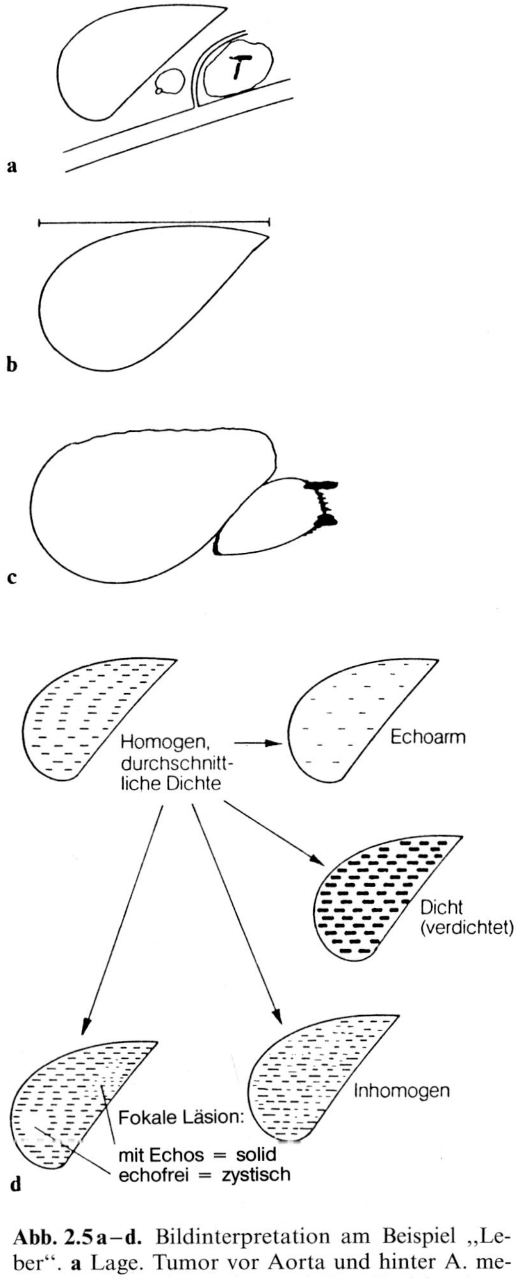

Abb. 2.5 a–d. Bildinterpretation am Beispiel „Leber". **a** Lage. Tumor vor Aorta und hinter A. mesenterica superior gelegen, keine Beziehung zu Leber oder Pankreas. **b** Größe. Entweder Bestimmung relevanter Durchmesser (z. B. Längsdurchmesser der Niere) oder Errechnung des Volumens mittels mehrerer Durchmesser mit Hilfe der Ellipsoidformel oder durch Planimetrien von Flächen. **c** Kontur. Oberfläche wellig, Unterrand abgerundet. ***Cave:*** seitliche Begrenzung der Gallenblase nur scheinbar unregelmäßig! (Geometrische Ausdehnung intensiver Bildpunkte!) **d** Echotextur

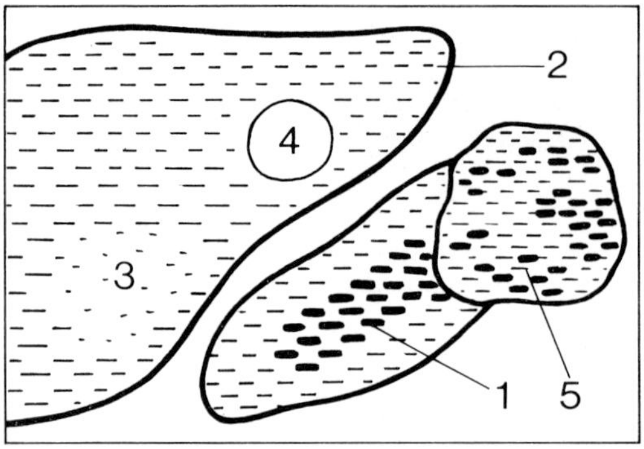

Abb. 2.6. Echostruktur. *1* echodicht (echoreich), *2* mitteldicht, *3* echoarm, *4* echofrei. Gleichmäßig: *2, 4,* insgesamt ungleichmäßig: *5,* fokale Läsion: *3, 4*

gans, beispielsweise des Pankreas, allein durch die begrenzenden groben Reflexe unregelmäßig und kantig erscheinen.
Die Beurteilung der *Echostruktur* eines parenchymatösen Organs oder eines soliden Tumors besteht in der Analyse der Intensität und Verteilung der im Inneren des Organs entstehenden Echos, soweit diese nicht eindeutig bestimmten Organteilstrukturen, z. B. Gefäßen, zuzuordnen sind. Dabei achtet man auf die durchschnittliche Intensität dieser Binnenechos und auf ihre mehr oder weniger dichte, gleichmäßige oder ungleichmäßige Verteilung. Im letzten Falle ist noch zu unterscheiden zwischen einer insgesamt unregelmäßigen Struktur und einer sog. fokalen Läsion. Diese beschreibt eine umschriebene, gegenüber der Grundtextur eines Organs deutlich abgesetzte Veränderung (Abb. 2.5).
Bei der Unterscheidung zwischen Flüssigkeitsansammlung und solidem Gewebe muß berücksichtigt werden, daß nur Flüssigkeiten im physikalischen Sinne echofrei abgebildet werden (=zystisch). Dagegen finden sich in der medizinischen Diagnostik häufig inhomogene Flüssigkeiten, z. B. Blut. Bei diesen Flüssigkeiten sind also Echos meist geringer Intensität vorhanden.
Ergänzend zu den genannten Kriterien kann auch das Ausmaß der Schallabsorption in parenchymatösen Organen und Tumoren aufgrund eines Ultraschallbildes grob abgeschätzt werden und diagnostische Informationen liefern (Abb. 2.7). Dies setzt natürlich eine korrekte Einstellung insbesondere des Tiefenausgleichs voraus, da im Bild nicht immer der Vergleich mit „normalem Gewebe" durchschnittlicher Absorption möglich ist.
Eine besonders geringe Absorption findet sich häufig, aber nicht zwangsläufig verbunden mit einem echoarmen Strukturmuster, bei gestauten Organen, ödematös entzündeten Organen sowie schnell wachsenden Tumoren mit ungegliederter Anhäufung von Zellen und wenig Stroma (z. B. Sarkome, maligne Lymphome).
Dagegen findet sich eine vermehrte Absorption (Tiefenausgleich muß deutlich angehoben werden!) bei flüssigkeitsarmen Geweben und besonders bei Geweben mit hohem Bindegewebsanteil (z. B. Leberzirrhose, Narbengewebe, zytostatisch oder strahlentherapeutisch behandelte Tumoren, szirrhöses Karzinom der Mamma).

Artefakte

Als Artefakt werden diejenigen Teile eines Bildes bezeichnet, die im Objekt keine reale Entsprechung haben.
Artefakte entstehen in erster Linie, weil die Annahmen, auf denen die Konstruktion des Ultraschall-B-Bildes beruht, nur annäherungsweise stimmen. Diese Annahmen sind, daß sich der Ultraschall längs nur ei-

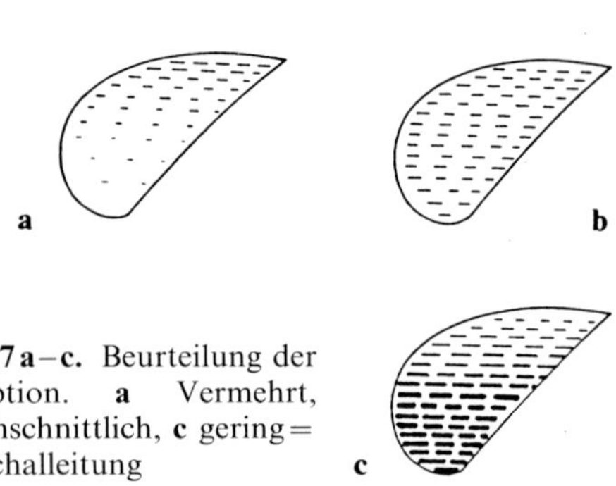

Abb. 2.7 a–c. Beurteilung der Absorption. **a** Vermehrt, **b** durchschnittlich, **c** gering = gute Schalleitung

ner geraden Linie, der Schallachse, mit konstanter Geschwindigkeit fortbewegt und dabei eine überall gleichmäßige Schwächung erfährt, die durch den Tiefenausgleich über die gesamte Bildbreite gleichmäßig kompensiert werden kann. Weiterhin, daß der Ultraschallimpuls keine nennenswerte Ausdehnung quer zur Schallachse hat und daß der Ultraschallwandler nur Echos aufnimmt, die auf der Schallachse entstanden sind. Abweichungen von diesen angenommenen Voraussetzungen führen zu objektbedingten (z. B. Laufzeitartefakt, Wiederholungsecho, Brechungsartefakt) oder gerätebedingten (z. B. Amplituden- bzw. Schallschwächungsartefakt) Artefakten. Dabei läßt sich die Einteilung nach der Verursachung jedoch nicht immer eindeutig treffen.

Für die praktische Anwendung sollen daher die wichtigsten Artefakte nach ihrer Erscheinungsform mit entsprechenden Bildbeispielen kurz skizziert werden (Abb. 2.8 und 2.9). Dabei können unter diesem Gesichtspunkt unterschieden werden:

- Fehlen realer Echosignale,
- Abschwächung realer Echosignale,
- Überhöhung realer Echosignale,
- Auftreten irrealer Bildpunkte. Diese haben entweder überhaupt keine oder eine geometrisch falsche, nicht abbildungstypische Beziehung zum Objekt.

Schallschatten: Als Schallschatten bezeichnet man echofreie Zonen hinter einem angeschallten Objekt. Diese entstehen

1) durch Totalreflexion an einem Objekt (Abb. 2.9 g),
2) durch Absorption der gesamten Energie in einem Objekt (Abb. 2.9 f),
3) durch 1 und 2 kombiniert,
4) als Tangentialartefakt an der Seitenkante eines glatt begrenzten „zystischen“ Gebildes (Abb. 2.9 k).

Der Mechanismus beim Tangentialartefakt scheint nicht ganz klar. Er wird üblicherweise mit einer Brechung bzw. Reflexion bei höherer oder geringerer Schallgeschwin-

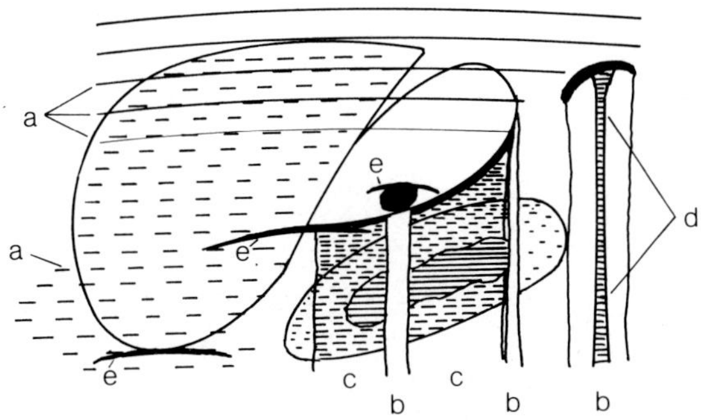

Abb. 2.8. Artefakte: *a* Mehrfachechos, *b* Schallschatten, *c* Schallverstärkung, *d* Eigenschwingung, *e* Hyperbelartefakte

digkeit in dem „zystischen Gebilde“ erklärt. Möglicherweise ist die eigentliche Ursache aber eine Aufspreizung der Schallkeule an der Seitenkante eines derartigen Gebildes.

Ein Schallschatten ist komplett, wenn überhaupt keine Echos in dieser Zone auftreten, inkomplett, wenn noch abgeschwächte Echos nachzuweisen sind. Davon muß das Auftreten von Artefakten in einem Schallschatten infolge Wiederholungsechos oder beim sog. Kometenschweifphänomen (Abb. 2.9 d) unterschieden werden.

Diagnostische Bedeutung: Die Entstehung von Schallschatten an Gas/Luft und Knochengewebe begrenzt zunächst die Ultraschalluntersuchung auf nicht von Knochen verdeckte Körperregionen und nicht lufthaltige Gewebe. Luft bzw. Gas in den verschiedenen Darmabschnitten stellt ein dauerndes untersuchungstechnisches Problem etwa in der Pankreasdiagnostik dar. Auf der anderen Seite ist der hinter einem Stein oder einer Verkalkung oder hinter einem Fremdkörper entstehende Schallschatten ein wichtiger diagnostischer und auch differentialdiagnostischer Hinweis. Hierbei ist anzumerken, daß ein Schallschatten hinter einem Stein nur dann entsteht, wenn der Durchmesser des Steins mindestens genauso groß ist wie die Schallkeule, die ihn trifft. Kleinere Steine lassen einen Teil der Energie an sich vorbei und verursachen da-

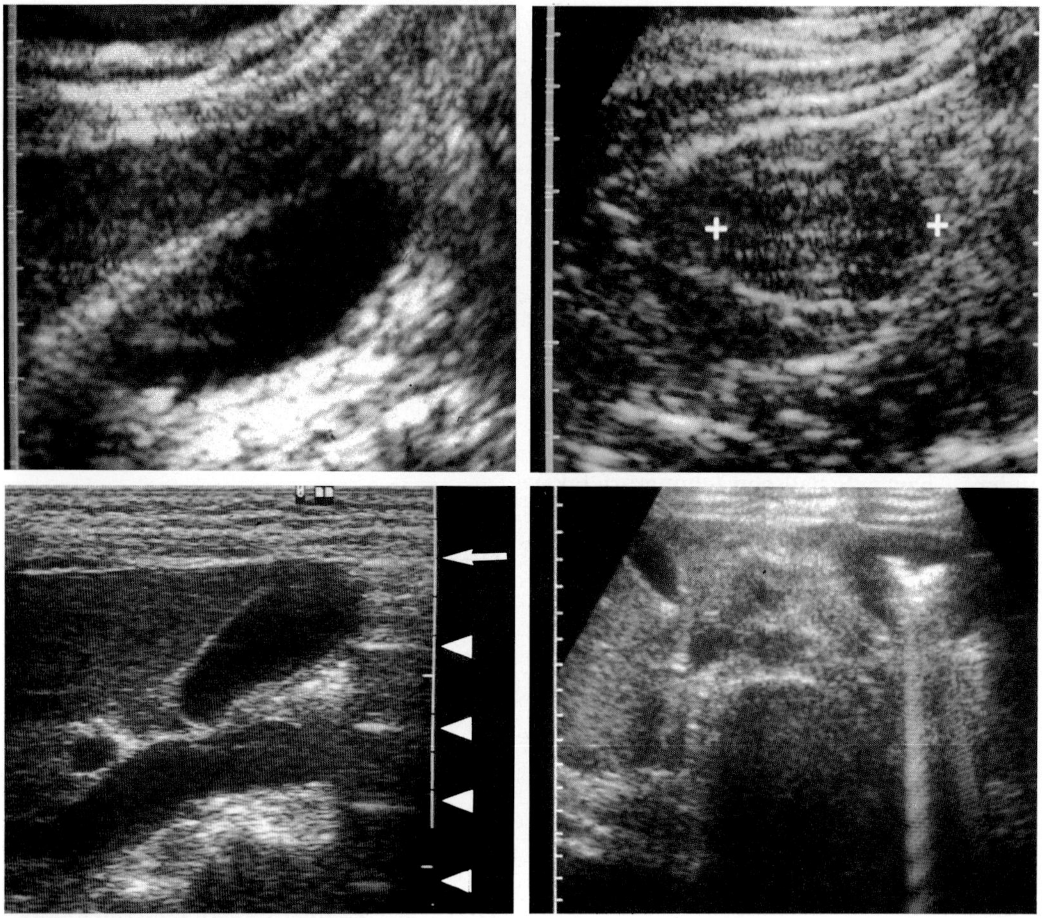

a b c d

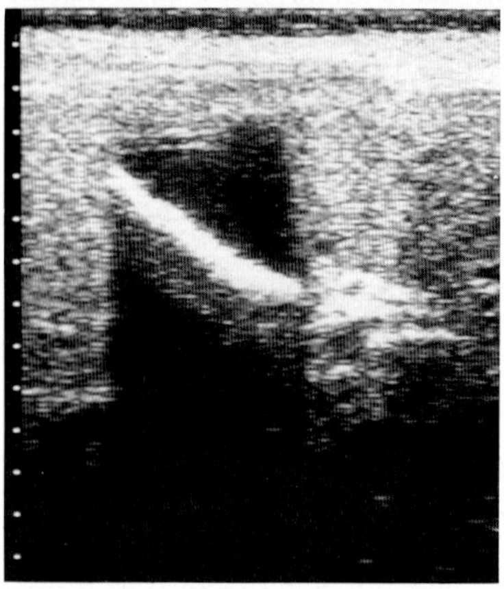

e

Abb. 2.9 a–k. Artefakte

a Wiederholungsechos in der Gallenblase (im Halsteil kleiner Stein). **b** Wiederholungsechos in einer Nierenzyste. Diese ist als solche nicht mehr zu erkennen. **c** Wiederholungsechos neben der Gallenblase. Die Echolinien (◄) entsprechen der 1.–4. Wiederholung des ursprünglichen Echos an der Grenzfläche Bauchwand-lufthaltiger Darmabschnitt (←). **d** Kometenschweifartefakt: Kleine Luftblasen, hier im Magenlumen, werden zu Eigenschwingungen angeregt. **e** Schichtdickenartefakt an einer zur Schallausbreitung schrägen Front von Gallensteinchen

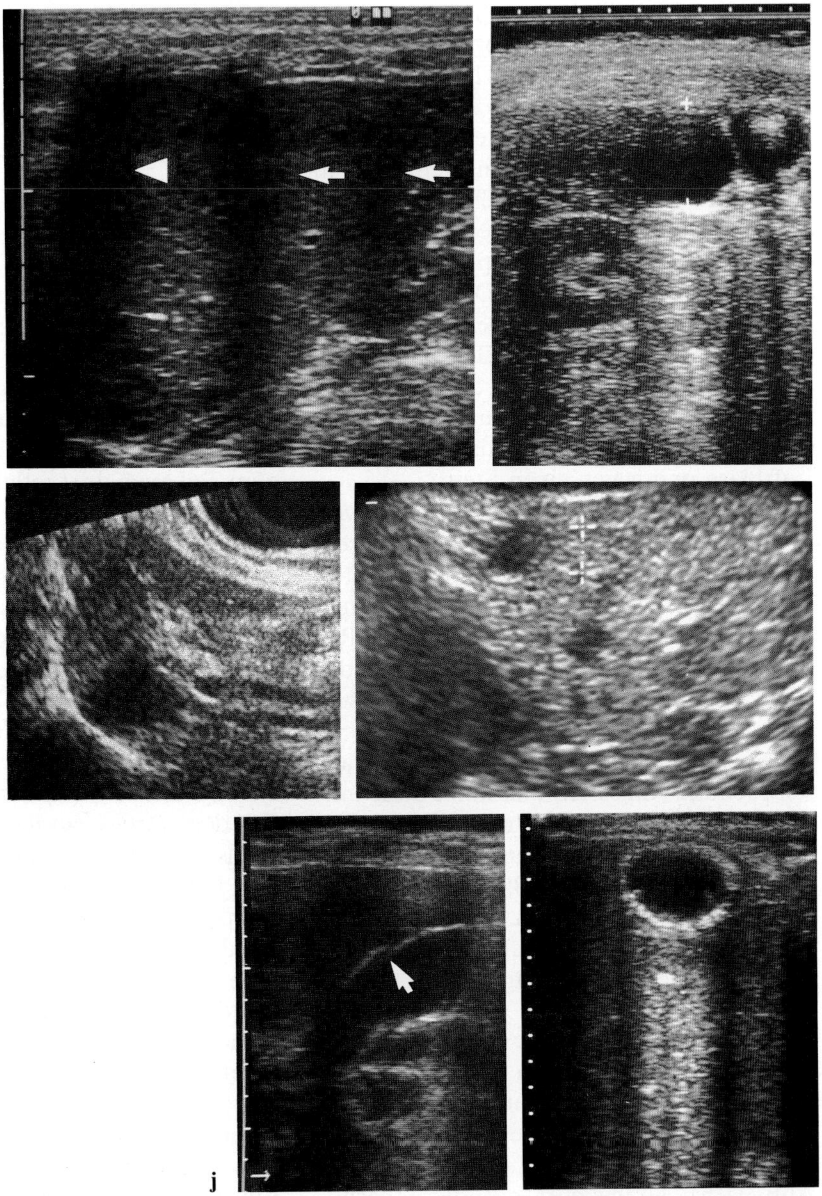

Abb. 2.9. **f** Schallschatten durch Rippen verursacht; hinter knöchernen Rippenabschnitten komplett (◄), hinter Knorpel inkomplett (←). **g** Schallschatten hinter Luft im Darm (vgl. **d**!), Schallverstärkung hinter der Gallenblase, Wiederholungsechos in der Gallenblase. **h** Vermehrte Schallschwächung hinter Bindegewebe täuscht einen echoarmen Tumor in der Leber vor. **i** Schichtdickenartefakte verursachen Binnenechos in einer kleinen Leberzyste, die dadurch als solche nicht mehr zu erkennen ist (+ +). **j** Optischer Artefakt: Rippenknorpel wirkt als Linse und verursacht eine (scheinbare) Unterbrechung der Gallenblasenwand (→). **k** Seitenkantenphänomen und Schallverstärkung hinter der Gallenblase

her keinen Schallschatten (insofern kann die Schattenbildung bei sehr kleinen Steinen als Hinweis auf eine gute laterale Auflösung gelten) (Abb 5.48).
Ein Schallschatten darf allein aber noch nicht als beweisend für einen Stein etwa in der Gallenblase oder in einem Gallengang bewertet werden, da hier auch Schallschatten infolge des Tangentialphänomens (s. oben) entstehen können. Diese Art von Schallschattenbildungen sieht man bei den zunehmend besseren Geräten häufig auch hinter Gefäßen. Ein Schallschatten mit gleichzeitigen artifiziellen Bildpunkten spricht differentialdiagnostisch für eine Luftblase und gegen einen Stein.
Abschwächung und Überhöhung der Echosignale sind Folgen einer für den betroffenen Bildbereich nicht korrekten Einstellung des Tiefenausgleichs. Sie kommen zustande, wenn vor der betreffenden Region im Gewebe entweder eine unter- oder eine überdurchschnittliche Schallschwächung stattfindet. Der Tiefenausgleich ist dagegen auf eine durchschnittliche Schallschwächung eingestellt und kann diese umschriebene Änderung nicht kompensieren. Ursache für eine vermehrte Abschwächung ist der Durchgang durch Bindegewebe, z. B. in der Leberpfortenregion. Dagegen verursacht der Durchgang durch Flüssigkeit gewöhnlich eine Überhöhung (Abb. 2.9h, k).

Diagnostische Bedeutung: Die umschriebene Schallabschwächung kann zu der falschen Interpretation eines echoarmen raumfordernden Prozesses, etwa in den dorsalen Anteilen der Leber führen (s. Abb. 2.9h). Umgekehrt gilt die Überhöhung der Echos hinter einer umschriebenen Läsion als indirektes Zeichen einer Zyste. Dieses Phänomen darf aber nicht überbewertet werden, da eine umschriebene Überhöhung der Echosignale auch hinter flüssigkeitsreichem Gewebe mit wenig Bindegewebe, also z. B. einem Tumor mit relativ großen irregulär aufgebauten Zellen und wenig Stroma entstehen kann.

Artifizielle Bildpunkte: Für das Auftreten artifizieller Bildpunkte gibt es sehr vielfältige Ursachen. In diese Gruppe von Artefakten können eingereiht werden:

- Wiederholungsechos (Abb. 2.9a–c),
- Reflexionsartefakte,
- Schichtdickenartefakte (Abb. 2.9e),
- Nebenkeulenartefakte.

Von diesen ist wiederum der *Wiederholungsartefakt* am häufigsten zu beobachten. Er entsteht dadurch, daß, wie in Abb. 2.9a–c dargestellt, ein an einer Grenzfläche entstehendes Echo von der Transduceroberfläche nur zum Teil aufgenommen, zum Teil auch dort reflektiert wird, die gleiche Schicht an der es ursprünglich entstanden ist zum zweiten Mal trifft und erneut ein Echo erzeugt. Dieses – und alle weiteren – kommen nach doppelter, dreifacher, vierfacher usw. Laufzeit am Transducer an und werden daher fälschlich vom Gerät in doppelter, dreifacher, vierfacher usw. Entfernung abgebildet. Sichtbar werden diese Wiederholungsartefakte vor allem in echofreien Bereichen (Zysten, Schallschatten).
Zu den *Reflexionsartefakten* gehört beispielsweise die Abbildung von Echos aus der Leber „hinter" dem Zwerchfell. Sie kommt durch eine Reflexion des Ultraschallstrahls am spiegelnden Zwerchfell bzw. der Zwerchfell-Lungen-Grenze zustande. Diese kann das Gerät, das von einer geradlinigen Schallausbreitung ausgeht, nicht erkennen (s. Abb. 4.8). Es handelt sich somit um einen Artefakt, der nach optischen Gesetzmäßigkeiten zustande kommt. In vergleichbarer Weise ist auch der sog. Linsenartefakt zu erklären, der hinter als optische Linsen wirkenden Gewebeschichten auftritt. Insofern könnten diese Artefakte auch als „optische Artefakte" zusammengefaßt werden.
Der *Schichtdickenartefakt* (Abb. 2.9e) kommt dadurch zustande, daß der Ultraschallstrahl, der eine schräge, spiegelnde Grenzfläche trifft, eine nicht unbeträchtliche laterale Dimension aufweist. Der Rand des Ultraschallimpulses hat daher die

spiegelnde Grenzfläche schon getroffen, während das Zentrum noch vor der Grenzfläche gelegen ist. Schräge, spiegelnde Grenzflächen, z. B. eine Schicht schräggetroffener Gallensteine, sind daher vor und hinter der eigentlichen Grenzfläche von einem Echoschleier umgeben. Auch der Schichtdickenartefakt wird vorwiegend in Flüssigkeiten erkennbar.
Da der Ultraschallstrahl auch quer zur Abbildungsebene eine nicht geringe Ausdehnung hat, erfaßt er z. B. noch die eigentlich außerhalb der Bildebene gelegene Wand einer Zyste, die erzeugten feinen Echos werden fälschlich in der Zyste abgebildet (Abb. 2.9 i).
Nebenkeulenartefakte sind Bildpunkte von Objekten außerhalb der regelrecht abgebildeten Schicht. Nebenkeulen breiten sich abweichend von der Hauptrichtung des Ultraschalls (= Hauptkeule) aus. Die von ihnen erzeugten Echos können vom Gerät nicht von „regelrechten" Echos unterschieden werden. Sie werden daher fälschlich in der der Hauptrichtung entsprechenden Bildseite eingeordnet.
Nicht mit Wiederholungsechos verwechselt werden darf das sog. Kometenschweifartefakt (Abb. 2.9 d). Diese im englischen Sprachgebrauch als Ringdown-Phänomen bezeichnete Störung kommt dadurch zustande, daß der Ultraschallimpuls mehrere Gasblasen trifft. Diese werden aufgrund ihrer Stellung zueinander zu einer Eigenschwingung angeregt, die schnell wieder abklingt. Sie verursacht im Bild einen „aufblitzenden" hellen Streifen und findet sich vorwiegend hinter Darmgas. Die Kombination dieses Phänomens mit einem Schallschatten ist somit möglich.

Diagnostische Bewertung: Alle Artefakte, die zu zusätzlichen Bildpunkten führen, sind geeignet, die Qualität des Ultraschallbildes zu verschlechtern. Sie müssen ja von der eigentlichen Echostruktur sozusagen abgezogen werden. Besonders erschweren können sie die Zystendiagnostik, da sie im sonst echofreien Bildbereich besonders auffallen. Abhilfe schafft nur die Kenntnis dieser Artefakte. Die besonders störenden Wiederholungsechos entstehen vorwiegend in den Bauchdecken und stören in den oberflächennahen Schichten. Sie sind daran zu erkennen, daß sie die Schichten der Bauchdecken wiederholen und daß sie der Atemverschiebung der Bauchorgane nicht folgen.
Strenggenommen müßten in die Gruppe der artifiziellen Bildpunkte auch die Störungen eingereiht werden, die durch Hochfrequenzgeräte in der Nachbarschaft eines Ultraschallgeräts entstehen. Sie sind als zungenartige oder flammenartige Gebilde auf dem Ultraschallschirm zu erkennen.

Dokumentation der Ultraschallbefunde

Grundsätzlich sollte jeder Ultraschallbefund *schriftlich* und *bildlich* dokumentiert werden. Die bildliche (= Foto-)Dokumentation auch des *Normalbefundes* ist für Demonstrationen und zur Verlaufsbeobachtung sinnvoll und manchenorts auch vorgeschrieben (KBV-Bestimmungen). Sie ist auch aus forensischen Gründen dringend anzuraten!
Die bildliche Dokumentation aller möglichen Tumorstationen ist bei jeder Kontrolluntersuchung eines Tumorpatienten von wesentlicher Bedeutung!

Ultraschallterminologie: Für die Beschreibung des Ultraschall-B-Bildes wird heute noch eine verwirrende Vielzahl von Termini technici verwendet. Eine einheitliche Nomenklatur ist jedoch zur Erleichterung der Ausbildung und der gegenseitigen Verständigung wünschenswert. Darum haben sich beispielsweise die Seminarleiter der Sektion Innere Medizin der DEGUM in Zusammenarbeit und Absprache mit den Sektionen Radiologie, Urologie-Chirurgie und Pädiatrie bemüht. Ihrem Vorschlag entspricht die im folgenden angegebene Terminologie. Eine allgemein verbindliche Beschreibung von Ultraschallbildern, auch im

Vergleich zu anderen bildgebenden Verfahren, ist aber auch Gegenstand eines DIN-Normenausschusses.

Echos werden in elektrische Signale umgewandelt und als helligkeitsmodulierte (Helligkeitskodierte) Bildpunkte dargestellt. Dabei wird die Abbildung eines Echos nicht nur von seiner Stärke, sondern auch den Geräteeigenschaften und der Geräteeinstellung beeinflußt. Für den einzelnen Bildpunkt soll der Begriff *Echo* der Anschaulichkeit wegen beibehalten werden. Bildpunkte, die Folgen elektronischer Bildfehler sind, werden dagegen als Artefakte bezeichnet.

Das einzelne Echo kann als stark, mittelstark oder schwach beschrieben werden. Der Begriff *Echostruktur* (Synonym-Echomuster) beschreibt die Echos einer Bildregion aufgrund ihrer Dichte, Gleichmäßigkeit und Stärke (Abb. 2.6).

Schriftliche Dokumentation: Bei der schriftlichen Dokumentation ist darauf zu achten, daß dieser Befund häufig von Ärzten ausgewertet werden muß, die mit der Ultraschallmethode nicht vertraut sind. Eine Beschreibung des Befundes in der sonographischen „Fachsprache" ist daher sinnlos, auch wenn ein (dann ebenfalls unverständliches) Bild mitgegeben wird. Die schriftliche Befundung muß vielmehr allgemein verständlich und knapp formuliert werden. Dabei kann auch eine Überinterpretation gegenüber weniger erfahrenen Kollegen zu Mißverständnissen führen (Beispiel: Pankreaskopftumor, richtig wäre aber: Raumforderung in der Pankreasregion, vom Pankreas selbst oder den umgebenden Lymphknoten ausgehend). In Tabelle 2.3 sind 2 verschiedene Befundbeschreibungen einander gegenübergestellt, von denen die erstere allgemein, die zweite dagegen nur für den Ultraschalldiagnostiker selbst verständlich sein dürfte.

Neben einer freien Formulierung des Befundes kommt auch die Verwendung vorgedruckter Befundbogen mit Einzeichnung pathologischer Veränderungen als sehr praktikable Alternative in Betracht. Abbil-

Tabelle 2.3. Gegenüberstellung einer allgemeinverständlichen Befundbeschreibung und eines im Fachjargon abgefaßten Befundes

1. Normalbefund der Leber	
Leber hinsichtlich Größe, äußerer Form und Echotextur unauffällig. Zusammenfassung: unauffälliger Ultraschallbefund der Leber	Längsdurchmesser der Leber in der rechten MCL 11 cm. Oberfläche ziemlich glatt, im Vertikalschnitt leicht konvex, im Querschnitt leicht konkav, Unterrand und linke Begrenzung der Leber keilförmig, Echotextur aus mittel intensiven, gleichmäßig verteilten Einzelechos bestehend. Keine vermehrte Absorption. Intrahepatische Pfortaderäste und Lebervene gut erkennbar. Zusammenfassung: unauffälliger Ultraschallbefund der Leber
2. Lebermetastasen	
Leber vergrößert, Kontur abgerundet, Oberfläche höckrig. In beiden Leberlappen 1–3 cm große, gegen das übrige Leberparenchym scharf abgesetzte fokale echoarme Läsionen erkennbar. Zusammenfassung: Bild multipler Lebertumoren (Lebereigene Tumoren aufgrund der großen Zahl unwahrscheinlich)	Durchmesser der Leber in der rechten MCL 15 cm. Leberunterrand plump, Leberoberfläche wellig begrenzt, Leberrückfläche unregelmäßig. Ungleichmäßige Echoverteilung aufgrund zahlreicher, scharf begrenzter, 1–3 cm großer solider Strukturdefekte bei sonst mäßiggradig verdichteter Echotextur. Zusammenfassung: Sonographisches Bild multipler solider Strukturdefekte = dringender Verdacht auf Lebertumoren

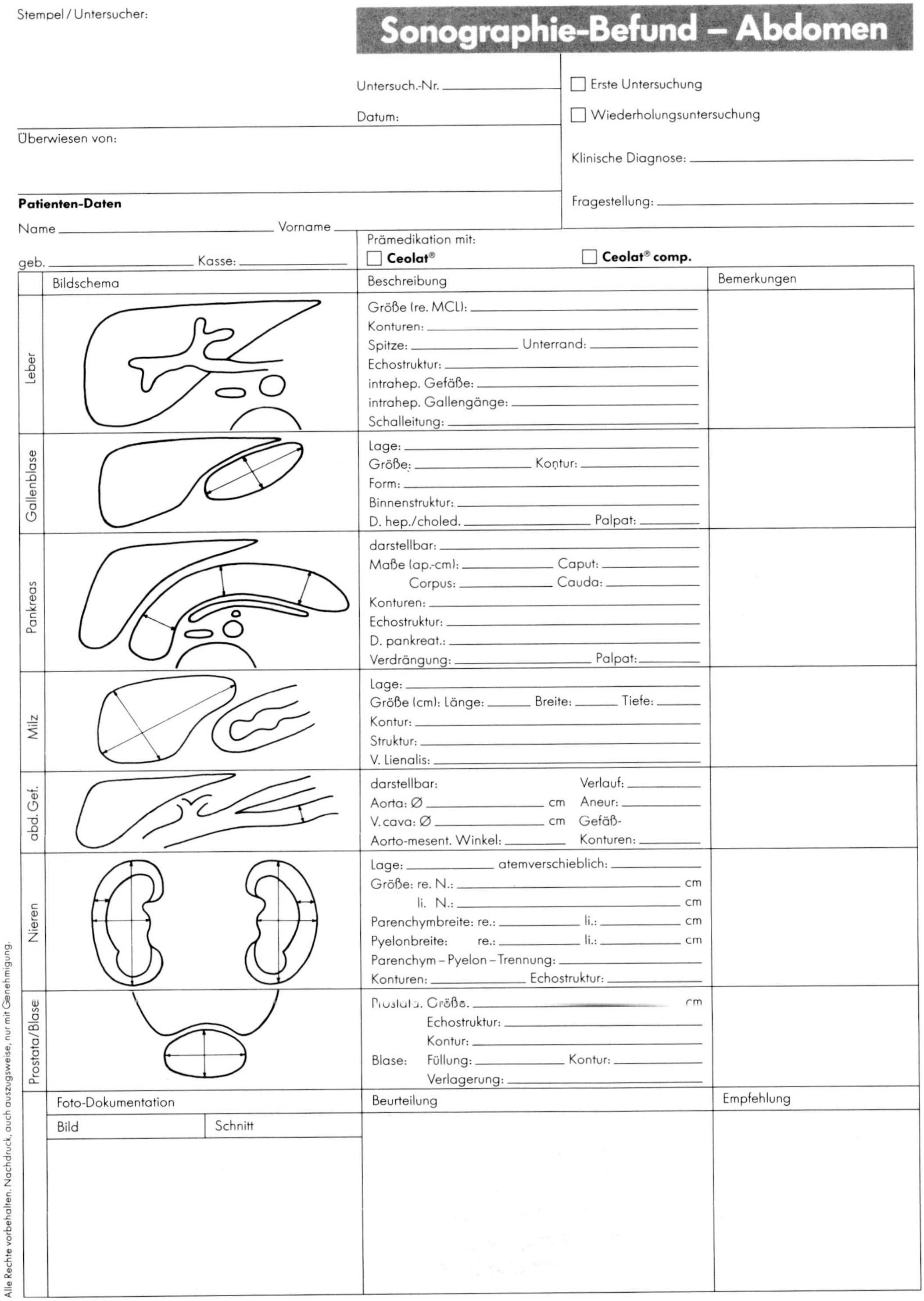

Stempel / Untersucher:

Sonographie-Befund – Abdomen

Untersuch.-Nr.

Datum:

☐ Erste Untersuchung

☐ Wiederholungsuntersuchung

Überwiesen von:

Klinische Diagnose:

Fragestellung:

Patienten-Daten

Name Vorname

geb. Kasse:

Prämedikation mit:
☐ **Ceolat®** ☐ **Ceolat® comp.**

	Bildschema	Beschreibung	Bemerkungen
Leber		Größe (re. MCL): Konturen: Spitze: Unterrand: Echostruktur: intrahep. Gefäße: intrahep. Gallengänge: Schalleitung:	
Gallenblase		Lage: Größe: Kontur: Form: Binnenstruktur: D. hep./choled. Palpat:	
Pankreas		darstellbar: Maße (ap.-cm): Caput: Corpus: Cauda: Konturen: Echostruktur: D. pankreat.: Verdrängung: Palpat:	
Milz		Lage: Größe (cm): Länge: Breite: Tiefe: Kontur: Struktur: V. Lienalis:	
abd. Gef.		darstellbar: Verlauf: Aorta: Ø cm Aneur.: V. cava: Ø cm Gefäß- Aorto-mesent. Winkel: Konturen:	
Nieren		Lage: atemverschieblich: Größe: re. N.: cm li. N.: cm Parenchymbreite: re.: li.: cm Pyelonbreite: re.: li.: cm Parenchym – Pyelon – Trennung: Konturen: Echostruktur:	
Prostata/Blase		Prostata: Größe: cm Echostruktur: Kontur: Blase: Füllung: Kontur: Verlagerung:	

Foto-Dokumentation		Beurteilung	Empfehlung
Bild	Schnitt		

Abb. 2.10. Vorgedruckter Befundbogen mit Bildschema (Kali-Chemie Pharma)

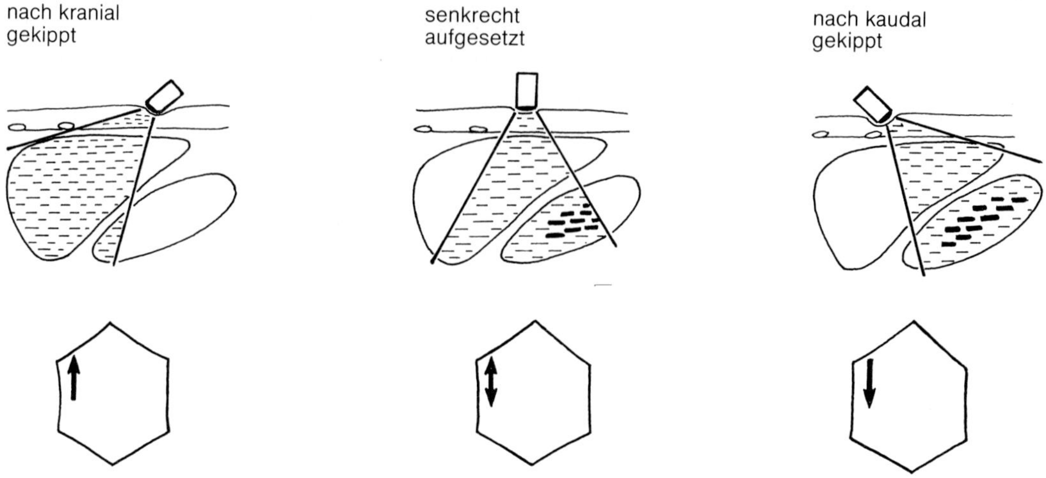

Abb. 2.11. Piktogramme zur Kennzeichnung der Schnittebenen bei Sectorscannern

dung 2.10 zeigt einen vorgedruckten Befundbogen und einen Anforderungsbogen zur frei formulierten Befundung, in dem für den Anfordernden die notwendigen Vorbereitungen angegeben sind.

In Zukunft wird die Befundung vermehrt mittels PC im Dialog erstellt werden. Erste Erfahrungen haben eine positive Auswirkung dieser Methode auf die Befundqualität gezeigt.

Bilddokumentation: Bei der bildlichen Dokumentation von Befunden ist auf eine genaue Markierung der Schnittebene, so weit es sich nicht um klar standardisierte Schnittebenen (z. B. Oberbauchlängsschnitt mit Darstellung des linken Leberlappens vor der Aorta) handelt, zu achten. Die Schnittebene wird entweder mit Hilfe eines bei den meisten Geräten vorgesehenen Piktogramms im Bild dokumentiert oder in ähnlicher Weise auf der Rückseite des Bildes eingezeichnet.

Nicht vorgesehen ist bis heute die Kennzeichnung der besonderen Abbildungsebenen bei Sektorscannern. Eine Kennzeichnung wie in Abb. 2.11 vorgestellt, ist aber informativ und auch in die angebotenen Piktogramme der Geräte leicht einprogrammierbar.

Die bildliche Dokumentation ist bei den heute eingesetzten Geräten zunehmend einfacher geworden.

Die lange anhaltende Diskussion über die qualitativ und wirtschaftlich günstigste Bilddokumentation ist heute entschieden durch die Einführung der Thermoprinter. Aufgrund ihrer großen Wirtschaftlichkeit bei guter Qualität werden sie wahrscheinlich die bisher vorhandenen Sofortbildsysteme als Basisausrüstung ablösen. Sie haben auch den Vorteil des geringen Gewichts im Hinblick auf die Archivierung. Ähnlich preiswert ist weiterhin die Kleinbildkamera mit ihrer sehr guten Bildqualität. Nachteilig ist, daß das Bilddokument nicht sofort während der Untersuchung vorliegt und hinsichtlich seiner Qualität überprüft werden kann. Weiterhin ist auch eine personalaufwendige spätere Archivierung notwendig.

Besondere Vorteile im Klinikbetrieb hat die Multiformatkamera. Bei einem Preisniveau, das einem Sofortbild vergleichbar ist, wenn man die relativ hohen Anschaffungskosten berücksichtigt (s. Tabelle 2.4), ist dieses Bilddokument besonders für Besprechungen und Demonstrationen geeignet. Der dynamischen Bilddokumentation dient das Videoband. Die Kosten sind relativ ge-

Tabelle 2.4. Laufende Kosten der Bilddokumentation unter Zugrundelegung von 10 000 Bildern/Jahr unter Einschluß der Nebenkosten und der Anschaffungskosten des Systems. (Nach Zabel)

	DM
Thermobild	0,30
Video (1 min)	0,35
Kleinbild	0,59
Multiformat (bei 4 Bildern pro Blatt)	1,05
Sofortbild	1,80

ring. Die Handhabung erscheint jedoch nicht ganz problemfrei; gewährleistet sein muß, daß im Video-Archiv die Bilder jedes einzelnen Patienten schnell und zuverlässig wiedergefunden werden können. Auch ist die Standfestigkeit eines Videoarchivs über viele Jahre fraglich (s. Anhang II).

2.2 Die ultraschallgezielte Punktion

Indikationen

Prinzipiell können alle perkutan durchgeführten Punktionen in den Körperregionen, in denen eine Ultraschalluntersuchung möglich ist, unter Ultraschallkontrolle durchgeführt werden. Am gebräuchlichsten ist heute die Ultraschallkontrolle bei folgenden Punktionsverfahren:

- perkutane Nierenbiopsie,
- antegrade Darstellung des Nierenhohlsystems,
- Nierenzystenpunktion,
- Amniozentese,
- sog. ultraschallgezielte Feinnadelpunktion von Tumoren.

Definition: Unter ultraschallgezielter Feinnadelpunktion im engeren Sinne versteht man die Punktion von Tumoren und tumorverdächtigen Läsionen mit dünnen Nadeln (Außendurchmesser $<0,9$ mm) zur Aspirationszytologie, evtl. Histologie.

- Pleurapunktion (gekammert, subpulmonal),
- Perikardpunktion,
- Aszitespunktion,
- Punktion sonstiger intraabdomineller Flüssigkeitsansammlungen (Abszeßdiagnostik, Hämatome),
- palliative therapeutische Punktion von Zysten und Zystadenomen im Bauchraum,
- Schilddrüsenpunktion.

Kontraindikationen und Nebenwirkungen

Bei der ultraschallgezielten Feinnadelpunktion von Tumoren ist mit folgenden Nebenwirkungen theoretisch zu rechnen:

- Blutungen,
- Verschleppung von Tumorzellen,
- Verschleppung von infektiösem Material,
- Perforation von Hohlorganen.

Die inzwischen große Erfahrung hat gezeigt, daß bei Verwendung von feinen Nadeln mit einem Außendurchmesser von 0,65, maximal 0,8 mm die Blutungsgefahr äußerst gering ist. Auch die Möglichkeit einer Verschleppung von Tumorzellen in den Stichkanal scheint bei Verwendung der dünnen Nadel sehr gering zu sein. Jedenfalls sind in der gesamten Weltliteratur nur einzelne kasuistische Berichte über diese Komplikationen zu finden. Schließlich bedeutet auch die Verschleppung von infektiösem Material im Vergleich zum diagnostischen Nutzen nur ein sehr relatives Risiko. Im Gegenteil dient die ultraschallgesteuerte Punktion gerade dem Nachweis von Abszessen und deren Behandlung. Die unbeabsichtigte Perforation von Hohlorganen, etwa der Gallenblase oder größerer Gefäße, läßt sich bei sorgfältiger Technik unter Ultraschallkontrolle vermeiden. Die Perforation des Magens oder von Darmabschnitten mit den dünnen Nadeln (die im Kaliber den Nahtnadeln der Chirurgen entsprechen) kann ebenfalls als risikofrei angesehen werden.

Das, wenn auch geringe Restrisiko einer ultraschallgezielten Feinnadelpunktion spricht jedoch eindeutig dafür, diese immerhin invasive Methode in Ergänzung zur nichtinvasiven Ultraschalluntersuchung nur bei eindeutiger Indikation durchzuführen.

Weiterhin ist der Punktionsweg unter Ultraschallkontrolle stets so zu wählen, daß das Risiko möglichst begrenzt wird. Im einzelnen empfehlen sich, insbesondere bei Punktionen im Bauchraum folgende Vorsichtsmaßnahmen:

- Vermeidung der Gallenblase,
- Punktionsweg ins Retroperitoneum möglichst nicht durch die Leber,
- Vermeidung der Punktion oberflächlicher Tumoren in der Leber, Punktionsweg günstiger durch gesundes Lebergewebe zum Tumor,
- Punktion des Pankreas nur bei dringender Indikation wegen der zusätzlichen Gefahr einer Pankreasnekrose,
- Vermeidung des interkostalen Punktionswegs in das Abdomen.

Als *Kontraindikationen* bleiben somit bei vorsichtiger Technik übrig:

- Gerinnungsstörungen oder Thrombopenien höheren Grades,
- Verdacht auf Echinokokkus,
- Verdacht auf Phäochromozytom,
- Verdacht auf Aneurysma,
- unkooperativer Patient
- (Stauungsleber).

Untersuchungstechnik

Die hier beschriebene Untersuchungstechnik bezieht sich auf die Feinnadelpunktion, läßt sich aber sinngemäß auf andere perkutane Punktionen übertragen.

Vorbereitung: Globale Gerinnungstests sind vor allen Punktionen im Bauch- oder Thoraxraum sinnvoll. Bei Punktionen der Schilddrüse genügt im allgemeinen eine Gerinnungsanamnese.
Im Hinblick auf einen möglichen Zwischenfall mit nachfolgender Operationsindikation soll der Patient nüchtern sein (6stündiges Fasten).
Aufklärung über Sinn und Risiko sind erforderlich.

Lagerung: Entsprechend dem günstigsten Punktionsweg und stabil!

Instrumente

Biopsieschallköpfe: Die zunehmende Verbreitung der ultraschallgezielten (Feinnadel-)Punktion hat zur Entwicklung spezieller Punktionsschallköpfe geführt. Zwei verschiedene technische Lösungen werden angeboten.
1) Das Anbringen einer seitlichen Nadelführung an einem handelsüblichen Schallkopf (Abb. 2.12c): Mittels dieser Führung wird die Nadel von der Seite in das Schallfeld und damit in die Sichtkontrolle geführt. Der Punktionsweg entspricht also nicht dem Schallweg. Diese Methode ist besonders für Sektorscanner geeignet. Sie hat den Vorteil des geringeren technischen Aufwandes und der geringeren Kosten.
2) Perforierte Schallköpfe (Abb. 2.12d): Diese Methode ist besonders für Linearschallköpfe geeignet. Die Nadel wird durch einen Einsatz in der zentralen Bohrung geführt. Der Punktionsweg entspricht dem Schallweg. Die Darstellung der tangential getroffenen Punktionsnadeln im Ultraschallbild ist aber problematisch.
Der zusätzliche Aufwand eines „echten" Biopsieschallkopfs ist nicht unbeträchtlich.

Punktionsnadeln: Zur sog. Feinnadelpunktion dürfen nur Nadeln mit einem Außendurchmesser bis zu 1 mm verwendet werden. Geeignet sind vor allem Nadeln mit einem Außendurchmesser von 0,6 bis 0,8 mm. Dabei können durchaus die preiswerten Einmal-Lumbalpunktionsnadeln, die von verschiedenen Firmen angeboten werden, eingesetzt werden.
Eine Alternative stellen die speziell für die ultraschallgezielte Punktion entwickelten Nadeln dar. Bei der Konstruktion dieser Nadeln wurde auf eine bessere Sichtbarkeit im Ultraschallbild geachtet. Dies wurde zunächst durch eine Bearbeitung der Nadeloberfläche erreicht, die jedoch zu einer stär-

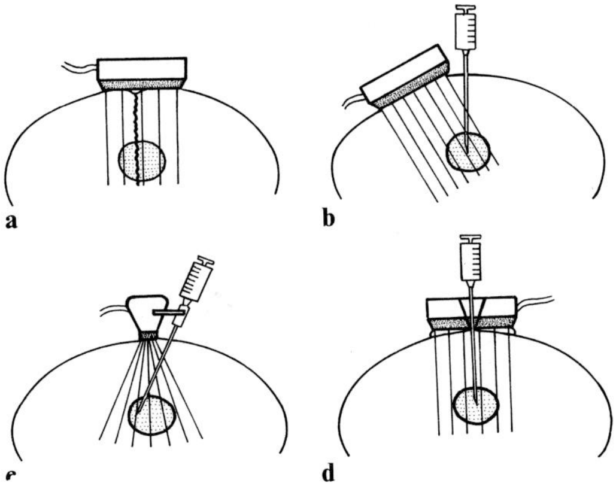

Abb. 2.12 a–d. Ultraschallgezielte Punktion. **a, b** Freihandpunktion; **c, d** Biopsieschallköpfe

keren Traumatisierung des Gewebes führt. Daher wird heute vor allem auf die Formung der Nadelspitze Wert gelegt, die eine klare Darstellung des Nadelspitzenreflexes im Ultraschallbild erzeugt.

Eine spezielle Entwicklung ist die Schneidbiopsiekanüle nach *Otto*, die durch ihre besondere Form bei einem Außendurchmesser von 0,8 bzw. 0,95 mm die histologische Gewebeentnahme ermöglicht (Angiomed).

Als neuester Fortschritt ist schließlich eine spezielle Aspirationsnadel anzusehen, die einen so fein eingepaßten Trokar hat, daß allein sein Zurückziehen einen erheblichen Unterdruck erzeugt, so daß das Aufsetzen einer Spritze überflüssig geworden ist (Angiomed).

Empfehlenswert ist schließlich als Punktionshilfe die Spritzenhalterung nach *Franzén*, die eine einhändige Aspiration mittels eingesetzter Spritze ermöglicht. Spezielle angepaßte Spritzen sind hier übrigens nicht erforderlich!

Punktion mit Hilfe von Biopsieschallköpfen: Bei der Verwendung von Biopsieschallköpfen erfolgt zunächst eine orientierende Voruntersuchung zur groben Festlegung des Einstichpunkts auf der Haut unter Berücksichtigung des vorgesehenen Punktionsweges. Anschließend Desinfektion der Haut. Da eine Desinfektion der Haut erst gewährleistet ist, wenn das aufgesprühte Desinfektionsmittel eingetrocknet ist, muß vor dem Aufsetzen des Biopsietransducers eine zweite Schicht aufgesprüht werden, soll das Desinfektionsmittel als Kopplungsmittel dienen. Bei längeren Punktionsvorgängen muß dagegen ein nichteintrocknendes steriles Gel angewandt werden. (Dieses kann selbst portionsweise hergestellt oder im Handel bezogen werden. Brauchbar sind auch sterile Kathetergleitmittel.)

Bei aufgesetztem Punktionsschallkopf wird nun der Nadelweg und damit die endgültige Position des Schallkopfs festgelegt. Die Nadel wird in der Nadelführung zunächst in die Haut eingestochen und dann in der günstigsten Atemphase bei Atemstillstand unter ständiger Beobachtung in das Punktionsziel vorgeschoben. Das weitere Vorgehen entspricht dem Vorgehen der Freihandpunktion.

Bei Verwendung eines Schallkopfs mit seitlich angebrachter Nadelführung entspricht der Punktionsweg nicht dem Schallweg. Zu achten ist besonders darauf, daß in dem nicht dargestellten ersten Abschnitt des Punktionsweges nicht unüberwindbare Hindernisse (z. B. Rippen) oder leicht verletzliche Strukturen (z. B. Gefäße) gelegen sind! Vorteile der Punktionsschallköpfe sind die exaktere Nadelführung und größere Zielsicherheit. Nachteile sind, abgesehen von den höheren Kosten der Anschaffung, die etwas umständlichere Punktionsprozedur und das Erfordernis längerer Nadeln, da der „Punktionsweg" durch die Nadelführung zur Gesamtlänge addiert werden muß.

Freihandpunktion: Bei der sog. Freihandpunktion wird zunächst mittels Ultraschalluntersuchung das Punktionsziel dargestellt, der günstigste Punktionsweg ausgewählt und dann die Einstichstelle an der Haut in 2 Ebenen markiert. Der Punktionsweg entspricht dem Schallweg bei der Festlegung des Ziels (Abb. 2.12 a, b). Zur Markierung kann daher ein Holzstäbchen zwischen Schallkopf und Haut gelegt werden, das ei-

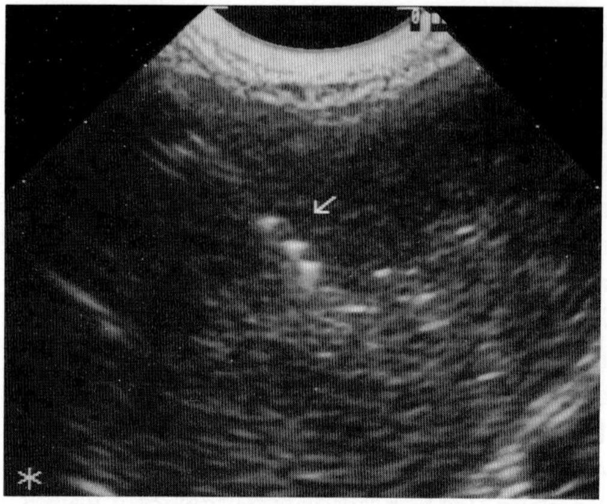

Abb. 2.13. Feinnadelpunktion eines Tumors in der Leber. Die Lage der Nadel (↓) wird mit Hilfe des seitlich versetzten Schallkopfs überprüft

nen Schallschatten durch das Punktionsziel wirft. Die Tiefe, in die die Nadel vorgeschoben werden muß, kann mit einem Pflasterstreifen oder einem Reiter auf der Nadel markiert werden. Anschließend wird die Haut desinfiziert und die Nadel in die Haut eingestochen.
Bei der Feinnadelpunktion ist in der Regel eine Hautanästhesie nicht erforderlich. Bei Mehrfachpunktionen und bei perkutanen Punktionstechniken mit dickeren Nadeln ist eine vorherige Anästhesie sinnvoll.
Bei Atemstillstand in der günstigsten Atemphase (die während der vorbereitenden Untersuchung festgelegt wurde) wird nun die Nadel in das Punktionsziel geführt. Das Vorschieben der Nadel kann durch einen seitlich der Einstichstelle aufgesetzten Schallkopf verfolgt und die korrekte Lage der Nadelspitze im Punktionsziel kontrolliert sowie dokumentiert werden (Abb. 2.13).
Nach Erreichen des Punktionsziels wird mit Hilfe des Unterdrucks in der aufgesetzten Spritze aspiriert. Hierzu hat sich die Spritzenhalterung nach Franzén sehr bewährt. Bei der Punktion solider Prozesse wird eine fächerförmige oder stichelnde Bewegung mit der Nadel durchgeführt. Der Aspirationsvorgang ist beendet, wenn Blut in der Spritze gerade erkennbar wird. Nach Dekompression wird die Nadel zurückgezogen.
Als Vorteile der Freihandpunktion sind anzusehen:

- keine zusätzlichen Kosten durch Anschaffung eines Biopsietransducers,
- Schallkopf muß nicht sterilisiert werden,
- es können relativ kurze Nadeln verwendet werden.

Als Nachteil gilt die geringere Treffsicherheit.

Materialverarbeitung: Nach Zurückziehen des Punktionsbestecks wird das in der Nadel enthaltene aspirierte Material auf Objektträger gespritzt und vorsichtig ausgestrichen. In Absprache mit dem begutachtenden Zytologen werden die Objektträger luftgetrocknet oder mittels Spray fixiert. Kleine Gewebebröckchen können auch zur histologischen Untersuchung in Formalin eingebettet werden.
Insbesondere erfahrene skandinavische Autoren empfehlen die Anwesenheit des Zytopathologen bei der Punktion. Das aspirierte Material kann dann sofort auf Auswertbarkeit überprüft werden. Im negativen Fall kann die Punktion ohne Zeitverzögerung wiederholt werden.

Möglichkeiten einer Fehlpunktion: Die Technik der ultraschallgezielten Punktion geht davon aus, daß sich der Ultraschall im menschlichen Körper geradlinig und mit konstanter Geschwindigkeit fortbewegt. Tatsächlich muß aber mit Schwankungen der Schallausbreitungsgeschwindigkeit um 10% gerechnet werden, was im ungünstigsten Fall bei einer Punktionstiefe von 10 cm schon zu einer Unsicherheit von 1 cm führen kann.
In gleicher Weise muß auch mit Abweichungen von der geraden Fortpflanzungsrichtung des Ultraschalls – besonders bei Durchdringen keilförmiger Gebilde – gerechnet werden. Dementsprechend könnte der Nadelweg vom Ultraschallweg in einem

spitzen Winkel abweichen. Diese aufgrund theoretischer Überlegung und experimenteller Untersuchungen möglichen systematischen Fehler dürften in der Praxis keine Rolle spielen.
Praktisch ist aber auch ein Abweichen der dünnen biegsamen Nadeln aus der geraden Punktionsrichtung denkbar. Schließlich muß bedacht werden, daß das Aufsetzen eines Ultraschalltransducers zu einer Kompression des Gewebes führt, so daß die Punktionstiefe im Ultraschallbild kürzer gemessen wird als beim eigentlichen Punktionsvorgang. Beide Ursachen könnten bei der sog. Freihandpunktion ohne Kontrolle der Lage der Nadelspitze im Punktionsziel mit seitlich versetztem Transducer zu Fehlpunktionen führen, die jedoch durch permanente Sichtkontrolle zu vermeiden sind.
Fehler oder Unsicherheiten bei der Festlegung des Punktionsziels können ebenfalls Fehlpunktionen verursachen. So ist ein falsch-negatives Resultat zu erwarten, wenn bei der Punktion nicht ein maligner Tumor selbst, sondern seine durch Entzündungsvorgänge ebenfalls echoarm erscheinende Umgebung getroffen wird.
Häufigste Ursache von Fehlpunktionen ist, daß das aspirierte Material für eine sichere Begutachtung nicht ausreicht. Dies ist denkbar bei zu großer Blutbeimischung oder bei Punktion nekrotischer Anteile eines Tumors.
Insgesamt werden selbst von erfahrenen Autoren immerhin 5–10% falsch-negative Resultate berichtet.

Diagnostischer Stellenwert

Die ultraschallgezielte Feinnadelpunktion hat sich als sinnvolle Ergänzung der Ultraschalluntersuchung bewährt. Mit zunehmender Erfahrung der begutachtenden Zytopathologen ist es nicht nur möglich, zwischen benignen und malignen Veränderungen in parenchymatösen Organen zu unterscheiden, sondern darüber hinaus bei Malignität auch Hinweise auf die Art und womöglich den Ursprung des Tumors zu geben. Im Vergleich zur diagnostischen Aussage erscheinen Aufwand und Risiko gering.
Nicht abschließend ist zum jetzigen Zeitpunkt zu entscheiden, ob der Einsatz von speziellen Feinnadeln, die eine Biopsie trotz geringem Nadeldurchmesser ermöglichen, noch bessere Resultate ermöglicht, als die inzwischen weit verbreitete Punktionszytologie.
Insgesamt ist festzuhalten, daß die Ultraschallkontrolle nach dem Prinzip der hier beschriebenen Feinnadelpunktion alle perkutanen Punktionen sicherer machen kann.
Relative Hindernisse und Kontraindikationen für die perkutanen Punktionstechniken können zu einem großen Teil durch die Ultraschallkontrolle überwunden werden. So empfiehlt sich in schwierigen Einzelfällen die Durchführung auch klassischer perkutaner Punktionen unter Ultraschallkontrolle:

- Lymphknotenpunktionen bei unsicherem Tastbefund,
- Pleurapunktion bei unsicherem röntgenologischem und klinischem Befund, z. B. abgekapselter Erguß, hängender Erguß, subpulmonaler Erguß,
- Menghini-Punktion der Leber (zuverlässige Lokalisation bei Skelettdeformierung, sehr adipösen oder auch sehr schlanken Patienten),
- perkutane transhepatische Cholangiographie,
- Nierenbiopsie und antegrade Nephrostomie,
- Ascitespunktion bei atypischen Befunden, insbesondere Tumorpatienten,
- diagnostische und therapeutische Punktion von Abszessen,
- palliative therapeutische Punktionen von Zysten und Zystadenomen.

Teil II: Spezielle Diagnostik

3 Hals

3.1 Schilddrüse

Indikation

Praktisch alle Schilddrüsenerkrankungen, insbesondere

- Größenbestimmung,
- Differenzierung Zyste – solider Knoten (Tastbefund, szintigraphischer Befund),
- Nachweis supprimierten Schilddrüsengewebes bei toxischem Adenom,
- gezielte Punktion,
- Verlaufskontrolle bei Thyreoiditis, M. Basedow, konservativer Therapie der Struma.

Untersuchungstechnik

Vorbereitung: Keine erforderlich.

Lagerung: Überstreckter Hals (Abb. 3.1).

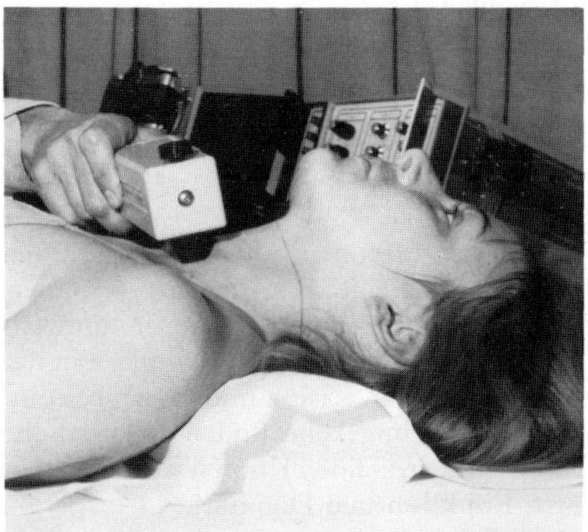

Abb. 3.1. Applikation bei Untersuchung der Schilddrüse

Untersuchungsgang: In Abhängigkeit von der Form des Applikators Untersuchung vor allem in Querschnitten mit dem Luftreflex in der Trachea als Orientierungspunkt. Ergänzende Untersuchung im Längsschnitt zu beiden Seiten der Trachea.
Verwendet werden sollte eine möglichst hohe Frequenz (mindestens 5 MHz) und ein in den nahen Bereich fokussierter Transducer.
Zur besseren Ankopplung eines starren geraden Transducers an den abgerundeten Hals ist eine Wasservorlaufstrecke in Form eines wassergefüllten Sackes oder eines geeigneten Kunststoffblocks empfehlenswert. Letztere werden von den meisten „Ultraschall" Firmen angeboten oder sind von der Fa. Sonogel zu beziehen. Neben dem Preis ist auch die deutliche Schallschwächung dieser Vorlaufstrecken nachteilig. Auch darf der Kunststoffblock weder zu klein noch zu hart sein, soweit er nicht direkt für den verwendeten Transducer adaptiert ist.

Meßpunkte: Ausmessen der jeweils größten Länge, Breite und Dicke eines Schilddrüsenlappens zur Errechnung des Volumens nach der Formel (Rotationsellipsoid)

$$V = \frac{\pi}{6} a \cdot b \cdot c$$

Das Gesamtvolumen wird aus der Addition beider Lappen unter Vernachlässigung des Isthmus bestimmt. Eine noch genauere Übereinstimmung wird nach *Brunn*[1] unter Verwendung eines Korrekturfaktors nach der Formel

$$V = 0{,}479 \cdot a \cdot b \cdot c$$

erreicht.

[1] J. Brunn, U. Block, G. Ruf, I. Bos, W. P. Kunze und P. C. Scriba: Volumetrie der Schilddrüsenlappen mittels Real-time-Sonographie. Dtsch. med. Wschr. 106 (1981), Seite 1338–1340.

Dokumentation: Ein Querschnittsbild.

Untersuchungshindernisse: Die Ankopplung ist bei vielen Geräten infolge des geraden, starren Transducers am Hals schwierig und meist nur in einer Ebene möglich. Abhilfe: Wasservorlaufstrecke.
Weiterhin sind für den abdominellen Bereich ausgelegte Geräte mit entsprechender Fokussierung in die Tiefe und – bei Kontaktscannern – fehlender Darstellung der ersten 10 mm nur bedingt geeignet. Der retrosternale Bereich ist nur bedingt (mit Sektorscannern) einsehbar.

Untersuchung der Schilddrüse

Größe (normal: sagittal < 2 cm)
Echodichte (Vergleich zur Muskulatur!)
Degenerative Veränderungen:
Kalk, Zysten
(***Cave:*** zystischer Anteil eines Knotens)
Knoten
- echodicht – echoarm
- mit oder ohne Halo
- mit oder ohne zystische Anteile

Tumoren in der Umgebung (Lymphknoten, Nebenschilddrüse, Halszysten)
Trachea: Verlagerung
Gefäße: Verlagerung, Thrombose

Normalbefund

Symmetrisch angelegte Schilddrüsenlappen mit einer Ausdehnung von etwa 5–8 × 2–3 × mal 1,5 cm (WHO: ein Lappen entspricht maximal der Größe des Daumenendglieds!) zu beiden Seiten der als Orientierungspunkt (heller Luftreflex mit Schallschatten) dienenden Trachea, wenige Millimeter starker Isthmus, gleichmäßige dichte Struktur (Abb. 3.2).

Pathologische Befunde (Abb. 3.3–3.9)

Vergrößerungen der gesamten Schilddrüse, asymmetrisch eines Schilddrüsenabschnitts oder auch im Sinne eines Rezidivs nach Strumektomie sind, abgesehen von den retrosternalen Anteilen, sonographisch leicht und unabhängig von der Funktion feststellbar. Die gleichmäßige dichte Struktur spricht für *Struma diffusa*. Die ungleichmäßige Struktur mit Knotenbildung findet sich bei *Struma nodosa* (Abb. 3.3 und 3.4). Als degenerative Veränderungen können gelten:

- ungleichmäßige Struktur,
- kleine zystische Hohlräume,
- intensive Einzelechos, die Verkalkungen entsprechen (Abb. 3.3. b).

Eine diffuse echoarme Struktur wird sowohl bei der diffusen Hyperthyreose (M. Basedow) (Abb. 3.5) als auch bei der Thyreoiditis gesehen. Am ausgeprägtesten ist der Befund bei einer Hashimoto-Struma (Abb. 3.6). Eine Zunahme der Echodichte unter Therapie ist als Befundbesserung, eine erneute Auflockerung als Rezidiv zu bewerten.
Umschriebene *Läsionen* der Schilddrüse (Knoten) sind in ihrem Echomuster im Verhältnis zum umgebenden normalen Schilddrüsengewebe:

- dichter mit oder ohne Halo (echoarmer Saum),
- gleich dicht mit Halo,
- echoarm,
- echofrei (zystisch).

Echofreie Läsionen entsprechen Zysten (Abb. 3.7). Feine Binnenechos (= Übergang zur echoarmen Läsion), unregelmäßige Grenzen und Echokomplexe in der sonst echofreien Läsion finden sich bei Einblutungen. Umgekehrt finden sich zystische Abschnitte in soliden Knoten verschiedener Art, Funktion und Dignität!
Echodichte Knoten mit oder ohne Halo entsprechen überwiegend adenomatösen Knoten (makrofollikuläre Knoten) (Abb.

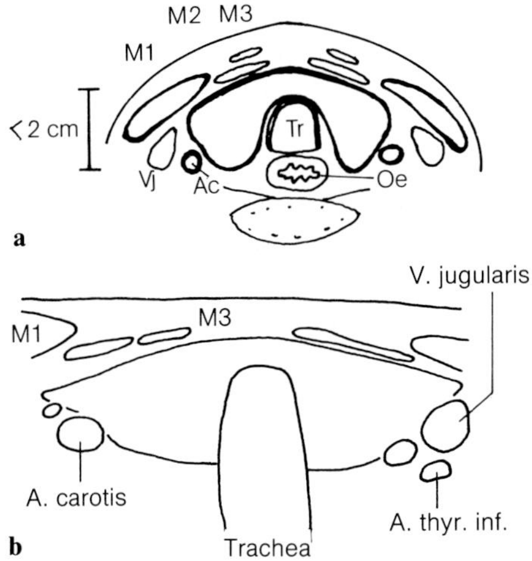

Abb. 3.2. a Topographie der Schilddrüse. (*M 1* M. sternocleidomastoideus, *M 2* M. sternothyreoideus, *M 3* M. sternohyoideus, *Tr* Trachea, *Vj* V. jugularis, *Ac* A. carotis communis, *Oe* Ösophagus). **b** Regelrechte Schilddrüse, entsprechend **a** (7,5 MHz, zusammengesetzt)

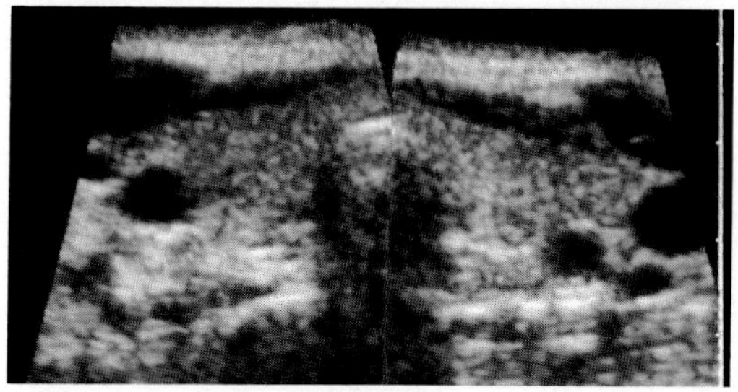

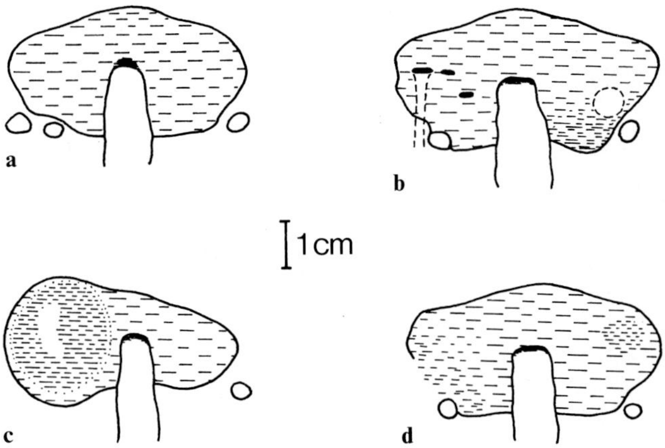

Abb. 3.3 a–d. Schematische Darstellung der Schilddrüsenpathologie. **a** Struma parenchymatosa. **b** Beginnende Strukturunregelmäßigkeiten, Verkalkungen mit und ohne Schallschatten, kleine Zyste (Übergang in Struma nodosa bei Jodmangelstruma). **c** Asymmetrische Struma nodosa bei großem Knoten mit angedeutetem Halo, dichter Struktur und zystischer Erweichung rechts. **d** Struma nodosa: echoarmer Bezirk rechts lateral mit unscharfer Kontur (DD lokale Entzündung oder maligner Tumor) sowie echodichtem Knoten ohne Halo links

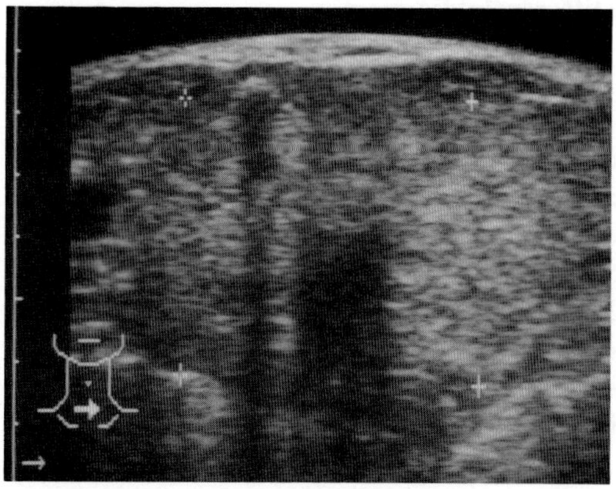

Abb. 3.4. Struma mit inhomogener Echostruktur, links deutet sich ein echodichter Knoten an, rechts Verkalkung = Übergang in eine Struma nodosa, typische Entwicklung bei Jodmangel

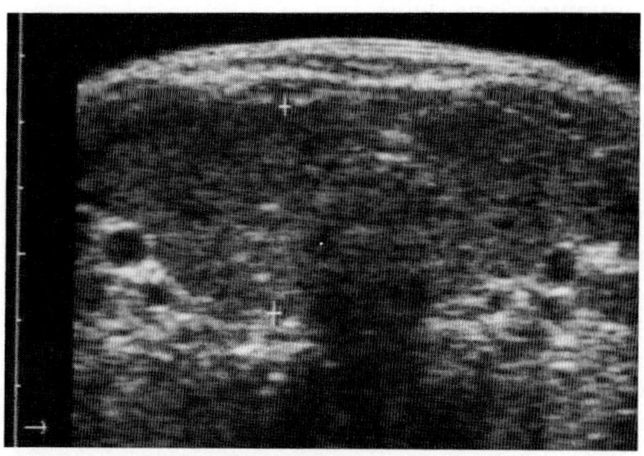

Abb. 3.5. Basedow-Struma. Zu beachten ist vor allem die Auflockerung der Echostruktur im Vergleich zur nicht mehr abgrenzbaren Halsmuskulatur, daneben eine mäßige Vergrößerung

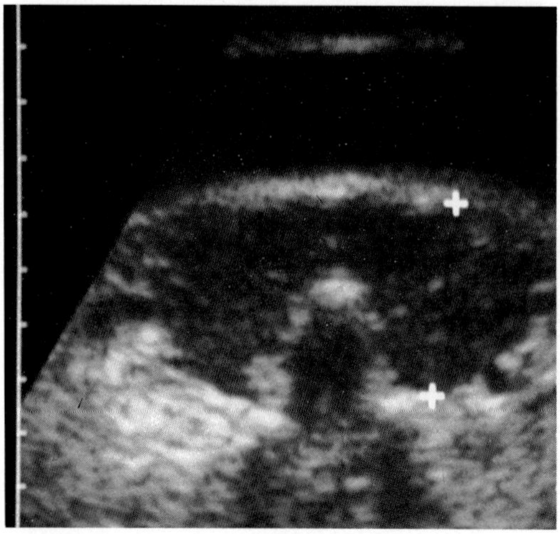

Abb. 3.6. Hashimoto-Struma. Sehr echoarme Struktur, noch ausgeprägter als bei M. Basedow (sog. Sonnenbrillen-Phänomen)

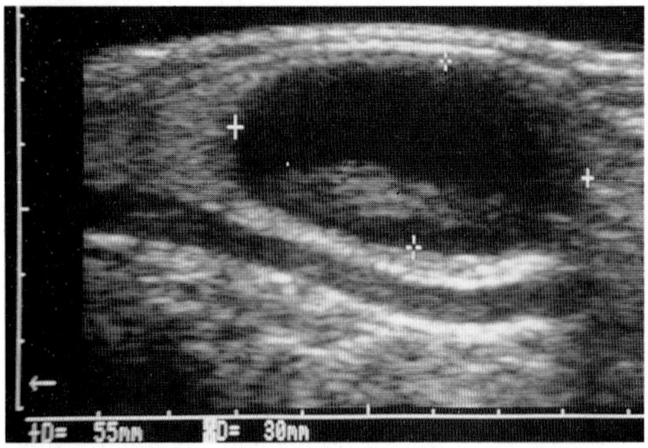

Abb. 3.7. Große Schilddrüsenzyste. Die Bildpunkte in der Zyste sind Artefakte. Zugleich Beispiel einer Schilddrüsenuntersuchung im Längsschnitt (hinter dem Schilddrüsenlappen ist die rechte A. carotis communis dargestellt)

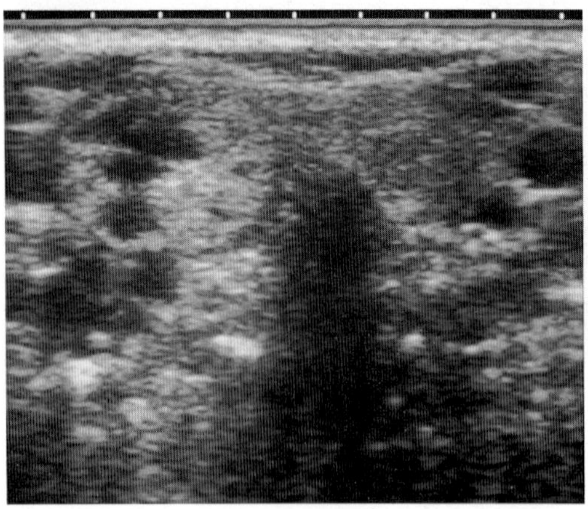

Abb. 3.8. Echodichter Knoten mit Halo und „zystischer" Erweichung: typisches Bild eines adenomatösen Knotens

3.8). Sie sind also der typische Befund einer Struma (multi-) nodosa, die sich aus einer Struma diffusa bei Jodmangel entwickelt. Auch toxische Adenome weisen zum (kleineren) Teil eine echodichte Struktur auf, so daß vom Ultraschallbefund ein Rückschluß auf die Funktion nicht möglich ist.

Cave: Seltener haben auch maligne Schilddrüsentumoren ein dichtes Echomuster!

Echoarme Knoten entsprechen echten (mikrofollikulären) Adenomen, autonomen Adenomen, malignen Tumoren und umschriebenen Entzündungen (Abb. 3.9). Wiederum ist eine Aussage zur Funktion und vor allem zur Dignität nicht möglich! Als verdächtig auf malignen Prozeß gelten folgende Ultraschallbefunde:

- einzelner echoarmer Knoten,
- unscharfe Begrenzung,
- Infiltration der Umgebung,
- schnelle Größenzunahme,
- vergrößerte Lymphknoten.

Das Fehlen dieser Symptome schließt einen malignen Tumor keinesfalls aus, ebensowenig die echodichte Struktur, echofreie Abschnitte oder Verkalkungen.

Differentialdiagnostik

Lymphknotentumoren und andersartige Raumforderungen, z. B. auch Hämatome, in der Nachbarschaft der Schilddrüse sind aufgrund ihrer echoärmeren Struktur von der unauffälligen und evtl. verdrängten Schilddrüse meist klar abzugrenzen. Differenzierung der Schilddrüsenknoten s. oben. Bei echoarmen Läsionen an der Dorsalseite der Schilddrüse ist auch an das Nebenschilddrüsenadenom zu denken.

Möglichkeiten einer Fehlinterpretation

Die sonographische Differentialdiagnostik raumfordernder Prozesse ist begrenzt durch die Unmöglichkeit, zwischen malignen und benignen Veränderungen zu unterscheiden. Die Fehldeutung mancher Zysten mit Binnenreflexen infolge Einblutung als solide Läsion ist kaum zu vermeiden (Punktion!). Die Fehldeutung eines an der Schilddrüse verlaufenden Gefäßes als zystische Raumforderung ist, da vielfach nur eine Untersuchung in der Querschnittsebene möglich ist, prinzipiell denkbar. Sie läßt sich aber bei Beachtung der Gefäßpulsation (Karotis) bzw. der Kaliberschwankungen (große Venen) speziell bei Verwendung von Realtime-Geräten vermeiden.
Vor der Verwechslung der seitlich verlaufenden Muskeln mit einer echoarmen Läsion schützen anatomische Kenntnisse und deren symmetrische Anordnung (Abb. 3.2).

Diagnostischer Stellenwert

Fehlende Strahlenbelastung oder Jodkontamination und die unkomplizierte, häufige Anwendungsmöglichkeit haben die Ultraschalluntersuchung zu einer wichtigen bildgebenden Methode in der Schilddrüsendiagnostik gemacht. Folgerichtig wird sie vor der Szintigraphie eingesetzt (zur Größenbestimmung, bei auffälligem Tastbefund, bei Jodkontamination, zur Untersuchung in der Schwangerschaft, zur Verlaufskontrolle). In Ergänzung zur Szinti graphie dient sie vor allem der Differenzierung des kalten Bezirks in zystische und solide Läsionen; Aussagen über die Schilddrüsenfunktion und die Differentialdiagnose maligner Tumoren sind mit ihrer Hilfe jedoch nicht möglich. Das Auflösungsvermögen des Ultraschalls ist heute besser als das der Szintigraphie, was das Zusammenspiel beider Methoden manchmal erschwert.

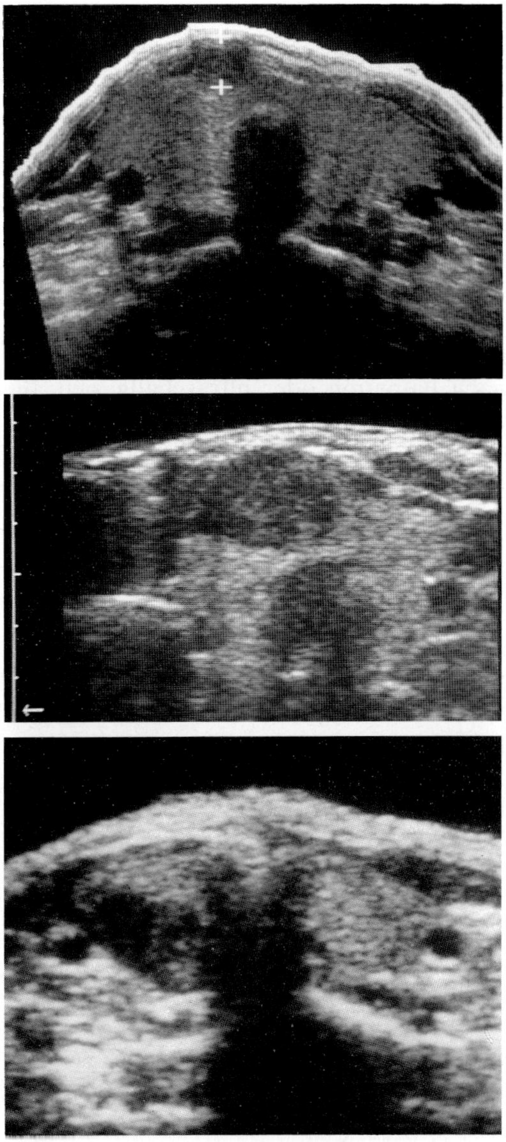

a

b

c

Abb. 3.9 a–c. Differentialdiagnostik echoarmer Knoten. **a** Kleines mikrofollikuläres Adenom (zugleich Beispiel einer Untersuchung mittels von Hand geführter Sonde, Compound-Scan-Technik). **b** Karzinom. **c** Umschriebene Entzündung DeQuervain

Alternative und ergänzende Methoden

In vielen Fragen werden Ultraschalluntersuchung und Szintigraphie ergänzend eingesetzt. Die Priorität der einen oder anderen Methode ist vielfach noch Auffassungssache. Die Szintigraphie ist jedenfalls dann indiziert, wenn eine Funktionsbeurteilung differentialdiagnostisch wesentlich ist.
Als geeignete weiterführende Methode ist insbesondere zur Differenzierung umschriebener Knoten die Feinnadelpunktion nach Palpation oder ultraschallgezielt anzusehen. Sie dient besonders dem zytologischen Nachweis maligner Tumoren, aber auch von Thyreoiditiden.

3.2 Nebenschilddrüsen

Indikation

Klinischer und vor allem laborchemischer Verdacht auf Hyperparathyreoidismus.

Vorbereitung: Keine erforderlich.

Lagerung: Überstreckter Hals wie bei der Schilddrüsenuntersuchung.

Untersuchungsgang: Ähnlich wie bei der Schilddrüse, nicht unbedingt unter Anwendung einer Wasservorlaufstrecke. Sorgfältige Untersuchung der hinter der Schilddrüse gelegenen Region mit der Dorsalfläche der Schilddrüse als Landmarke. Verwendet werden muß ein Transducer mit geeigneter Fokussierung und einer Frequenz von mindestens 5 MHz.

Normalbefund

Nebenschilddrüsen nicht nachweisbar.

Pathologischer Befund

Echoarmer, häufig ovaler langgestreckter Knoten an der Dorsalfläche der Schilddrüse.

Differentialdiagnostik

Ein Nebenschilddrüsenadenom ist aufgrund seiner Struktur und Lage nicht von einem dorsal gelegenen echoarmen Schilddrüsenadenom zu unterscheiden (Abb. 3.10). Da die Methode jedoch bei laborchemisch bereits nachgewiesenem Hyperparathyreoidismus eingesetzt wird, kommt dem Nachweis eines echoarmen Knotens ein erheblicher Stellenwert in der präoperativen Lokalisationsdiagnostik zu.

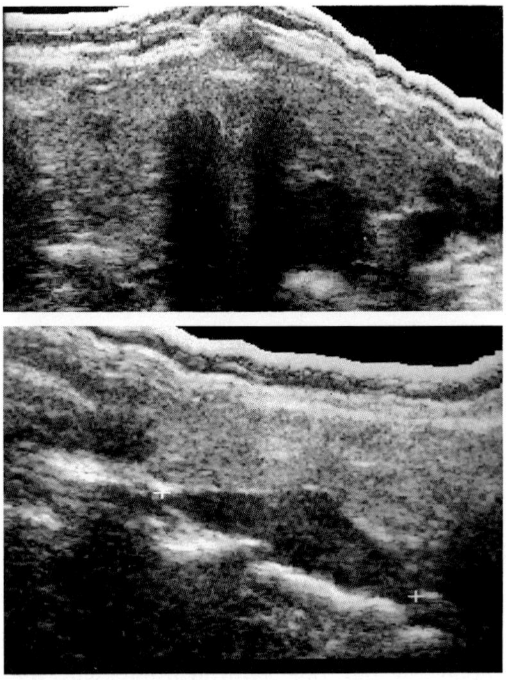

a

b

Abb. 3.10. Nebenschilddrüsenadenom hinter dem linken Schilddrüsenlappen im Quer- (**a**) und Längsschnitt (**b**). 7,5 MHz, Compoundscan

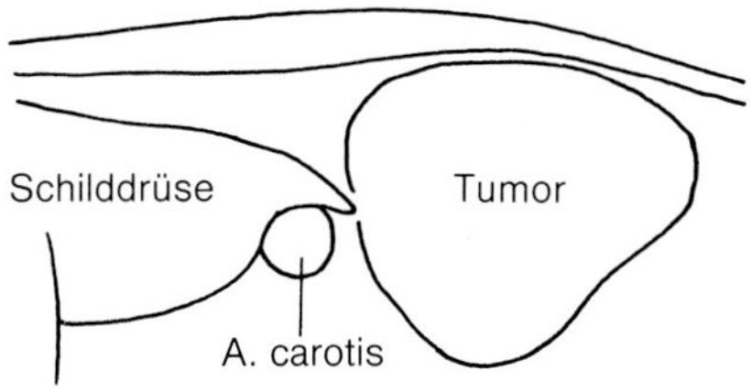

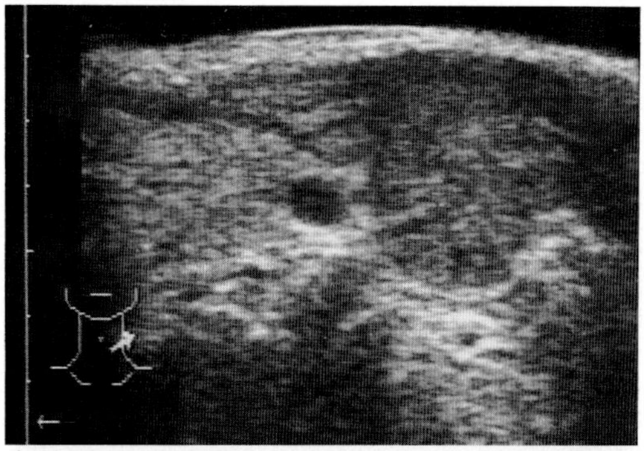

Abb. 3.11. Hypopharynxkarzinom, links der Schilddrüse nach vorn gewachsen und von der Schilddrüse klar zu trennen

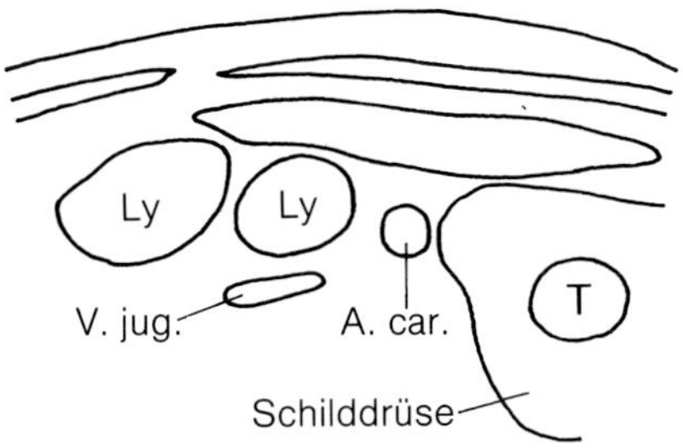

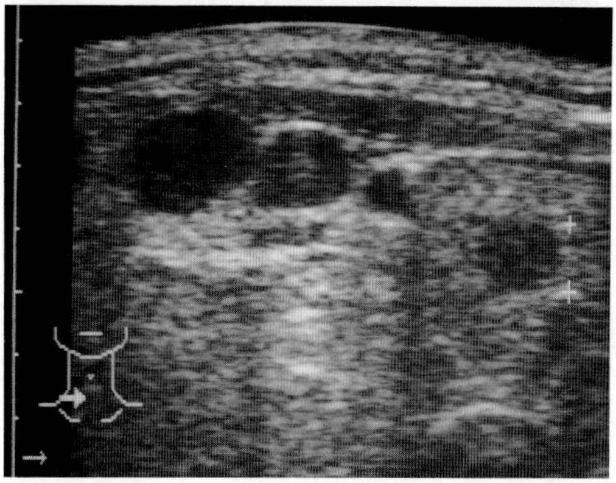

Abb. 3.12. Metastastische Lymphknoten seitlich der Schilddrüse, sowie Metastase im rechten Schilddrüsenlappen

3.3 Weitere Indikationen für eine Ultraschalldiagnostik im Halsbereich

Jede unklare tastbare Resistenz zum Nachweis oder Ausschluß von

- Lymphknotentumoren,
- Vergrößerungen der Speicheldrüsen,
- Halszysten,
- Hämatome,
- Abszesse.

Die Differenzierung der beschriebenen Läsionen erfolgt nach den üblichen Unterscheidungsmerkmalen:

- Halszysten sind, wenn nicht infiziert, echofrei.
- Lymphknotentumoren und andere maligne Prozesse sind vorwiegend echoarm.
- Hämatome und andere benigne Veränderungen können relativ echodicht sein.

In vielen Fällen ist die Feinnadelpunktion die geeignete ergänzende Methode bei diesen eher seltenen Fragestellungen (Abb. 3.11–3.14).

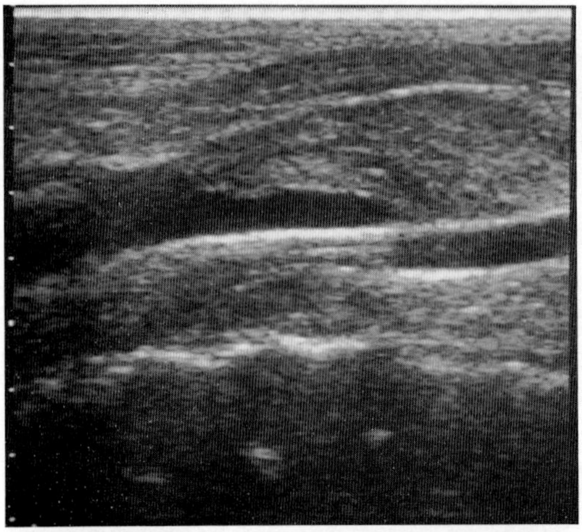

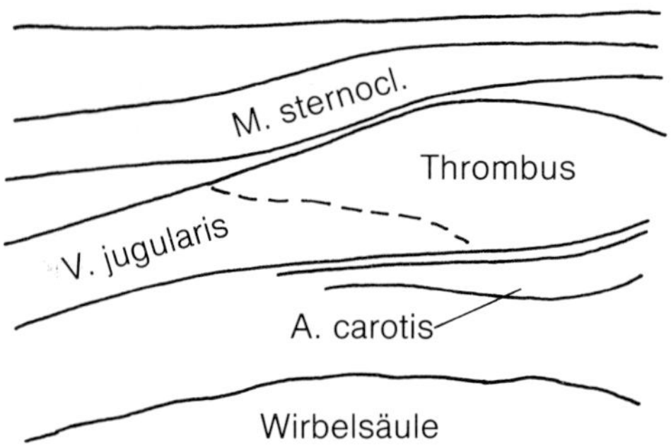

Abb. 3.13. Thrombose der V. jugularis interna rechts. Zu beachten ist die Aufweitung des Gefäßes. Dahinter A. carotis, davor M. sternocleidomastoideus

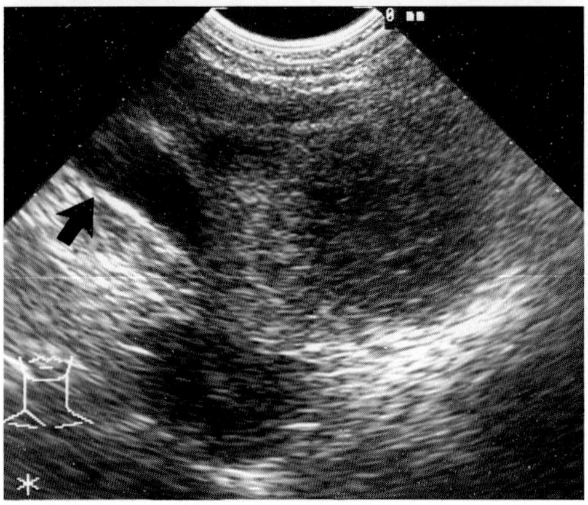

Abb. 3.14. Abszeß im rechten seitlichen Halsdreieck (→ V. subclavia)

4 Thorax

Indikationen

Differenzierung röntgenologisch gefundener Verschattungen in der Thoraxwand oder an der Lungenoberfläche:

- Brustwand: Hämatom, Tumor,
- Pleura: Erguß, Schwarte, Tumor, Empyem (einschließlich gezielte Punktion),
- Lungenmantel: Tumoren und Zysten, die nicht von lufthaltigem Lungengewebe verdeckt sind, Atelektase,
- vorderes Mediastinum: Tumoren,
- (Herz: Perikarderguß als Notfallindikation.)

Untersuchungstechnik

Vorbereitung: Nicht erforderlich.

Lagerung: Je nach Fragestellung und Lokalisation Untersuchung des liegenden (Rücken-, Bauch-, Seitenlage!) oder sitzenden Patienten.

Untersuchungsgang: Untersuchung zunächst im Längsschnitt mit Beziehung zum Zwerchfell bzw. den darunter liegenden parenchymatösen Organen wie Leber und Nieren. Ergänzend Quer oder Interkostalschnitt.
Atemverschieblichkeit und Herzpulsation beachten! Wichtig ist oft der Vergleich zur gesunden Seite. Eine Wasservorlaufstrecke ist oft hilfreich.
Untersuchung des vorderen Mediastinums parasternal zwischen den Rippen, sowie mit Sektorscannern auch vom Jugulum aus mit dem Aortenbogen als Landmarke. Orientierende Untersuchung des Herzens zum Nachweis eines Perikardergusses vom Epigastrium mit Sektorscanner (subcostaler Vierkammerblick). Ähnlich können Pleuraergüsse und unmittelbar kranial des Zwerchfells gelegene Prozesse oft am einfachsten subkostal durch Leber oder Milz mit nach kranial gerichtetem Schallstrahl erfaßt werden.

Meßpunkte: Eventuell Lagebeziehung zu Zwerchfell und Mediastinum. Höhe eines Pleuraergusses in Beziehung zu den Zwischenrippenräumen.

Dokumentation: Pathologische Befunde mit Beziehung zu einer anatomisch gut definierten Struktur.

Untersuchungshindernisse: Prozesse im Lungenmantel sind nicht darstellbar, wenn darüber noch lufthaltiges Lungenparenchym vorhanden ist. Die Rippen stören in Abhängigkeit vom verwendeten Gerätesystem mehr oder weniger.

Normalbefund

Nur mit hochauflösenden Geräten sind die Schichten der Brustwand – Haut, Unterhaut, Brust- bzw. Rückenmuskulatur, Interkostalmuskeln – voneinander abzugrenzen. Die knöchernen Rippen verursachen einen meist wenig auffallenden Reflex, aber einen kompletten Schallschatten, während die knorpeligen Anteile als echoarme, im Querschnitt ovale Gebilde mit oft nur inkomplettem Schallschatten zu erkennen sind. Dahinter grenzt ein helles Echoband das lufthaltige Lungengewebe ab.
Links, weniger rechts des Sternums sind je nach individuellen anatomischen Gegebenheiten mehr oder weniger gut Abschnitte des Herzens darzustellen. Von suprasternal

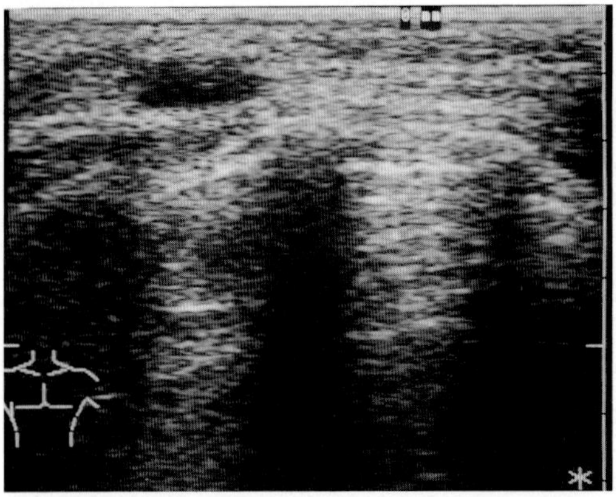

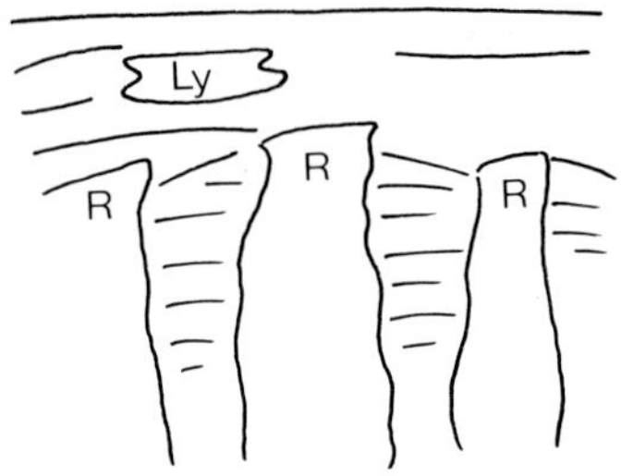

Abb. 4.1. Lymphom (*Ly*) in der Thoraxwand. Der echoarme Knoten liegt eindeutig vor den Rippen (*R*). Zu beachten sind die Mehrfachechos, die an der Grenze des lufthaltigen Lungengewebes entstehen und zwischen den Schallschatten der (knöchernen) Rippen dargestellt sind

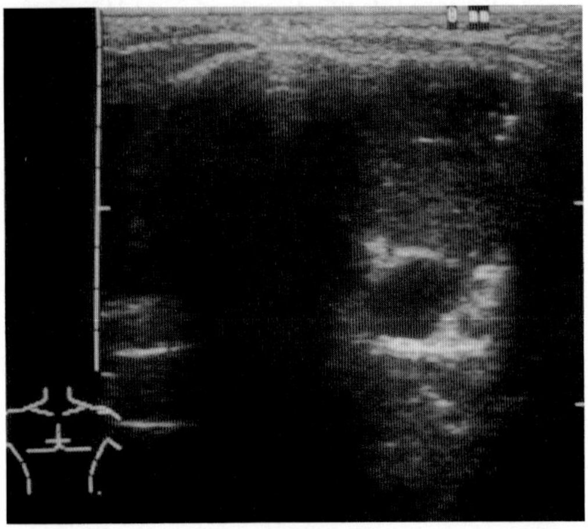

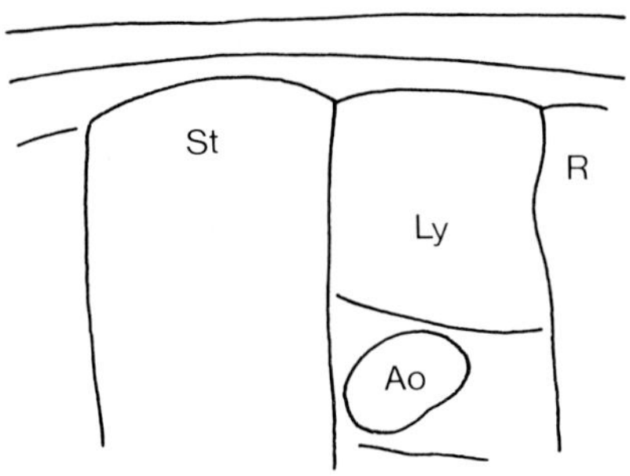

Abb. 4.2. Tumor im Mediastinum (Hodgkin-Lymphom). Der Tumor wird im Fenster zwischen Sternum (*St*) und einer Rippe (*R*) sichtbar. Dahinter die Aorta descendens (*Ao*)

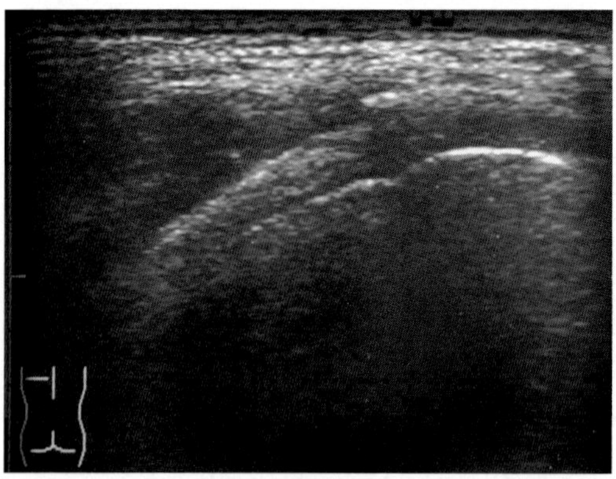

Abb. 4.3. Hämatom in der Rückenmuskulatur bei Rippenfraktur. Das echoarme Hämatom ist von einer Tumorinfiltration nicht zu unterscheiden. Zu beachten ist der nur angedeutete Schallschatten hinter der offensichtlich kalkarmen Rippe

lassen sich der Aortenbogen, die abgehenden Arterien und angedeutet die Pulmonalarterien erkennen.
Vom Epigastrium aus ist das Herz in einer „klassischen" Schnittebene, dem subkostalen Vierkammerblick oft gut darzustellen, wobei das rechte Herz schallkopfnahe abgebildet ist.

Pathologische Befunde (Abb. 4.1–4.9)

Der *Pleuraerguß* findet sich beim liegenden Patienten vom Zwerchfell bogenförmig begrenzt oberhalb der Leber bzw. der Milz (Abb. 4.5). Beim sitzenden Patienten ist er vor allem von dorsal her als echofreier bis

echoarmer Bezirk zwischen der Rückenwand und dem lufthaltigen Lungengewebe nachweisbar.
Beim röntgenologisch schwerer zu diagnostizierenden subpulmonalen Erguß fehlt der lateral ansteigende Flüssigkeitsanteil. Hängende, oft interlobär einstrahlende Ergüsse sind ebenfalls echofrei und am besten im Sitzen zu erkennen (Abb. 4.4).
Feine Echos in der Ergußflüssigkeit sind auf Blutbeimengung verdächtig. Sie lagern sich im weiteren Verlauf zu fadenförmigen Echobändern zusammen. Helle, stets oben gelegene Echos sind auf Luftblasen (Seropneu, Zustand nach Punktion) verdächtig.
In die Flüssigkeit taucht manchmal ein echoarmer keilförmiger Anteil der Lunge, was als Atelektase oder Tumor zu interpretieren ist.
Die Pleuraschwarte ist meist echoarm und etwas inhomogen. Seltener finden sich echodichte Bezirke, evtl. sogar mit Schallschatten (Verkalkungen). Tumoren der Pleura (Metastasen oder Pleuramesotheliom) sind nicht zuverlässig von einer Schwarte zu differenzieren.
Tumoren und Zysten im Lungenmantel sind zwischen den Rippenschatten oft gut

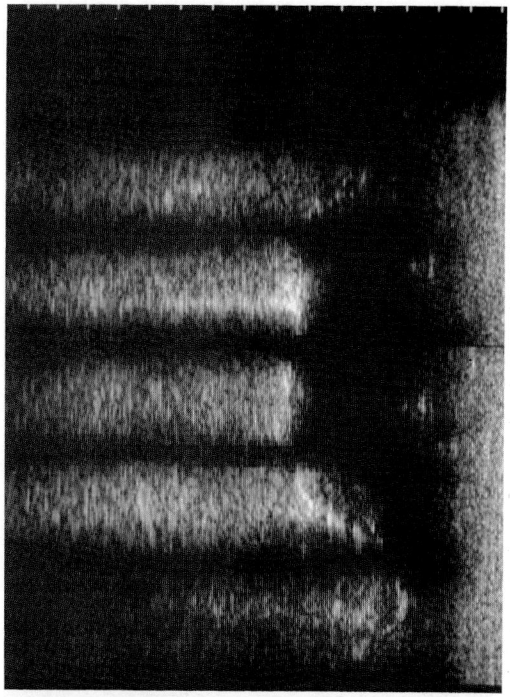

Abb. 4.4. Hängender Pleuraerguß. Untersuchung von dorsal im Sitzen (deutlich sichtbare Rippenschatten)

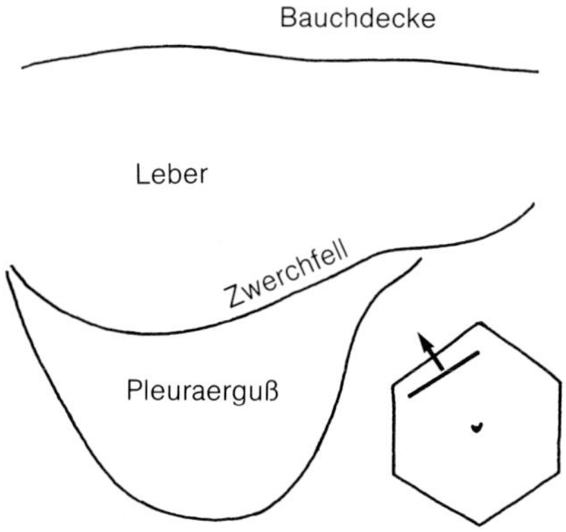

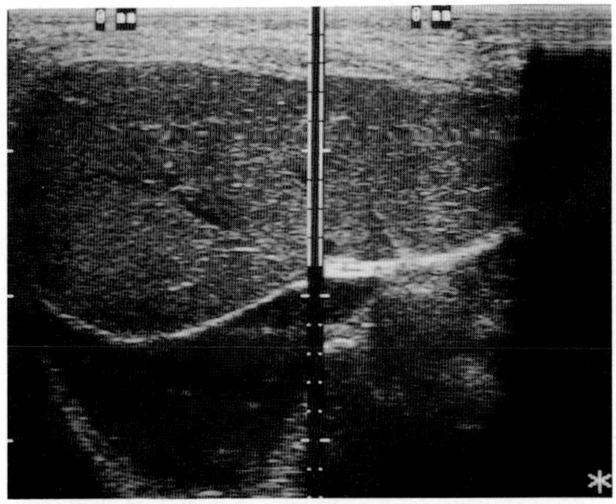

Abb. 4.5. Pleuraerguß rechts. Untersuchung im Liegen durch die Leber mit nach kranial gerichteter Schnittebene (Linear array, Querschnitt). Im Gegensatz zu Abb. 4.6 Zwerchfell und parietale Pleura glatt und nicht verdickt (Stauungserguß)

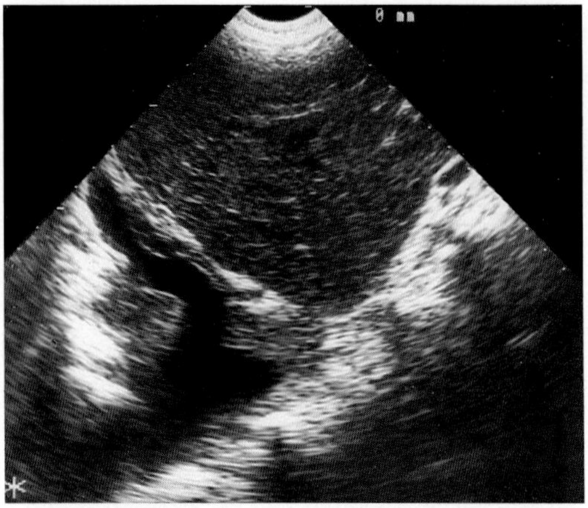

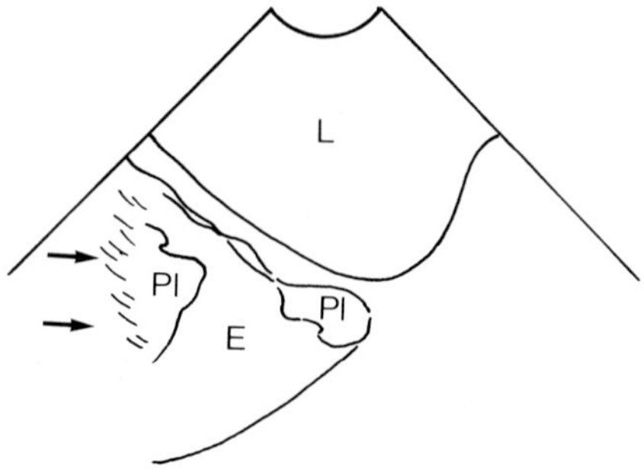

Abb. 4.6. Maligner Pleuraerguß (*E*) bei knotig verdickter parietaler und viszeraler Pleura (*Pl*). Untersuchung von subkostal im Längsschnitt durch den rechten Leberlappen (*L*), →lufthaltiges Lungengewebe (Sektorscan)

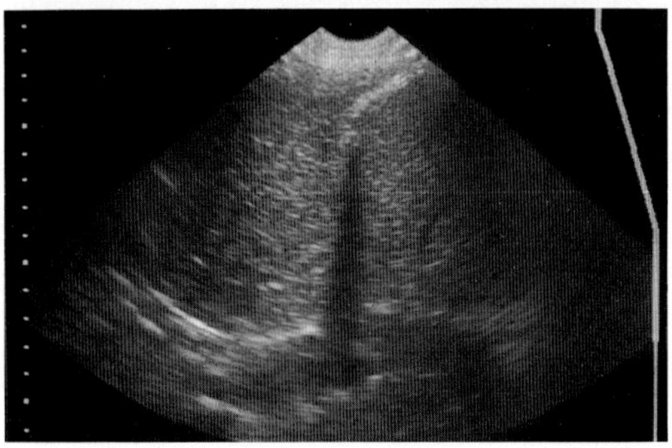

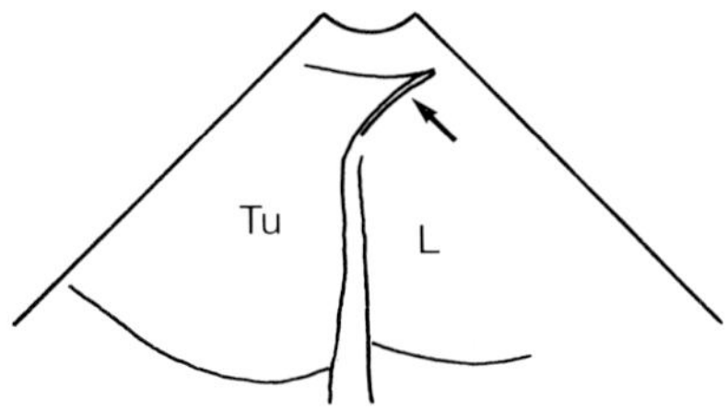

Abb. 4.7. Lungentumor rechts basal (*Tu*). Das Zwerchfell ist nur ventral zu erkennen (→) und verschwindet dann in seinem eigenen Schallschatten (Seitenkanten – Schatten). Untersuchung von subkostal durch die Leber (*L*) im Längsschnitt

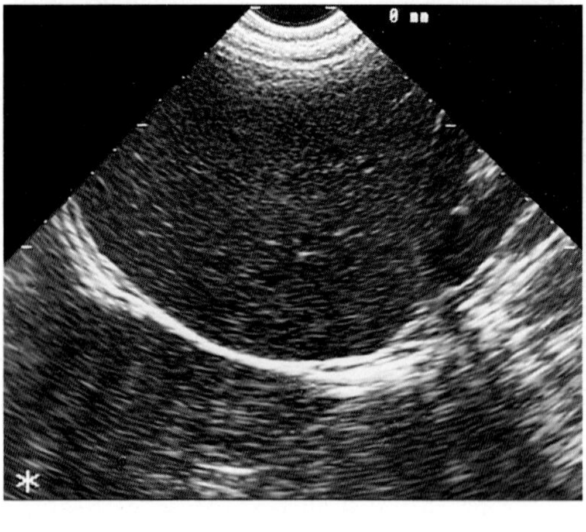

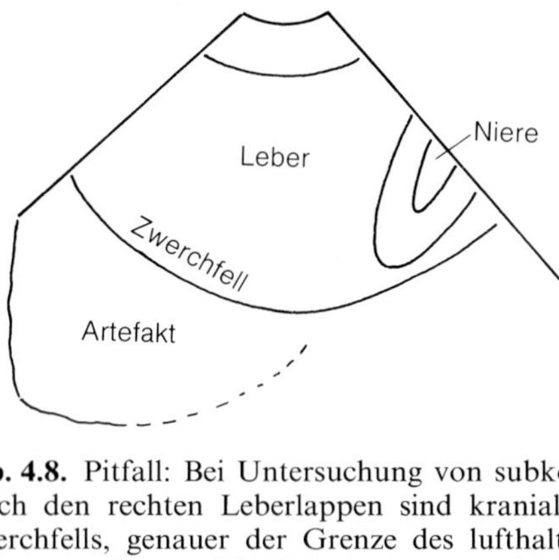

Abb. 4.8. Pitfall: Bei Untersuchung von subkostal durch den rechten Leberlappen sind kranial des Zwerchfells, genauer der Grenze des lufthaltigen Lungengewebes, solide Echomuster zu erkennen: Spiegelartefakte aus der Leber

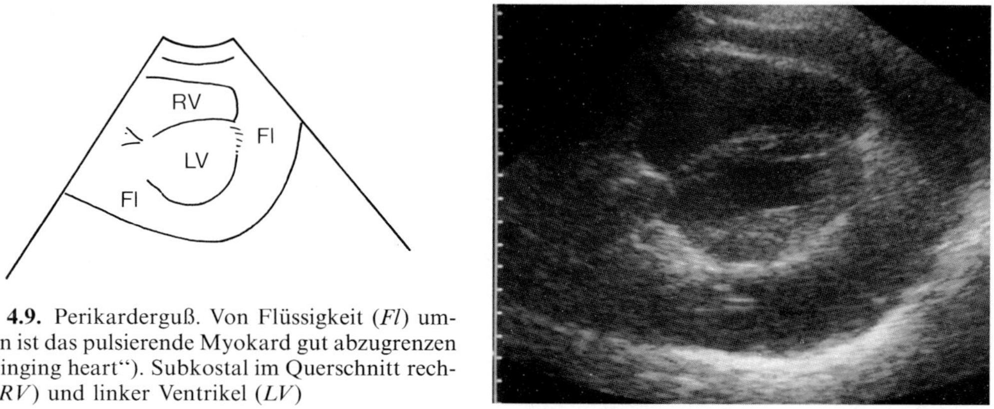

Abb. 4.9. Perikarderguß. Von Flüssigkeit (*Fl*) umgeben ist das pulsierende Myokard gut abzugrenzen („swinging heart"). Subkostal im Querschnitt rechter (*RV*) und linker Ventrikel (*LV*)

zu sehen und werden nach den bekannten Kriterien (echoarm – echofrei) unterschieden.
Größere Tumoren des vorderen Mediastinums, z. B. Lymphome, sind als echoarme Bezirke beidseits des Sternums darzustellen und meist gut gegen das pulsierende Herz abzugrenzen (Abb. 4.2).
Beim Perikarderguß findet sich um das pulsierende Herz ein echofreier Saum (Abb. 4.9). Dieser ist besonders um die Herzspitze herum gut zu sehen, das Herz scheint dabei in der Flüssigkeit zu tanzen ("swinging heart"). Zu beachten ist dann die V. cava inferior: Einflußstauung?

Differentialdiagnostik

Auf die Schwierigkeit, zwischen inhomogener Flüssigkeit und einer Pleuraschwarte sicher zu unterscheiden, ist hinzuweisen. Da bei Flüssigkeit im Pleuraspalt das Zwerchfell als helles Reflexband gewöhnlich gut zu erkennen ist, ist die Differenzierung zwischen Flüssigkeit im Pleuraspalt und subphrenischer Flüssigkeit (subphrenischer Abszeß) gewöhnlich leicht (s. Abb. 5.105).
Bei der im Thoraxbereich häufig schlechten Bildqualität (Ankopplungsprobleme und der Schallschatten der Rippen) ist die Unterscheidung zwischen flüssigkeitshaltigen Bezirken, z. B. Hämatomen, und Tumoren oft schwer. Besonders Lymphome und Sarkome (etwa der Thoraxwand) können sehr echoarm sein (Abb. 4.1).

Möglichkeiten einer Fehlinterpretation

Bei alleiniger Verwendung eines B-scan-Geräts kann ein Pleuraerguß beim liegenden Patienten fälschlicherweise als Perikarderguß fehlgedeutet werden, wenn sich die Flüssigkeit nur hinter dem Herzen findet.
Eine ins einzelne gehende Interpretation peripherer Lungenprozesse sollte wegen der oben erwähnten untersuchungstechnischen Schwierigkeiten, die insgesamt zu einer schlechten Bildqualität führen, nicht erzwungen werden. Zu beachten sind noch Spiegelartefakte (s. S. 28) am Zwerchfell bzw. der Zwerchfell-Lungen-Grenze, die zu einer Wiederholung der Leberechos oberhalb des Zwerchfells bei Untersuchung vom Abdomen aus führen. Diese Artefakte dürfen nicht als Erguß, Schwarte oder Tumor fehlgedeutet werden (S. Abb. 4.8).

Diagnostischer Stellenwert

Gezielte Anwendung des Ultraschalls in besonders gelagerten Einzelfällen in Ergänzung zum dem Untersucher bekannten und vorliegenden Röntgenbild! Dabei ist besonders die Differenzierung zwischen gekammertem, hängendem sowie subpulmonalem Erguß und Schwarten einschließlich der Lokalisation einer günstigen Punktionsstelle wertvoll. Diese allein röntgenologisch oft nicht klar zu differenzierenden Pleuraverschattungen finden sich insbesondere bei den Verlaufskontrollen von Tumorpatienten.

Alternative und ergänzende Methoden

In erster Linie die – evtl. ultraschallgezielte – Punktion von pleuralen, aber auch peripheren Lungenprozessen und Prozessen im vorderen Mediastinum (Feinnadelpunktion). Letztere kann im Einzelfall eine nützliche Alternative sein, wenn die klassischen Verfahren wie Bronchoskopie, Mediastinoskopie oder Thorakoskopie einmal versagen.

5 Abdomen

5.1 Bauchwand

Indikationen

- Pathologischer Tastbefund,
- Bauchwandabszeß/-hämatom,
- (Hernien).

Untersuchungstechnik

Vorbereitung: Nicht erforderlich.

Lagerung: Rückenlage.

Untersuchungsgang: Vorwiegend Lineararray-Gerät, möglichst mindestens 5 MHz. Eventuell Wasservorlaufstrecke erforderlich zur Auflösung der ersten Millimeter ab Hautoberfläche. Untersuchung auffallender Bauchwandabschnitte stets im Vergleich zur gesunden Seite. Orientierung soweit möglich an den erkennbaren Muskeln, insbesondere Mm. recti und Linea alba.

Meßpunkte und Dokumentation: Nur pathologische Befunde.

Untersuchungshindernisse: Verbände und offene Wunden.

Normalbefund

Sehr variabel. Bei jugendlichen und gut trainierten Personen sind die einzelnen Muskelschichten, also paramedial die Mm. recti mit den Inskriptionen und lateral die drei platten Muskeln (M. obliquus externus, M. obliquus internus, M. transversus), gut gegeneinander abgrenzbar. Bei älteren und schlecht trainierten Menschen sind die Bauchdecken meist sehr dünn, die einzelnen Muskelschichten weniger gut voneinander abzugrenzen, der M. rectus schwach ausgebildet. Bei adipösen Patienten findet sich dagegen eine insgesamt echoarme Bauchwand ohne erkennbare Muskelanteile.

Pathologische Befunde (Abb. 5.1 – 5.6)

Lipome zeigen eine relativ dichte Echostruktur und heben sich kaum gegen die Umgebung ab (Abb. 5.1). Verursacht wird dies zum Teil durch das Gewicht des Transducers. Eine genaue Abrenzung ist oft unter Zuhilfenahme einer Wasservorlaufstrecke möglich.
Maligne Tumoren, meist Metastasen, etwa in Operationsnarben, sind dagegen sehr echoarm (Abb. 5.2).
Hämatome oder Abszesse sind echofrei bis echoarm (Abb. 5.3 – 5.5). Ihre Grenzen werden oft von anatomischen Strukturen bestimmt. Anfangs finden sich bei Blutung evtl. dichte schleierartige Echos (Abb. 5.4). Fistelgänge aus dem Bauchraum, die in die Bauchdecke reichen, sind als gefäßartige, echoarme Strukturen nachweisbar (Abb. 5.6).
Bei epigastrischen Hernien ist der Bruchinhalt direkt in der Lücke zwischen den Mm. recti nachweisbar. Luftreflexe zeigen Darmschlingen im Bruchsack an. Gleichartige Befunde sind bei einer Nabelhernie und bei Narbenbrüchen zu beobachten.

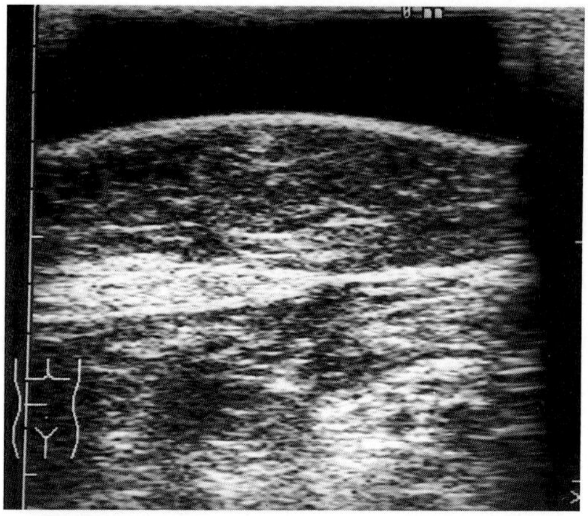

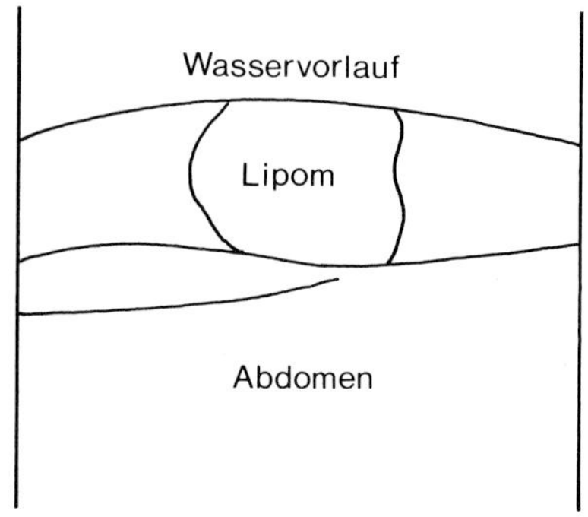

Abb. 5.1. Lipom. Echodichter, schlecht abgrenzbarer Tumorknoten. (Untersuchung über Wasservorlaufstrecke zur Verbesserung der Auflösung im Nahbereich und zur Vermeidung störender Mehrfachechos)

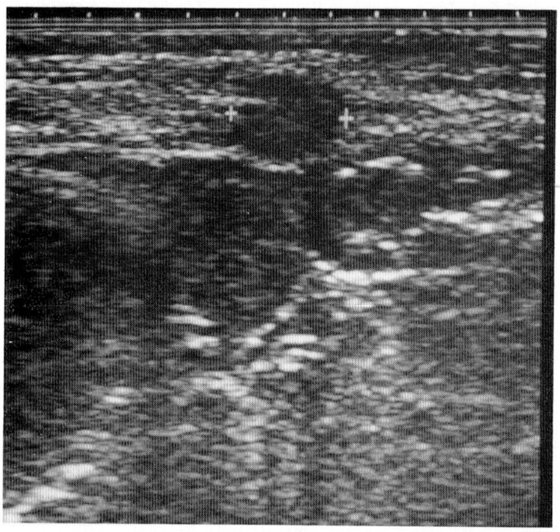

Abb. 5.2. Echoarmer Tumorknoten in der Bauchwand: Metastase eines Kolonkarzinoms. Dorsal des Tumors Darmschlingen mit Inhalt

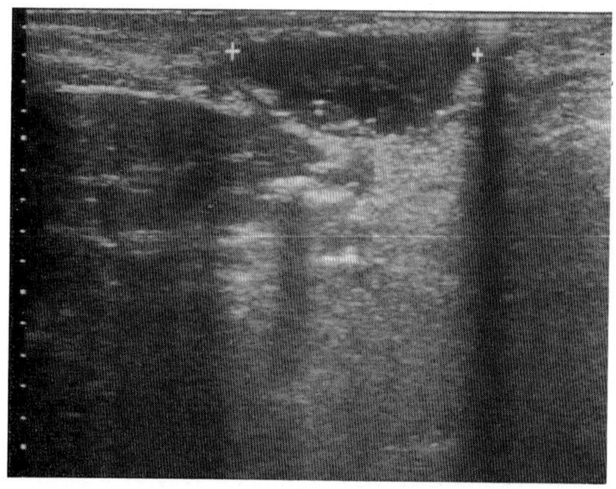

Abb. 5.3. Älteres Hämatom in den Bauchdecken. Zu beachten ist die deutliche Schallverstärkung. Eine eindeutige Abgrenzung gegen einen Tumor (s. Abb. 5.2) ist dennoch nicht möglich

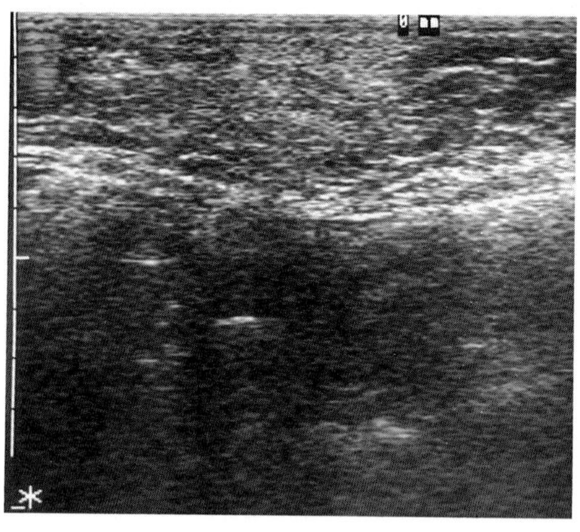

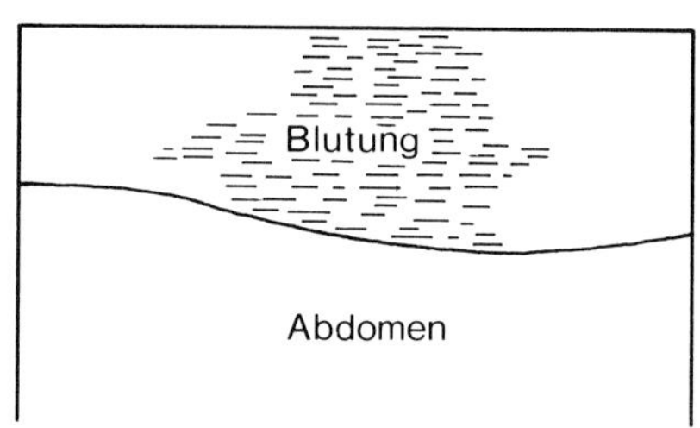

Abb. 5.4. Frisches Hämatom nach Trauma. Eine „Wolke“ dichter Echos, hinter der die normale Echostruktur der Bauchwandschichten verschwindet. Zu beachten ist die unscharfe Grenze im Vergleich zu dem Lipom in Abb. 5.1

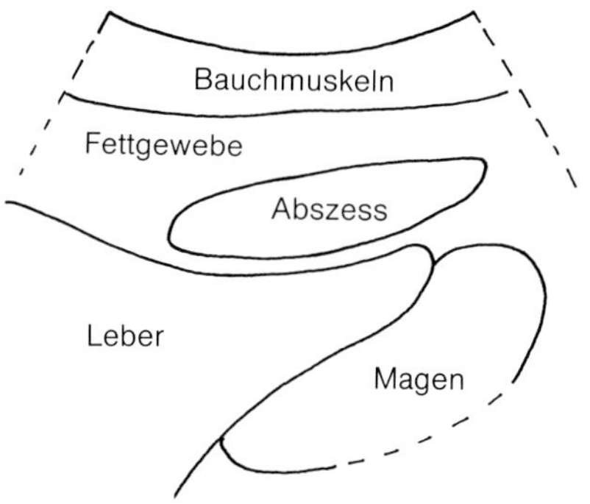

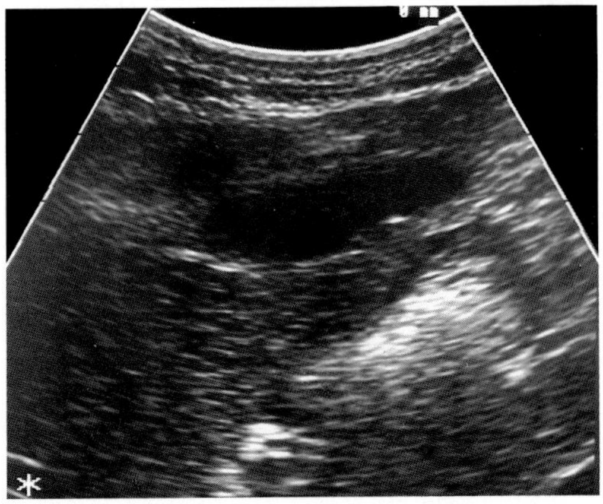

Abb. 5.5. Bauchdeckenabszeß. Der umschriebene echofreie Prozeß liegt im Fettgewebe hinter den eigentlichen Bauchwandschichten, jedoch noch extraperitoneal vor der Leber (vgl. Abb. 5.7)

Differentialdiagnostik

Insbesondere in Operationsnarben ist eine Unterscheidung zwischen Hämatomen, Abszessen und ggf. auch Impfmetastasen nicht immer zuverlässig möglich.
Die Entscheidung, ob ein nachgewiesener Prozeß noch in den innersten Bauchwandschichten oder bereits in der Bauchhöhle gelegen ist, läßt sich durch Beachtung der Atemverschieblichkeit des Bauchinhalts gegen die Bauchdecken meist treffen.

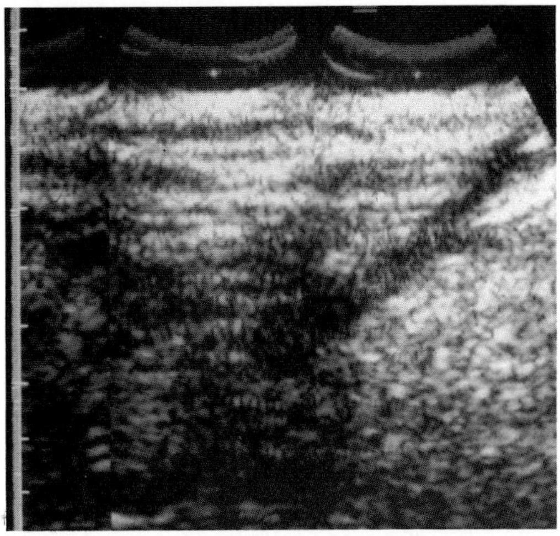

Abb. 5.6. Fistel in die Bauchwand (postoperativ nach Milz- und Pankreastrauma)

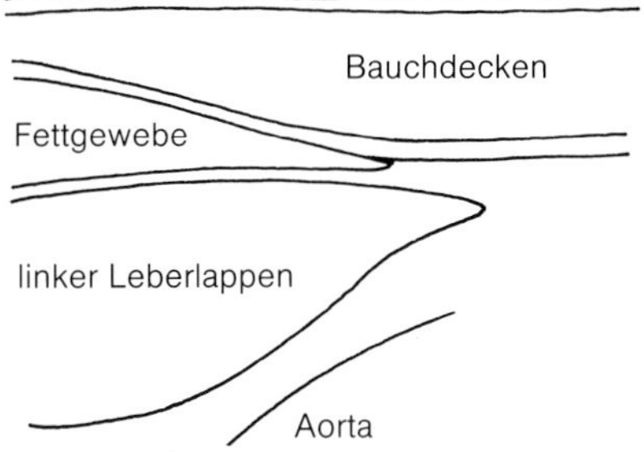

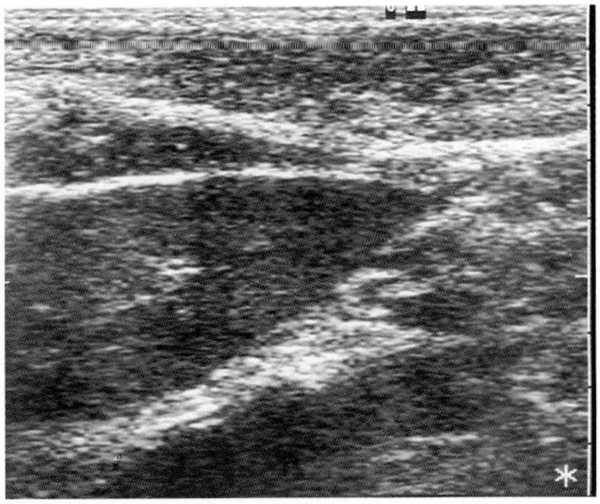

Abb. 5.7. Pitfalls. Die Fettgewebeschicht zwischen eigentlicher Bauchwand und Peritoneum zwischen Xiphoid und Nabel täuscht einen Tumor vor. Sie zeigt hier die gleiche Echostruktur wie die fettreichen und muskelarmen Bauchdecken!

Möglichkeiten einer Fehlinterpretation

Bekannt ist die Fehlinterpretation der unterschiedlich mächtigen, zwischen den Bauchdecken und dem Bauchinhalt gelegenen Fettschicht, die sich vom Xiphoid bis zum Nabel entlang der Linea alba ausbreitet (Abb. 5.7). Die Verwechslung ist bei Beachtung des typischen linsenförmigen Querschnitts zu vermeiden.

Diagnostischer Stellenwert

Keine regelmäßige Indikation. Bei unklarem Tastbefund, in der postoperativen Diagnostik von Komplikationen und vereinzelt bei Hernien aber schnelle Orientierung und Information.

Weiterführende Methoden

In erster Linie gezielte Punktion zum Nachweis der Malignität eines Tumors und zur Differenzierung unterschiedlicher Flüssigkeitsansammlungen.

5.2 Leber

Indikationen

- Metastatische und lebereigene Tumoren,
- Tumorstaging,
- andere herdförmige Läsionen (Zysten, Abszesse, Hämatome),
- Vorfelddiagnostik des diffusen Leberschadens,
- Oberbauchscreening.

Untersuchungstechnik

Vorbereitung: Nicht erforderlich.

Lagerung: Rückenlage, evtl. Kopfhoch- oder 45°-Linksseitenlage.

Untersuchungsgang: Zunächst Längsschnitt links der Mittellinie mit Einstellung des linken Leberlappens vor der Aorta (Abb. 5.8). Langsames Verschieben des Applikators zunächst bis zum linken Leberrand, anschließend nach rechts mit Darstellung zu-

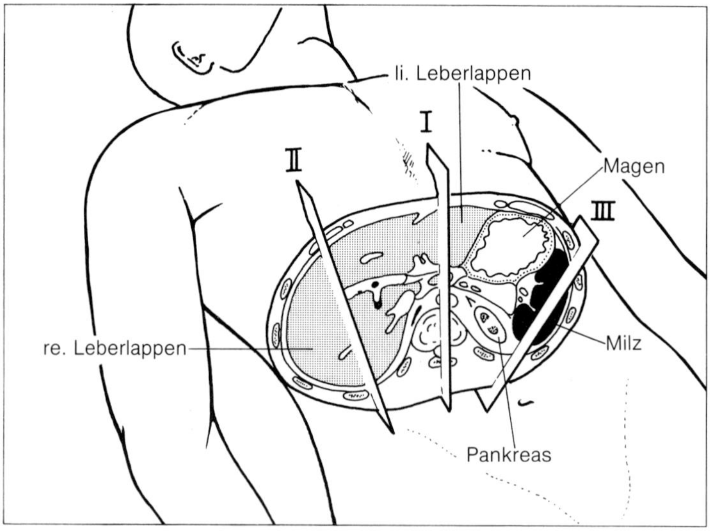

Abb. 5.8. Topographische Situation im Oberbauch. Skizziert ist ein Oberbauchquerschnitt, kranial noch im Bereich des knöchernen Thorax. Angegeben sind die typischen Längsschnittebenen durch die Leber (*I, II*) und die Milz (*III*). Zu beachten sind die (dorsale) Lage der nicht vergrößerten Milz und die Neigung der Schnittebenen *II* (rechter Leberlappen) und *III* (Milz)

nächst des Lobus caudatus, dann der Leberabschnitte vor der V. cava und schließlich des rechten Leberlappens (mit Gallenblase) bis zu den an die rechte Niere angrenzenden Anteilen. (Größe – Form – herdförmige Veränderungen!)
Anschließend Beurteilung des Echomusters und Vergleich mit dem des Nierenparenchyms. Im subkostalen Schrägschnitt, der großflächig den rechten Leberlappen ins Bild bringt, Beurteilung der Gefäße, kranial die in die V. cava einmündenden Lebervenen, kaudal die Äste der Pfortader und die annähernd parallel verlaufenden Gallengänge.
Vor allem bei Tumorverdacht müssen die rechts kranial gelegenen Anteile der Leber von lateral her durch die Interkostalräume unter Ausnützung der Atemverschiebung ergänzend betrachtet werden, soweit sie nicht – bei Verwendung Sektor-scan-Geräten – von subkostal zu sehen sind.
Mindestens bei Verdacht auf diffusen Leberschaden gehört die Untersuchung der Milz und der Pfortader zur vollständigen Leberdiagnostik!

Untersuchung der Leber

Größe (Längsdurchmesser in rechter Medioklavikularlinie, lateral der Gallenblase, Tiefe linker Lappen)

Form (Unterrand abgerundet? Oberfläche konvex? umschriebene Höcker?)

Echostruktur (Vergleich mit rechter Niere)

Fokale Läsionen?
- echofrei, – aber Abgrenzung, Septierung, einzelne Binnenechos?
- echoarm
- echoreich
- solitär – multipel

Gefäße: Lebervenen, Pfortader, Milzvene, Mesenterialvene, V. cava
- Verlauf
- Kaliber (Valsalva!)
- Thrombose
- Umgehungskreisläufe

Milzgröße?

Aszites?

Gallenwege: erweitert, Steine?

Pleuraerguß?

Meßpunkte: Für die Routine genügt die Bestimmung des vertikalen Durchmessers etwa in der rechten Medioklavikularlinie (MCL).

Dokumentation: Im Normalfall genügt ein Längsschnittbild des rechten Leberlappens. Bei diffusem Leberschaden wird evtl. zusätzlich eines vom linken Leberlappen und ein Querschnittsbild angefertigt. Bei herdförmigen Lebererkrankungen gezielt den pathologischen Befund in 2 Ebenen darstellen (mit Ausmessung vor Therapie!).

Untersuchungshindernisse: Ein ausgeprägter Aszites kann die Strukturbeurteilung der Leber erschweren. Seltener wird die Beurteilung der gesamten Leber durch ausgeprägten Meteorismus mit hochstehender Leber, durch eine Koloninterposition oder durch freie Luft im Abdomen (Laparoskopie) behindert.

Normalbefund (Abb. 5.9)

Vertikaldurchmesser in der rechten MCL, eine normale Form der Leber vorausgesetzt, $\leqq$12 cm (beim pyknischen Habitus kann allerdings ein Vertikaldurchmesser von 10 cm bei großem Sagittaldurchmesser und rundlicher Form der Leber schon eine Vergrößerung bedeuten!), Oberfläche glatt, im Querschnitt konkav bis gestreckt. Unterrand keilförmig (Abb. 5.10). Echoverteilung gleichmäßig mit geringer Dichte, die der des Nierenparenchyms im intraindividuellen Vergleich etwa entspricht. Gegen die Parenchymstruktur heben sich Pfortaderäste, evtl. Gallengänge und die Lebervenen gut ab (Abb. 5.11). Diese sind folgendermaßen unterscheidbar:

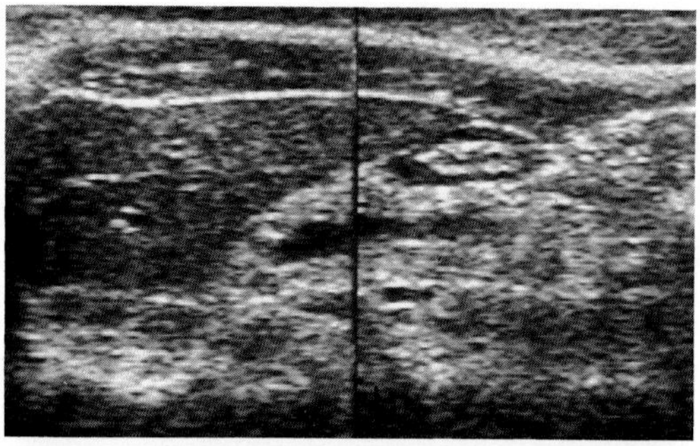

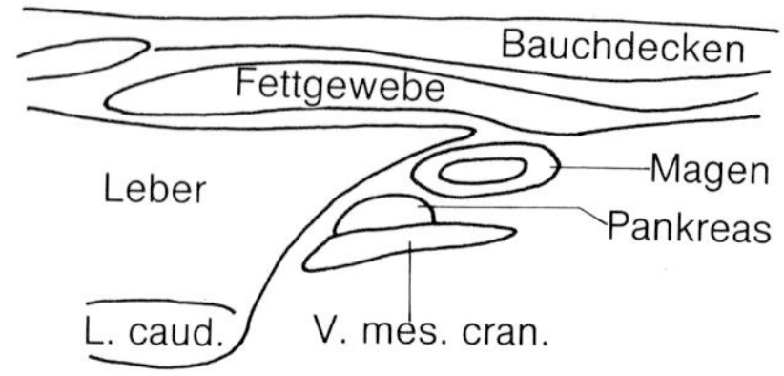

a

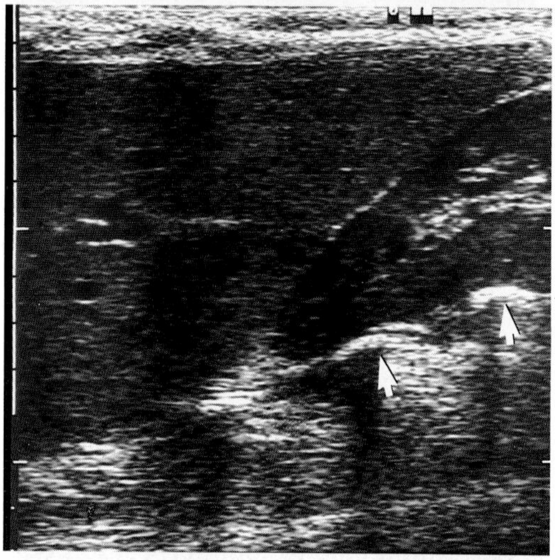

b

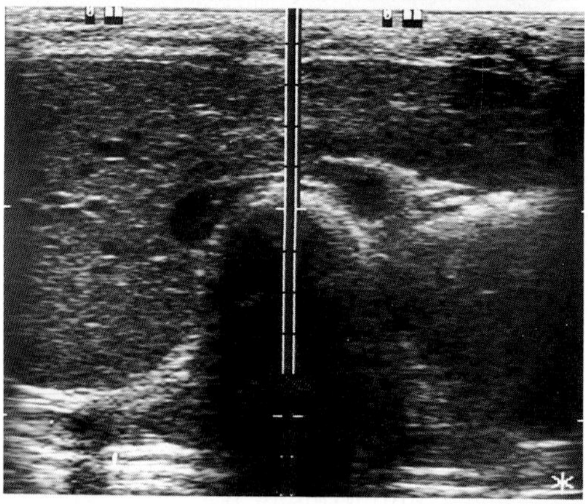

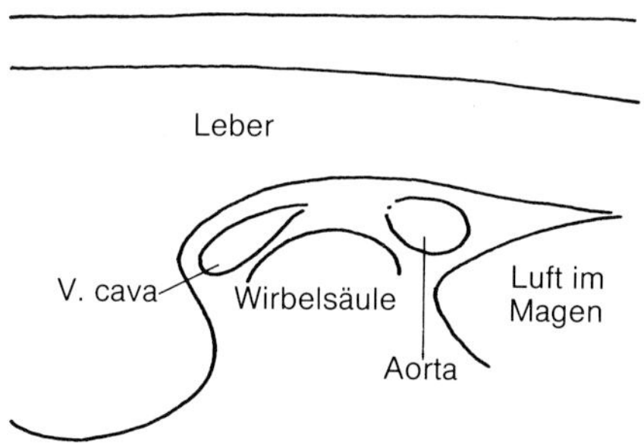

c

Abb. 5.9 a–d. Normalbefund der Leber.
a Längsschnitt linker Leberlappen (entspricht Längsschnitt I in Abb. 5.8)
b Längsschnitt rechter Leberlappen mit rechter Niere (entsprechend Schnittebene II in Abb. 5.8). Diese Schnittebene dient der Strukturbeurteilung im intraindividuellen Vergleich zur Niere und ist auch zur Dokumentation gut geeignet. →Querfortsätze der Wirbel. (Linear array)
c Querschnitt entsprechend Abb. 5.8.
d Querschnitt 2–3 cm tiefer

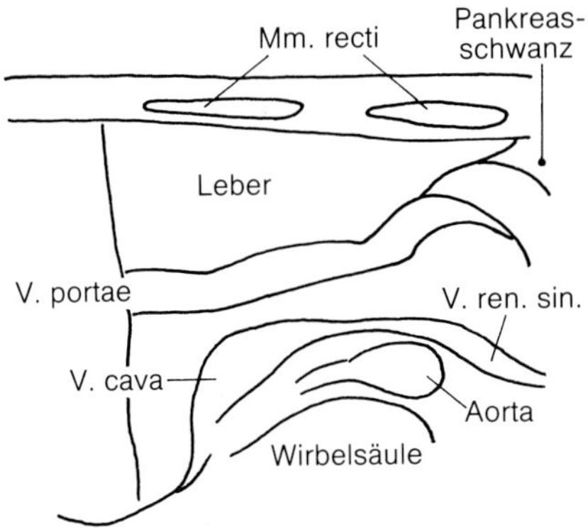

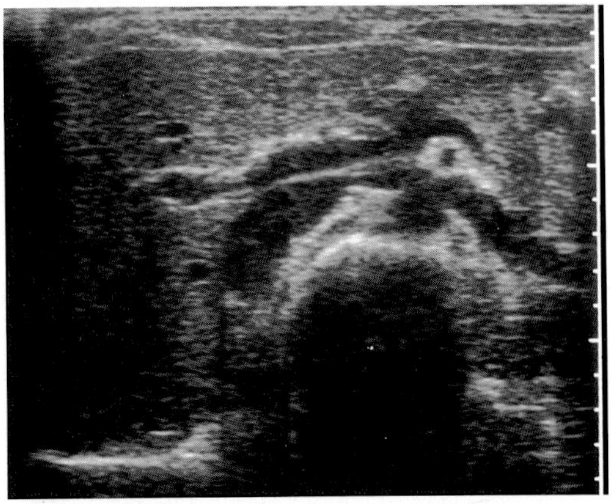

Abb. 5.9 d

- *Pfortaderäste* verzweigen sich fast rechtwinkelig und verlaufen von der Leberpforte aus in die Peripherie der Leber. Sie zeigen stets deutliche Wandreflexe.
- *Gallengänge* sind nur zentral differenzierbar, sie verlaufen parallel zu den Pfortaderästen und meist *ventral* der Pfortader.
- *Lebervenen* verlaufen flachbogig, verzweigen sich spitzwinkelig und münden klar erkennbar in die V. cava knapp kaudal des Zwerchfells ein. Sie haben selten deutliche Wandreflexe.

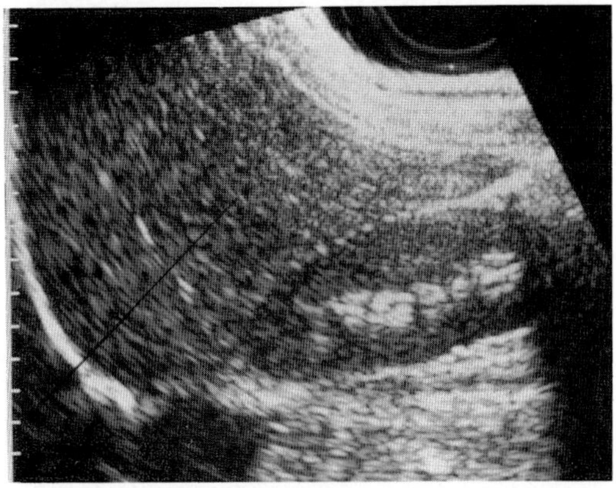

Abb. 5.10. Unauffälliger rechter Leberlappen (nicht vergrößert, keilförmiger Unterrand, homogene nicht verdichtete Struktur)

Pathologische Befunde

Eine schematische Übersicht zeigt Abb. 5.12.

Diffuse Leberparenchymerkrankungen (Abb. 5.13–5.16)

Die Ultraschalluntersuchung ist indiziert bei:

- Hinweis auf Umbau/Zirrhose,
- Hinweis auf portale Hypertension,
- Hinweis auf kardial bedingte Stauung,
- Hinweis auf Tumorbildung,
- Hinweis auf Gallenwegserkrankung,
- Verlauf (?).

Der diffuse Leberparenchymschaden wird sonographisch in erster Linie aufgrund einer Zunahme der Echodichte (Zahl und/oder Intensität der Strukturechos) diagnostiziert (Abb. 5.12c, d). Weitere Symptome sind:

- Vergrößerung,
- abgerundeter Unterrand,
- konvexe, wellige oder höckrige Oberfläche,
- veränderte Schallabsorption des Parenchyms.

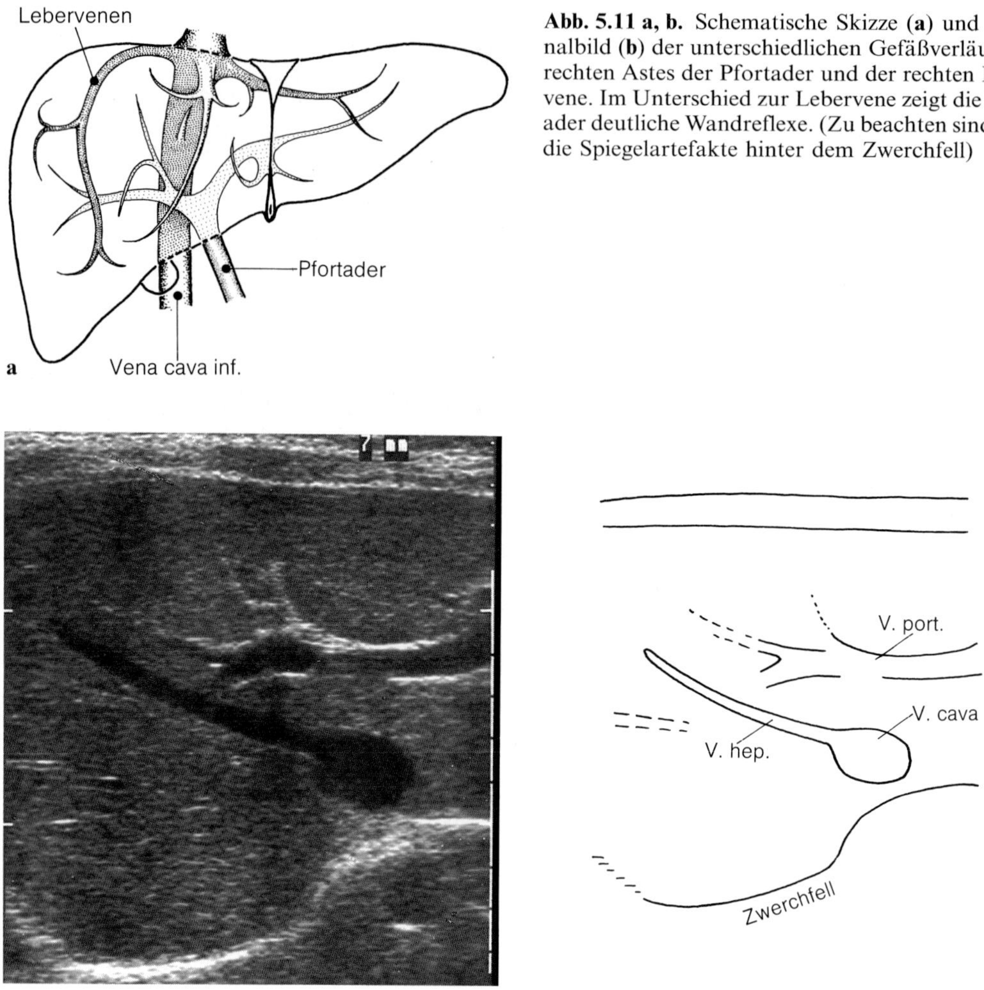

Abb. 5.11 a, b. Schematische Skizze (**a**) und Originalbild (**b**) der unterschiedlichen Gefäßverläufe des rechten Astes der Pfortader und der rechten Lebervene. Im Unterschied zur Lebervene zeigt die Pfortader deutliche Wandreflexe. (Zu beachten sind noch die Spiegelartefakte hinter dem Zwerchfell)

Nur in einem Teil der Fälle erlaubt die Analyse der genannten Symptome und die Beachtung der Milzgröße und anderer sekundärer Veränderungen eine weitergehende Differentialdiagnose des diffusen Leberschadens!

Die verschiedenen Erkrankungen sind im typischen Fall in folgender Weise gekennzeichnet:

Akute Hepatitis: Keine eigentliche Indikation zur Ultraschalldiagnostik. Etwas vergrößerte und abgerundete Leber mit guter Schalleitung. Mäßige Milzvergrößerung.

Chronische Hepatitis: Im Einzelfall keine sonographisch faßbaren Veränderungen. Bei ausgeprägter Erkrankung Vergrößerung, Abrundung (Abb. 5.13) und zunehmende Strukturverdichtung mit vermehrter Schallschwächung. Im fortgeschrittenen Stadium auch Hinweise auf portale Hypertension (Milz vergrößert, weite Milzvene).

Leberzirrhose: Außerordentlich variables Bild entsprechend dem unterschiedlichen Grad der pathologisch-anatomischen Veränderungen (Tabelle 5.1, Abb. 5.15 und 5.16). Größe variiert von geschrumpfter Le-

Abb. 5.12 a–f. Schematische Darstellung typischer Ultraschallbefunde der Leber. **a, b** Normalbefund rechter und linker Lappen. **c, d** Diffuser Leberparenchymschaden mit Strukturverdichtung, Vergrößerung und Konturabrundung: **c** vermehrte Absorption (Zirrhose!); **d** intensive Strukturechos (Verfettung!). **e** Solide Tumoren mit dichter (*Tu1*) und komplexer Struktur (*Tu2*). **f** Kleine echoarme Tumoren (*Tu3*) und Zyste

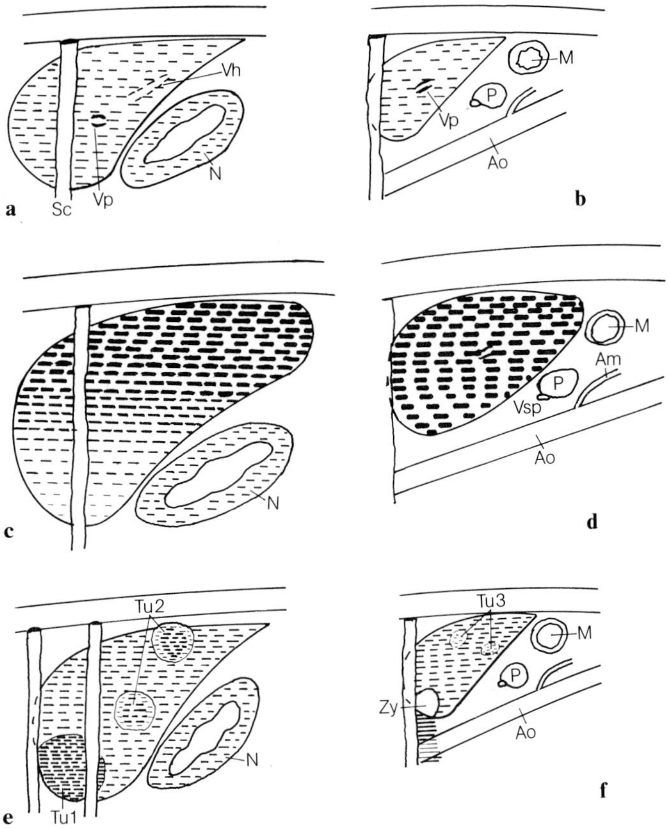

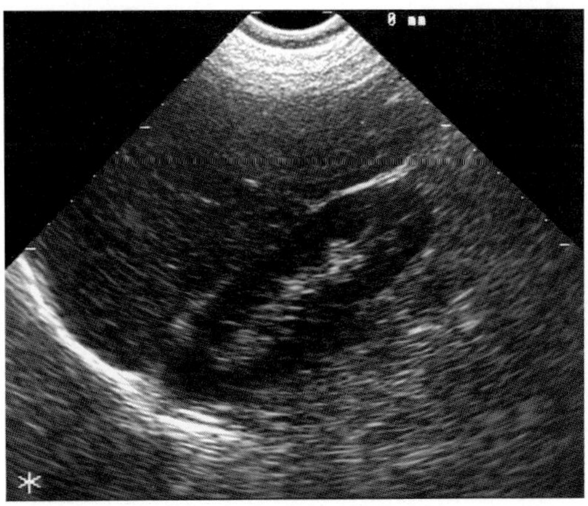

Abb. 5.13. Chronisch-aktive Hepatitis. Im Vergleich zu Abb. 5.10 fällt nur der plumpe abgerundete Unterrand auf

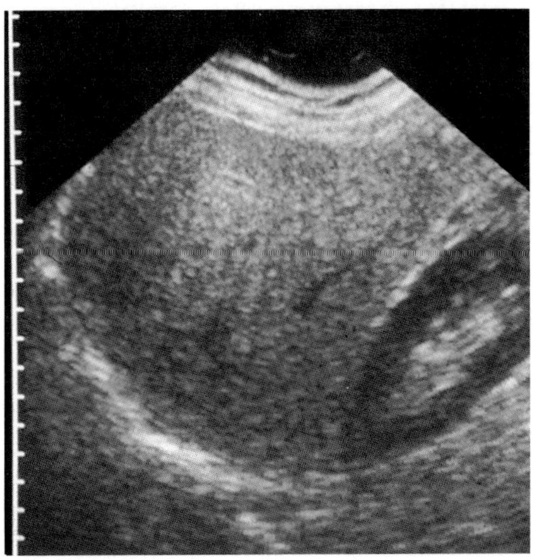

Abb. 5.14. Fettleber. Auffällig ist neben einer mäßigen Vergrößerung vor allem die im Vergleich zur Niere dichte Echostruktur

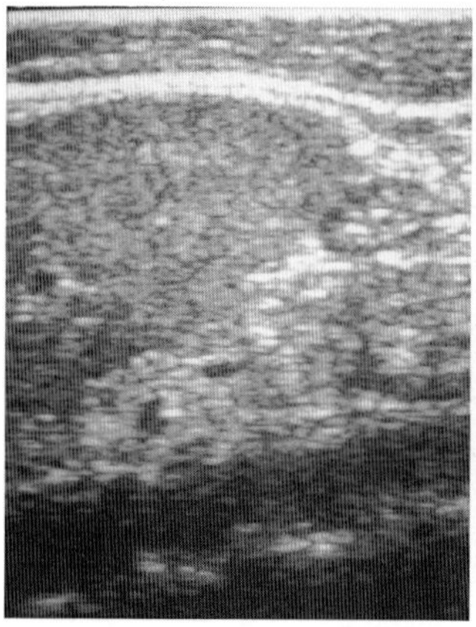

a

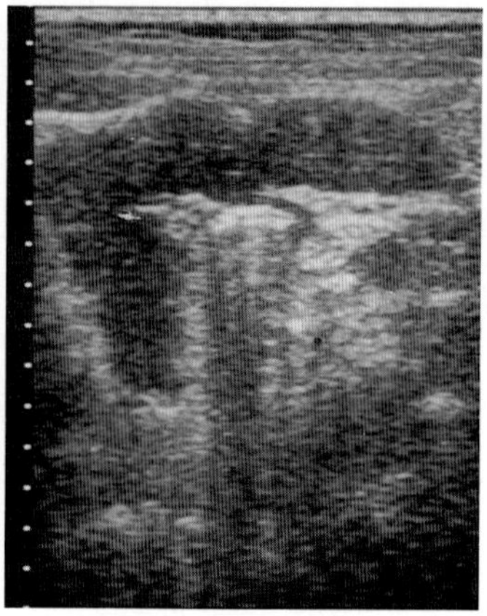

b

Abb. 5.15 a, b. Leberzirrhose. Die Bandbreite der Veränderungen wird im Vergleich von **a** und **b** deutlich: **a** Linker Leberlappen vergrößert, rundliche Kontur, dichte Echostruktur. **b** Linker Leberlappen geschrumpft, bizarr veränderte Kontur, echoarme Struktur. (Jeweils Längsschnitt entsprechend I in Abb. 5.8)

ber bis zur mäßiggradigen und erheblichen Lebervergrößerung. Oberfläche konvex (linker Leberlappen), evtl. wellig. Unterrand abgerundet. Bei der Palpation weicht die Leber als Ganzes aus.
Echomuster regelrecht oder mäßig verdichtet (Abb. 5.12), evtl. etwas inhomogen. Vermehrte Schallschwächung.

Tabelle 5.1. Sonographische Zeichen der Leberzirrhose

Größe
- Rechter Leberlappen >18 cm vertikal
- Linker Leberlappen >5 cm sagittal
- Verkleinerte Leber

Kontur
- Höckrige (wellige) Oberfläche
- Stark konvexe ventrale Oberfläche
- Plumper Unterrand
- Komplexe Deformierung

Echomuster
- Inhomogen
- Geringe Echoverdichtung

Sonstige
- Überwiegen der „Konturzeichen" gegenüber den „Strukturzeichen"
- Überwiegen der Veränderungen am linken Leberlappen
- Vermehrte Schallschwächung

Hinweise auf portale Hypertension
- Milztumor
- Aszites
- Kaliberstarre der V. mesenterica superior
- Dilatation des Pfortadersystems
- Kollateralgefäße

Zeichen der portalen Hypertension: Milztumor, starres Kaliber der V. mesenterica superior beim Valsalva, dilatierte (>14 mm) Pfortader, Aszites.

Toxisch nutritiver Leberschaden: Geringe bis mäßige Vergrößerung. Abrundung des Unterrandes. Mäßiggradige Strukturverdichtung (abhängig vom Ausmaß der Verfettung).

Fettleber (mehr als 50%ige Verfettung): Typisches Bild mit extrem dichter Leberstruktur bei hochintensiven Einzelreflexen. Leber hebt sich schlecht gegenüber der Umgebung ab. Kontur abgerundet. Meist nur geringe Vergrößerung (Abb. 5.12d, 5.14).

Lebergefäße (Abb. 5.17–5.21)

Veränderungen an den Gefäßen, die zu Erkrankungen der Leber führen oder Folgen primärer Lebererkrankungen sind, lassen sich mit gut auflösenden Geräten oft direkt erkennen.

Stauungsleber (Abb. 5.18 und 5.19): Weite Lebervenen, weite, im Querschnitt runde, in verschiedenen Atemphasen kaliberstarre V. cava. Leber selbst mäßig vergrößert, etwas abgerundete Kontur, echoarm bei akuter, zunehmend echodicht bei chronischer Stauung. Auffallend geringe Schallschwächung.

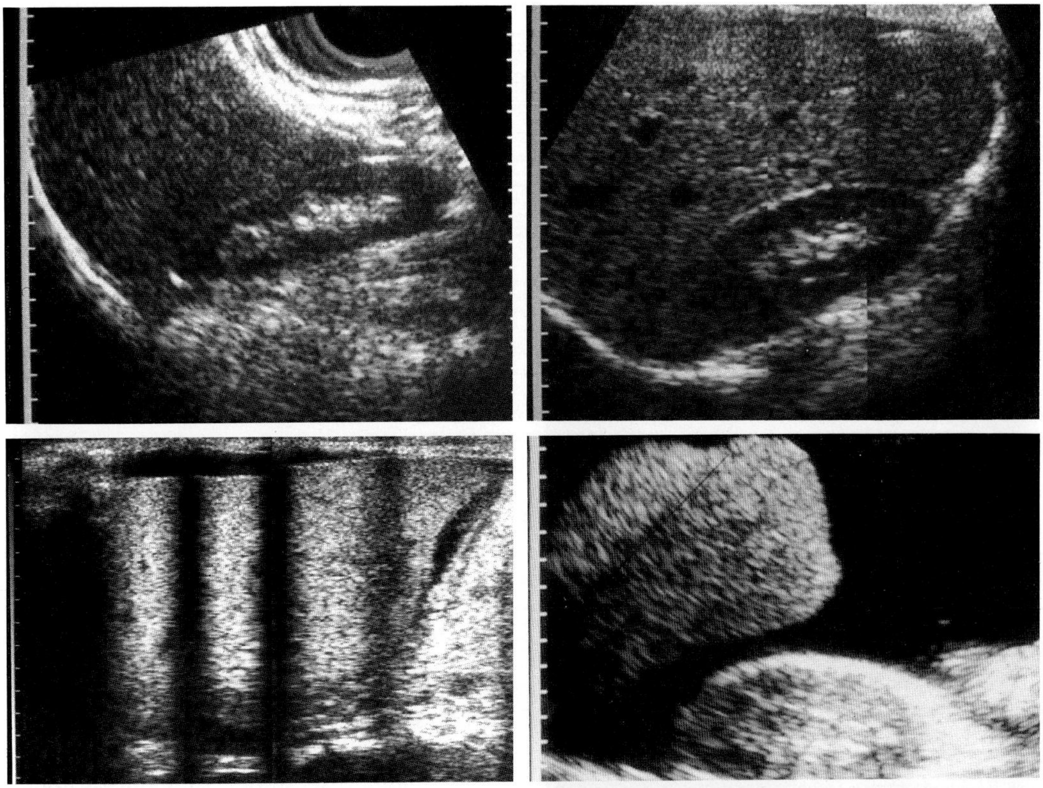
a b c d

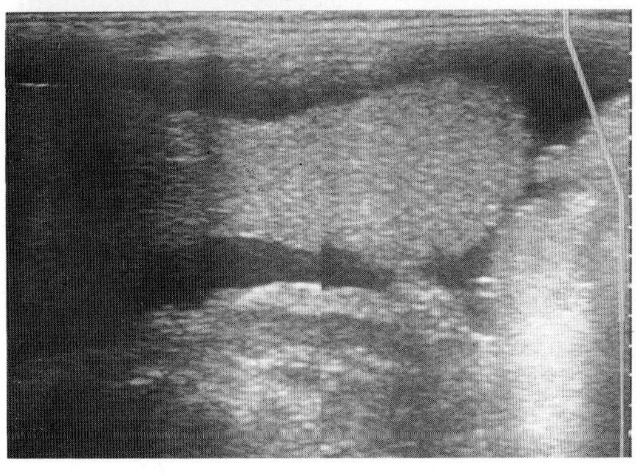
e

Abb. 5.16 a–e. Leberzirrhose (jeweils rechter Leberlappen, Schnittebene II). **a** Uncharakteristische Vergrößerung ohne Konturabrundung. **b** Erhebliche und damit auf Zirrhose verdächtige Vergrößerung. **c** Bild wie bei Fettleber, aber Aszites! **d** Geschrumpfte höckrige Leber, Aszites. **e** Vergrößerte Leber mit keulenförmiger Deformierung, Aszites

Budd-Chiari-Syndrom (Abb. 5.20): Einmündung der Lebervenen in die Hohlvene nicht darstellbar. V. cava nicht dilatiert. Zunehmende Vergrößerung des Lobus caudatus im Verlauf der Erkrankung.

Pfortaderthrombose: Frischer Thrombus manchmal direkt zu erkennen, keine sichere Ausschlußdiagnostik möglich. Auch rekanalisierte ältere Thromben direkt erkennbar. Fehlende Darstellung der Pfortader im Leberhilus als indirektes Zeichen. Kavernöse Pfortadertransformation: Konglomerat von Gefäßlichtungen in der Leberpforte.

Kavernöse Pfortaderthrombose: V. portae fehlt zugunsten multipler traubenartig angeordneter kleiner zystischer Hohlräume.

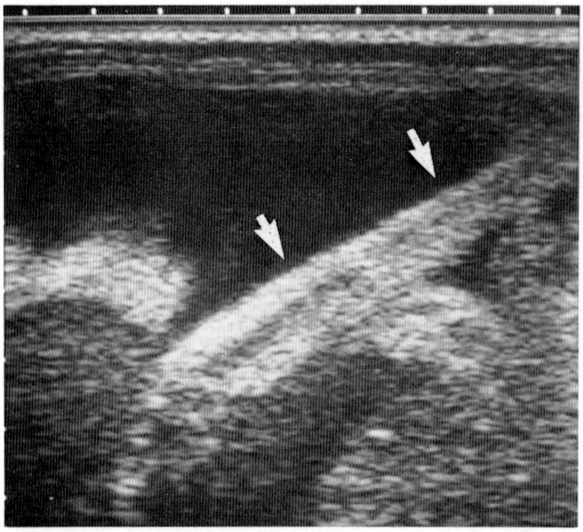

Abb. 5.17. Rekanalisierte Nabelvene (Cruveilhier–v. Baumgarten-Syndrom) bei Leberzirrhose (→)

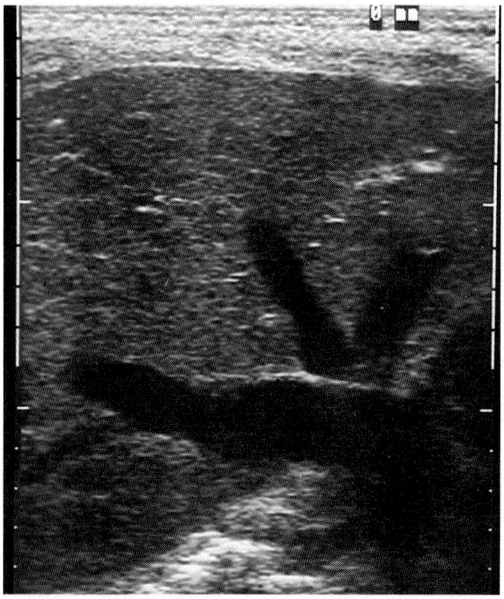

Abb. 5.18. Erweiterte Lebervenen bei kardialer Stauung. (Schrägschnitt rechter Leberlappen parallel zum Rippenbogenrand, Schnittebene nach kranial gerichtet)

Pfortaderhochdruck (Abb. 5.18): Eindeutige Dilatation der Pfortader (>14 mm) oder der Milzvene (>12 mm) sind eher Spätsymptome. Kaliberstarre der V. mesenterica superior bei Valsalva früher zu erkennen. Milztumor und Aszites als indirekte Zeichen.

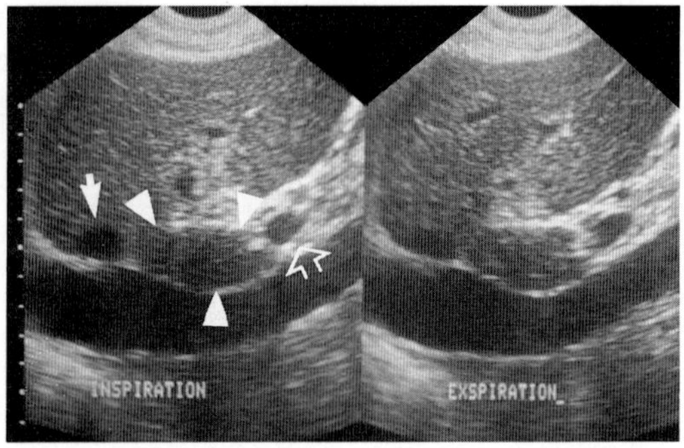

Abb. 5.19. Weite kaliberstarre V. cava inferior bei kardialer Stauung. Längsschnitt in Höhe der V. cava mit auffallend großem linkem Leberlappen und Lobus caudatus (►◄). (→) Lebervene, (⇨) Pfortader

Herdförmige Erkrankungen der Leber (Abb. 5.22–5.40)

Granulome in der Leber sind noch zu klein, als daß sie als herdförmige Veränderung mit Ultraschall auflösbar wären. Bei einer *Lebergranulomatose* findet sich daher allenfalls sonographisch eine Vergrößerung des Organs, eine Konturabrundung und Strukturverdichtung. Somit wird der Befund wie ein diffuser Leberschaden imponieren.
Tumoren in der Leber sind ab einer Größe von 1–2 cm als „Strukturdefekte" mit Binnenechos zu erkennen oder verursachen in ihrer Gesamtheit bei mehr diffuser Durchsetzung der Leber ein insgesamt inhomogenes Echomuster. Vom Ausmaß der Metastasierung abhängig, finden sich zusätzlich eine geringe bis erhebliche Vergrößerung der Leber sowie Konturveränderungen. Die Schalleitung der Metastasenleber ist auffällig gut (geringe Absorption).
Bei Tumoren lassen sich folgende unterschiedliche Echomuster beobachten:

- echoarm,
- echodicht,
- echodicht mit echoarmem Saum (Halo),
- echodicht mit echoarmem oder echofreiem Zentrum (Nekrose!),
- völlig inhomogen.

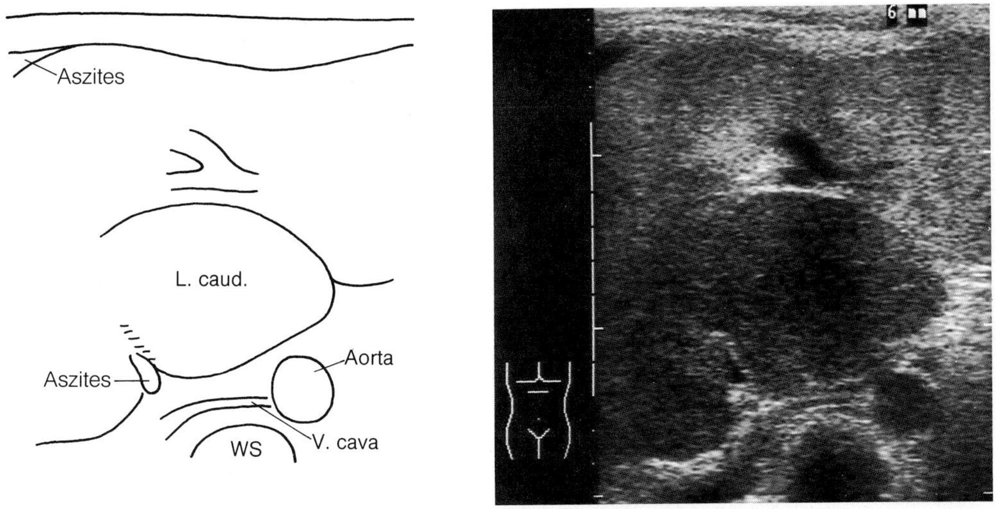

Abb. 5.20. Vergrößerter echoarmer Lobus caudatus bei Budd-Chiari-Syndrom. Der Lobus verdrängt die Lebergefäße und täuscht einen Tumor vor

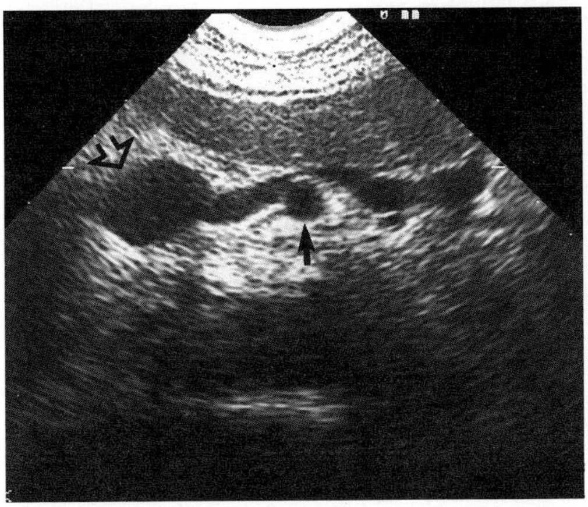

a

Abb. 5.21 a, b. Portale Hypertension. **a** Von der deutlich erweiterten Pfortader (⇨) zieht eine kaliberstarke Kollaterale in Richtung Magenfundus (→A. lienalis). **b** Weite Pfortader (>15 mm) bei Leberzirrhose mit portaler Hypertension (Schrägschnitt rechter Oberbauch entsprechend dem Verlauf der Pfortader)

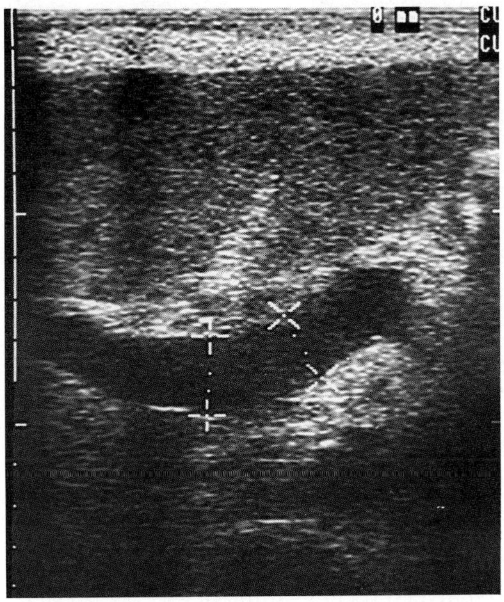

b

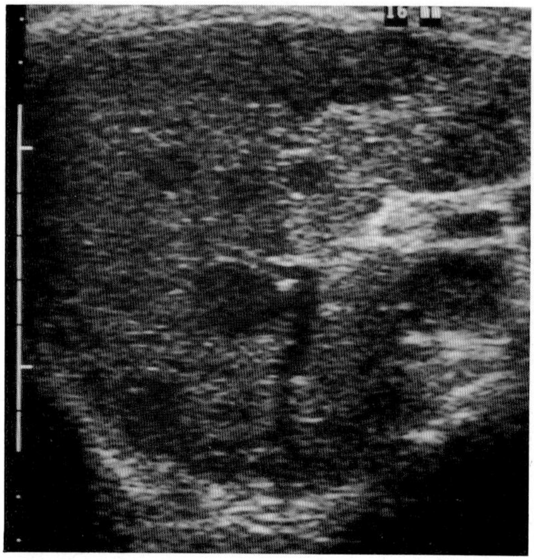

Abb. 5.22. Echoarme Tumorknoten in der Leber (Mammakarzinom)

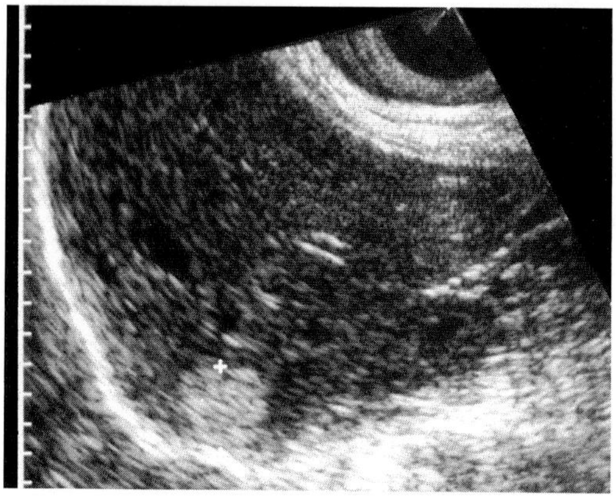

Abb. 5.23. Echodichter Tumor (Adenom)

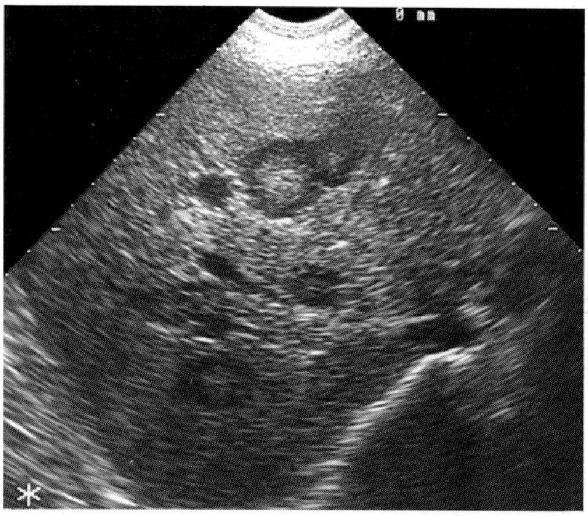

Abb. 5.24. Echodichte Tumoren mit „Halo" (Pankreaskarzinom)

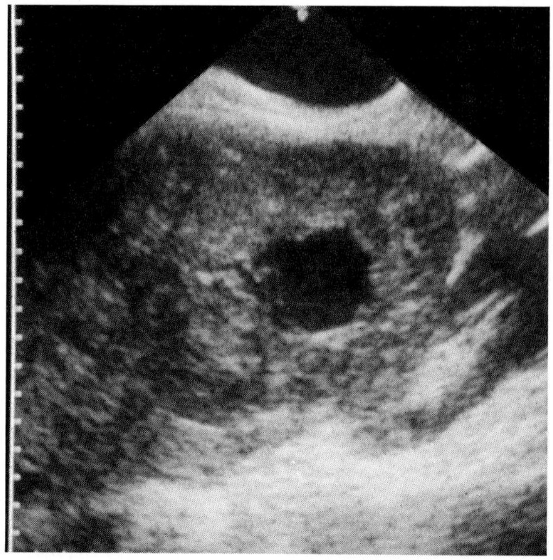

Abb. 5.25. Lebertumor mit zentraler (echofreier) Nekrose

Hinter Tumoren findet sich manchmal eine Schallverstärkung ähnlich wie bei Zysten. Andererseits kann auch eine vermehrte Schallschwächung bis hin zu einem Schallschatten beobachtet werden.

Wenn auch aus dem unterschiedlichen sonographischen Erscheinungsbild gewisse differentialdiagnostische Hinweise zu ziehen sind (s. Tabelle 5.2), so ist im einzelnen Fall doch keine endgültige Diagnose möglich. Ein Halo wird in der Leber merkwürdigerweise jedoch nahezu ausschließlich bei malignen Tumoren gefunden.

Der strukturelle Unterschied eines Tumors im Vergleich zum Leberparenchym kann so gering sein – bei annähernd gleichen akustischen Eigenschaften des Tumor- und Lebergewebes –, daß nur eine sorgfältige und langsame Durchmusterung der Leber die Diagnose ermöglicht.

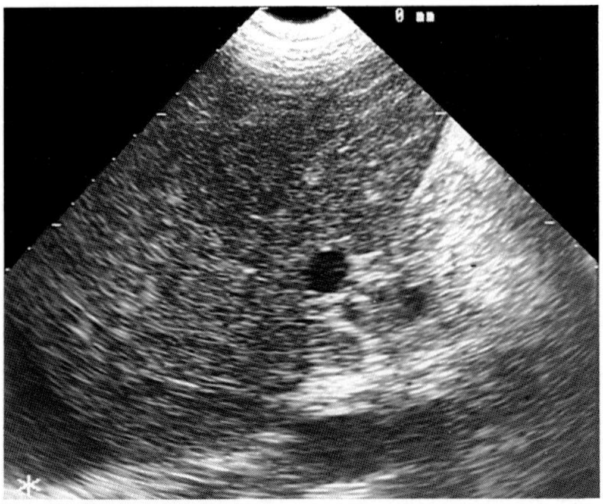

Abb. 5.26. Völlig inhomogene Echostruktur bei Lebermetastasen. Nur eine eingehendere Analyse läßt die Abgrenzung einzelner Tumorknoten und damit die Unterscheidung gegen eine Leberzirrhose zu

Eine falsch-negative Diagnose bei Tumoren kann bedingt sein durch:

- geringe Größe des Tumors (nicht auflösbar),
- geringer Kontrast des Tumors (hebt sich nicht ab),
- diffus infiltrierendes Wachstum (Bild des diffusen Leberschadens, Abb. 5.26).

Unter zytostatischer Behandlung werden (metastatische) Tumoren oft strukturdichter und absorbieren den Ultraschall stärker. Dadurch kann das anfangs klare Bild einer Lebermetastasierung maskiert werden! Weiterhin finden sich manchmal Verkalkungen sowie andererseits auch Nekrosen (echoarme bis echofreie Areale).

Maligne Lymphome zeigen gewöhnlich eine echoarme Struktur. Bei knotiger Infiltration in die Leber sind sie also meist leicht nachzuweisen, wobei das Bild dem einer Metastasenleber gleicht. Häufiger findet sich aber eine diffuse Infiltration in die Leber: Die Leber ist bei echoarmer Grundstruktur vergrößert. Dieses Bild ist unspezifisch! Schließlich sieht man in Einzelfällen eine Infiltration entlang der Gallengänge, die dann durch sehr helle Wandechos auffallen.

Tabelle 5.2. Differentialdiagnose herdförmiger Läsionen in der Leber.
Merke: Im Einzelfall ist eine sichere Zuordnung allein sonographisch nicht möglich, die Tabelle dient nur einer Orientierung über die höhere oder geringere Wahrscheinlichkeit!

Echofrei	Zyste, dysontogenetisch Zyste, parasitär (gekammert, Wandreflexe!) Abszeß (evtl. einzelne Echos!) Hämatom (evtl. einzelne Echos!) ***Cave:*** Nekrotischer Tumor!
Echoarm	Metastase (entdifferenziertes Karzinom, Sarkom, malignes Lymphom) Hepatozelluläres Karzinom FNH Hämangiom (40%!) Hämatom (s. oben) Abszeß (s. oben) ***Cave:*** Regional unterschiedliche Verfettung! Umschriebene Schallschwächung hinter Bindegewebe!
Echodicht	Metastase (höher differenziertes Karzinom, Adenokarzinom) Hepatom Adenom Hämangiom Narbe Bindegewebe
Echoarmer Saum („Halo")	Wahrscheinlich maligner Tumor
Intensive Echos mit Schallschatten	Verkalkung bei • Parasitärer Zyste • Malignen Tumoren • Benignen Tumoren • Hämatom • Abszeß Intrahepatischer Gangstein Fremdkörper in der Leber ***Cave:*** Aerobilie (s. S. 88)

Lebereigene Tumoren (Abb. 5.28–5.30) unterscheiden sich nicht von metastatischen Tumoren. Auch sie können multipel auftreten und eine mehr diffuse Durchsetzung der Leber verursachen (primär multizentrisches Leberhepatom). Ihre Eigenstruktur kann sowohl echoarm oder ringförmig angeordnet als auch echodicht sein. Der letztere Befund findet sich häufig bei Adenomen und

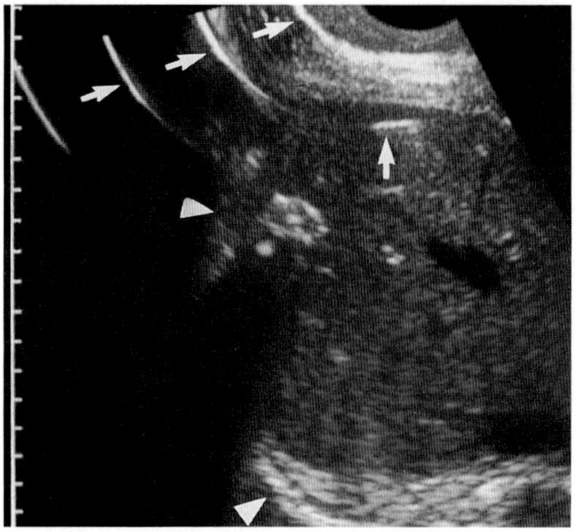

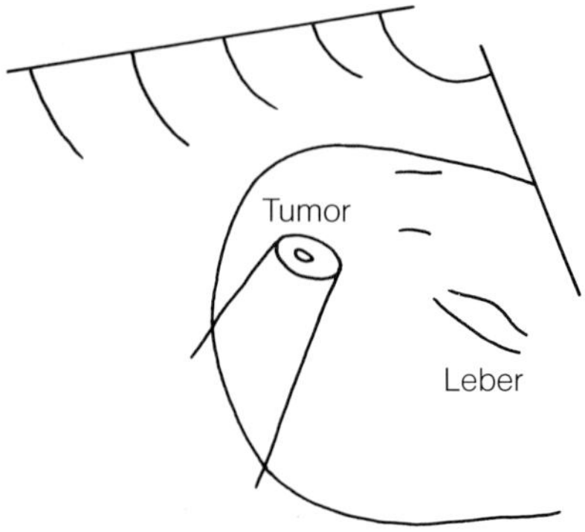

Abb. 5.27. Verkalkter Tumor im rechten Leberlappen nahe des Zwerchfells (►). Zu beachten ist der Schallschatten hinter dem Tumor. (→) = Mehrfachechos

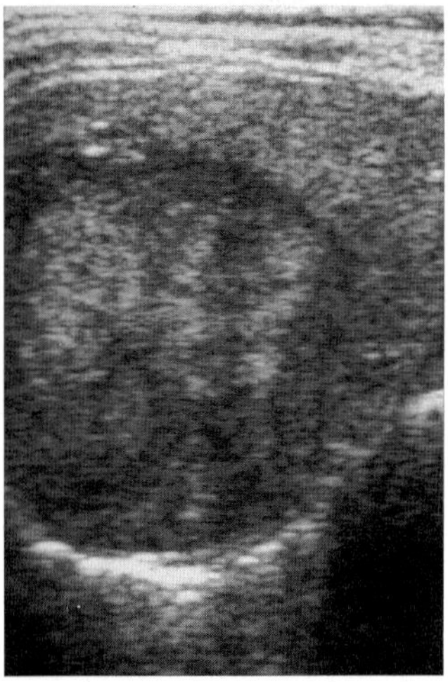

Abb. 5.28. Hepatozelluläres Karzinom (keine Zirrhose!)

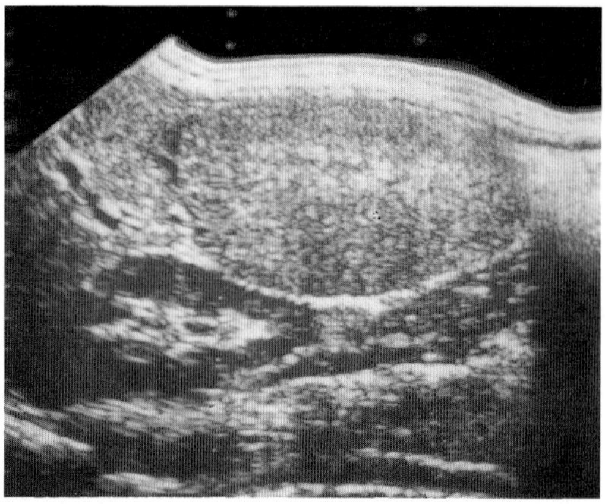

Abb. 5.29. Fokal noduläre Hyperplasie (vgl. Abb. 5.16e und 5.39). Compoundscan rechter Leberlappen)

Hämangiomen der Leber. Größere Hämangiome zeigen dagegen häufig ein unruhiges „wolkiges" Echomuster und eine landkartenartige Begrenzung. Bei der fokal nodulären Hyperplasie (FNH) ist das Echomuster echoarm. Manchmal geben diese Veränderungen keinen eindeutigen Kontrast zum umgebenden Lebergewebe.

Zysten in der Leber imponieren als strukturfreie Läsionen mit nachfolgender Schallverstärkung. Die äußere Begrenzung ist gewöhnlich glatt und scharf. Dysontogenetische Zysten (Abb. 5.34) zeigen selten Wandreflexe und sind selten gekammert. Manchmal beobachtet man von der Wand ausgehende flottierende wurmartige Echokomplexe. Diese können als Hinweise auf (ältere) Einblutungen betrachtet werden. Die parasitäre Zyste (Echinococcus cysticus) weist häufig Wandreflexe, evtl. sogar Verkalkungen auf. Eine Unterteilung durch septenartige Echos ist fast pathognomonisch (Tochterzysten, s. Abb. 5.35).

Der *Echinococcus alveolaris* zeigt ein eher uncharakteristisches Bild: In manchen Fällen gleicht er einem soliden, raumfordern-

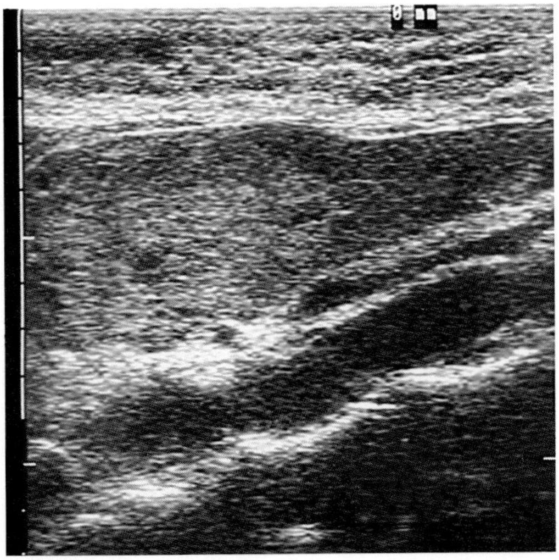

Abb. 5.30. Hämangiom

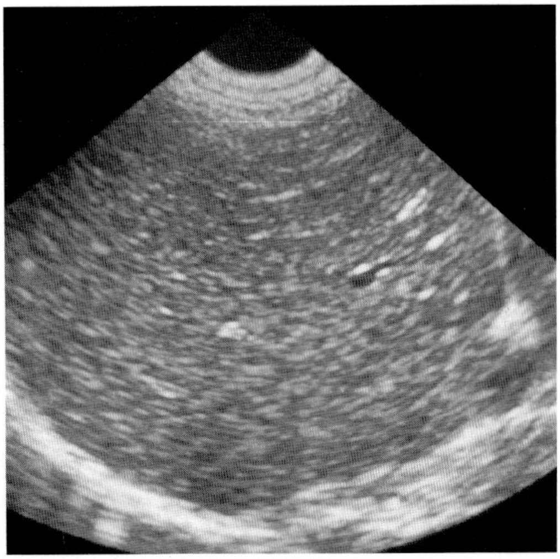

Abb. 5.31. Allenfalls diskret unregelmäßige Echostruktur einer allerdings deutlich vergrößerten Leber (rechter Leberlappen im Querschnitt). Intraoperativ multiple kleine (ca. 1 cm) Metastasen eines Kolonkarzinoms

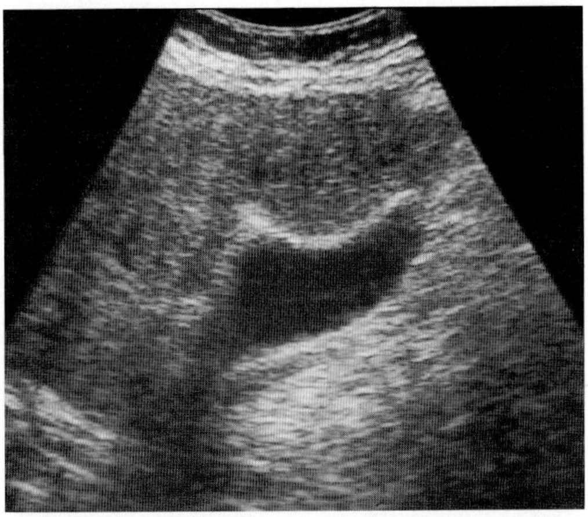

Abb. 5.32. Einzelne Metastase eines Plattenepithelkarzinoms. Bei geringem Kontrast nur an der Konturveränderung und der Impression der Gallenblase zu erkennen

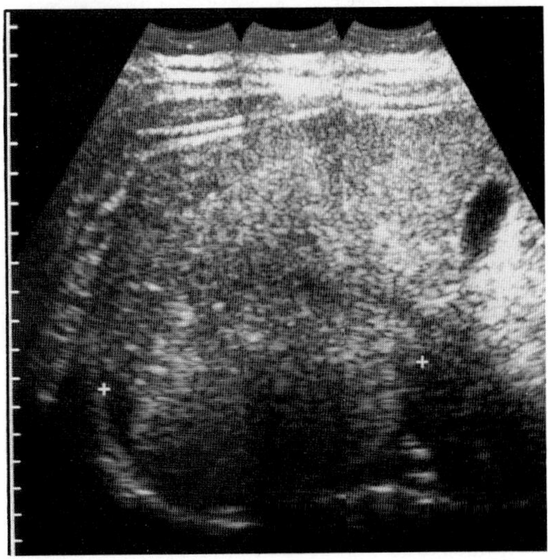

Abb. 5.33. Große Metastase bei Rektumkarzinom. Auch dieser große Tumor dorsal im rechten Leberlappen ist besonders bei nicht exakter Geräteeinstellung zu übersehen!

den Prozeß, in anderen findet sich nur eine dichte, vergröberte Struktur, die zunächst kaum auffällt, da auch die übrige Leber oft eine Verdichtung (Begleitreaktion!) zeigt.

Der *Leberabszeß* (Abb. 5.36 und 5.37) zeigt im Unterschied zu echten Zysten meistens eine unregelmäßigere äußere Begrenzung. Einzelne feine Strukturreflexe sind häufig. Das für Zysten typische Zeichen einer „relativen Schallverstärkung" hinter dem Prozeß fehlt oder ist nur geringfügig ausgeprägt.

Das *Hämatom* (Abb. 5.38) ist ebenfalls oft unregelmäßig begrenzt. Manchmal finden sich geradezu gangartige Verzweigungen. Strukturechos sind anfangs nur vereinzelt vorhanden und wenig intensiv. Sekundäre

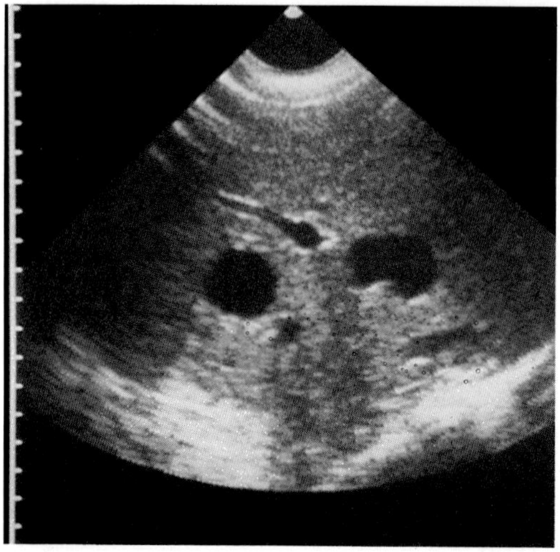

Abb. 5.34. Leberzysten (dysontogenetisch). Zu beachten sind: echofrei, scharfe Begrenzung, „Schallverstärkung". (Zwischen den beiden Zysten: Pfortaderast)

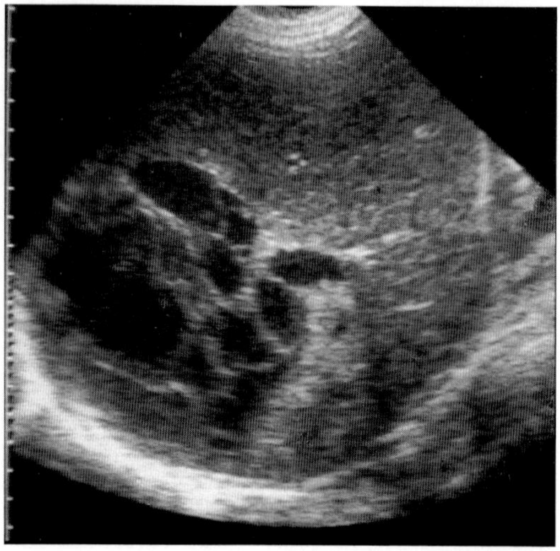

Abb. 5.35. Echinokokkuszyste. Typisch ist die Unterteilung der zystischen Raumforderung durch Tochterzysten

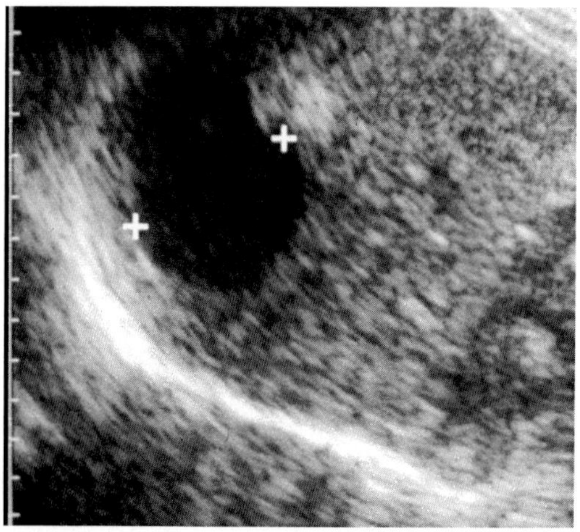

Abb. 5.36. Leberabszeß (Amöbenabszeß). Der im rechten Leberlappen gelegene Abszeß unterscheidet sich nur durch wenige feine Binnenechos von einer Zyste

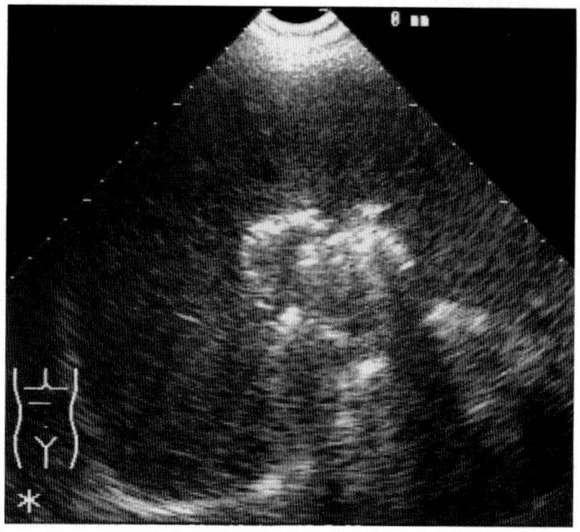

Abb. 5.37. Leberabszeß. Im Ultraschallbild sind die intensiven Luftreflexe im Abszeß bildbestimmend, dagegen ist keine Flüssigkeit zu erkennen. Der Befund könnte als Verkalkungen (z. B. Echinokokkus) fehlgedeutet werden

Veränderungen führen aber im Verlauf oft zu einer dichteren Struktur (= tumorähnliches Bild). Im Narbenstadium fällt evtl. noch ein Komplex heller Reflexe auf, der manchmal einen Schallschatten verursacht (Verkalkung).

Differentialdiagnostik (Tabelle 5.2)

Die Differentialdiagnostik bei Lebererkrankungen betrifft in erster Linie die Abgrenzung der verschiedenen Formen dieser Erkrankungen untereinander. Dabei wurde auf die Schwierigkeit, beim diffusen Par-

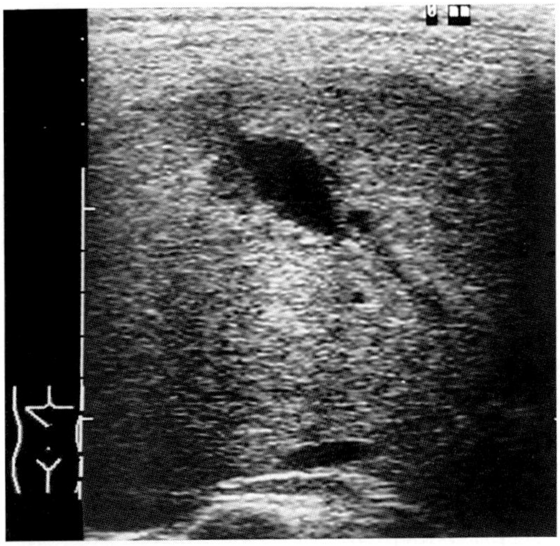

Abb. 5.38. Hämatom im rechten Leberlappen, ca. 24 h nach Unfall

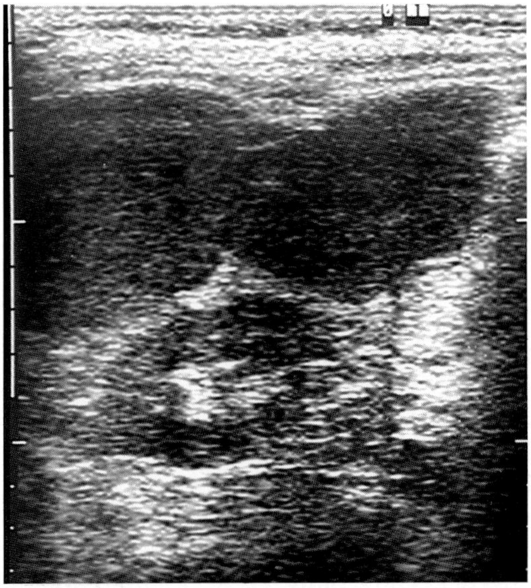

Abb. 5.39. Formanomalie: Riedel-Lappen (vgl. Abb. 5.16e und 5.29!). Längsschnitt

enchymschaden etwa zwischen toxischen Leberschäden, Hepatitiden und manchen Formen der Zirrhosen mit Ultraschall zu unterscheiden, bereits hingewiesen.

In klinischer Hinsicht interessiert bei der Feststellung von Leberveränderungen häufig am meisten, ob es sich um einen malignen, meist metastatischen Prozeß oder um benigne Veränderungen handelt. Die Unterscheidung zwischen einer großknotigen Leberzirrhose und einer diffusen Durchsetzung der Leber mit kleinen Tumorknoten ist bei guter Gerätequalität meist kein Problem. Dagegen ist die Frage zusätzlicher Tumorknoten in einer zirrhotisch umgebauten Leber, also die Frage nach dem Entstehen eines primären Hepatoms, kaum zu beantworten.

Auch die Feststellung eines umschriebenen Strukturdefekts in der Leber bedeutet noch nicht die endgültige Stellung einer Diagnose. Zwar spielen metastatische Tumoren in der klinischen Routine die größere Rolle (d.h. findet man eine Läsion bei bereits bekanntem Primärtumor, so ist auch der metastatische Tumor die wahrscheinlichste Diagnose), jedoch lassen sich prinzipiell metastatische nicht von lebereigenen und

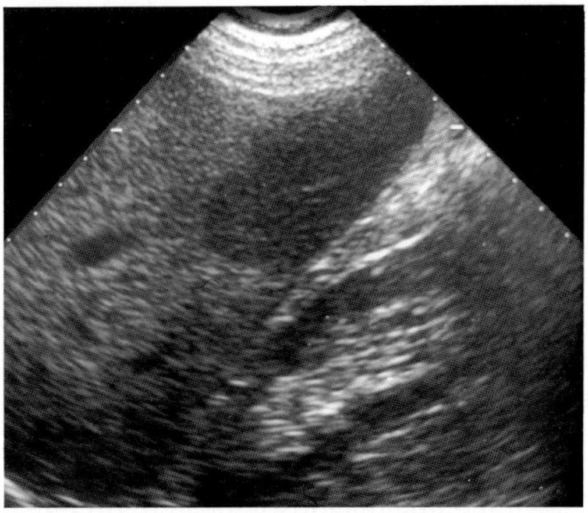

Abb. 5.40. Atypische Leberverfettung. Die ausgesparten echoarmen Bezirke täuschen eine tumoröse Infiltration vor. Typisch sind aber die erhaltene Kontur und der unbeeinflußte Verlauf der Gefäße

damit auch nicht von benignen Tumoren, z.B. Hämangiomen, die auch einmal multipel vorkommen können, unterscheiden.

Bei der Diagnose von *Leberzysten* müssen alle oben genannten Kriterien erfüllt sein! Schon bei einzelnen Strukturreflexen oder bei einer unregelmäßigen Begrenzung müssen differentialdiagnostisch in Betracht gezogen werden:

- Abszesse und Hämatome (Anamnese, Klinik!),
- nekrotisch zerfallene Tumoren (auch Gallengangskarzinom!),
- Hämangioendotheliom (fehlende Schallverstärkung).

Auf die sehr geringe Eigenstruktur mesothelialer Tumoren, die besonders bei mangelhafter Geräteeinstellung übersehen werden kann, muß in diesem Zusammenhang hingewiesen werden.
Im Einzelfall kann es schwierig oder unmöglich sein, zwischen einem lebereigenen, nach außen wachsenden Tumor und einem aus der Umgebung (z. B. Lymphknoten- oder Gallenblasenkarzinom) in die Leber infiltrierenden oder auch nur die Leber berührenden Tumor zu unterscheiden!

Möglichkeiten einer Fehlinterpretation

Der sonographische Normalbefund der Leber kann falsch-negativ sein bei akuter und gering ausgeprägter chronischer Hepatitis sowie seltener auch bei einer feingranulären Leberzirrhose. Einzelne kleine Metastasen sowie größere Metastasen, die sich in ihren akustischen Eigenschaften nicht von den akustischen Eigenschaften des Leberparenchyms abheben, können ebenfalls übersehen werden.
Die differentialdiagnostischen Grenzen der Interpretation diffuser Leberparenchymveränderungen und umschriebener Läsionen wurden bereits besprochen.
Eine weitere Möglichkeit zur Fehlinterpretation ist in einer mangelnden Untersuchungstechnik oder einer unzureichenden Geräteeinstellung begründet. So wird bei der Suche nach Tumoren gern der rechtskraniale Abschnitt der Leber (Zugang von lateral interkostal) vergessen. Weiterhin führt die heute übliche Verwendung höherer Frequenzen von vornherein zu einer echoärmeren Abbildung der dorsalen Partien des rechten Leberlappens, besonders bei großem sagittalem Leberdurchmesser. Dieser Befund darf nicht als vermehrte Absorption im Hinblick auf eine Leberzirrhose oder als echoarmer Bezirk im Sinne eines Strukturdefekts fehlinterpretiert werden.
Falsch-positive Befunde können durch die unterschiedliche Lappenbildung an der Dorsalfläche der Leber entstehen. Von vornherein zeigt der Lobus caudatus eine häufig echoärmere Struktur als das übrige Lebergewebe. Der Eindruck eines echoarmen und damit tumorverdächtigen Bezirkes kann weiterhin dadurch entstehen, daß hinter dem Gefäß-Gallengangs-Bündel infolge höherer Absorption der Schallintensität das Leberparenchym ebenfalls echoärmer als die übrige Leber wirkt.
Echoarme umschriebene Bezirke, die wie Tumore imponieren, finden sich noch bei umschriebener Nicht-Verfettung. Typisch sind fehlende Konturveränderung und unbeeinflußter Gefäßverlauf.
Schließlich kann der Riedel-Lappen (Abb. 5.39) leicht als raumfordernder Prozeß in oder an der Leber fehlgedeutet werden. Die richtige Diagnose ist nur zu stellen, wenn sich der Stiel mit den darin verlaufenden und sich in den Riedel-Lappen aufteilenden größeren Gefäßstrukturen abbilden läßt. Größere Gefäßstrukturen finden sich bei einem echten Tumor fast nie.

Diagnostischer Stellenwert

In der Diagnose und Differentialdiagnose des diffusen Leberschadens ist der Stellenwert der Ultraschalluntersuchung eher gering. Dies liegt vor allem an der Unmöglichkeit, zwischen einem schwerwiegenden Leberschaden und beispielsweise einer geringen Verfettung sicher zu unterscheiden. Darüber hinaus können Leberzirrhosen dem Ultraschallnachweis sogar vollständig entgehen. Weiterhin korreliert der sonographische Befund „diffuser Leberschaden" nur wenig mit Laborbefunden oder Histologie. In erster Linie dient also die Ultraschalluntersuchung bei diffusen Leberschä-

den dem Nachweis einer portalen Hypertension, dem Ausschluß von Erkrankungen benachbarter Organe und in gewissen Grenzen der Verlaufsbeobachtung.
Etwas höher ist der Stellenwert der Ultraschalluntersuchung bei den selteneren Gefäßerkrankungen in der Leber anzusetzen. Bei sorgfältiger Untersuchungstechnik lassen sich hier im Sinne der Vorfelddiagnostik Hinweise auf Störungen im Pfortadersystem oder an den Lebervenen gewinnen.
Die größte Bedeutung hat die Ultraschalldiagnostik aber in der Diagnose herdförmiger zystischer und tumoröser Veränderungen. Diese Läsionen können mit großer Zuverlässigkeit nachgewiesen werden. Die Ultraschalldiagnostik ist damit die erste Methode der Wahl zum Erkennen oder zum Ausschluß von Metastasen bei nachgewiesenem Primärtumor oder in der Tumornachsorge. Bei mehr zufällig entdecktem Tumor in der Leber und fehlenden Hinweisen auf einen Primärtumor ist trotz eines unterschiedlichen Erscheinungsbildes eine Differenzierung sonographisch nicht möglich.
Zum Nachweis von Leberverletzungen, insbesondere von Hämatomen, ebenso wie zum Nachweis von Leberabszessen ist die Ultraschalluntersuchung wiederum die Methode der Wahl. Differentialdiagnostische Probleme bei meist eindeutigem klinischen Hintergrund treten in der Praxis kaum auf.

Ergänzende und weiterführende Methoden

Bei sonographischem Verdacht auf Zysten, klinischen Beschwerden oder möglicher Exposition ist der serologische Nachweis oder Ausschluß eines Echinococcus cysticus erforderlich.
Bei Tumoren unklarer Histologie und Dignität ist in der Regel die ultraschallgezielte Feinnadelpunktion die rationellste ergänzende diagnostische Maßnahme. Bei einem symptomlosen Tumorknoten in der Leber und fehlenden Hinweisen auf einen Primärtumor nimmt die Wahrscheinlichkeit eines lebereigenen und damit auch die Wahrscheinlichkeit eines benignen Tumors zu. Zum Nachweis oder Ausschluß mindestens des häufigsten benignen lebereigenen Tumors, des Hämangioms, evtl. auch einer FNH sind Angiographie, Angio-CT oder nuklearmedizinische Methoden geeignet. Sie können daher einer dann nur bei negativem Befund notwendigen Feinnadelpunktion vorgeschaltet werden.
Zunehmende Bedeutung wird zukünftig den Ultraschall-Doppler-Verfahren (Color und Duplex) in erster Linie bei Gefäßerkrankungen zukommen.

5.3 Gallenblase

Indikationen

- Gallenstein(e)
- Entzündung
- Tumor
- „Oberbauch-Check"

Untersuchungstechnik

Vorbereitung: Untersuchung nur bei nüchternem Patienten. Ausnahme Notfalldiagnostik!

Lagerung: Gewöhnlich Rückenlage. Zusätzliche Untersuchung im Stehen (Beweglichkeit der Steinreflexe!) sowie 45° nach links gedreht, selten Knie-Ellenbogen-Lage zum Nachweis kleinster Steine.

Untersuchungsgang: Bei tiefer Inspiration Aufsuchen der Gallenblase zunächst in Längsschnitten entweder von medial (zunächst Darstellung des linken Leberlappens und der Aorta) oder von lateral (zunächst Darstellung des rechten Leberlappens und der Niere). Ergänzendes Durchmustern der Gallenblase in Querschnitten und/oder in einem Schrägschnitt parallel zum Rippen-

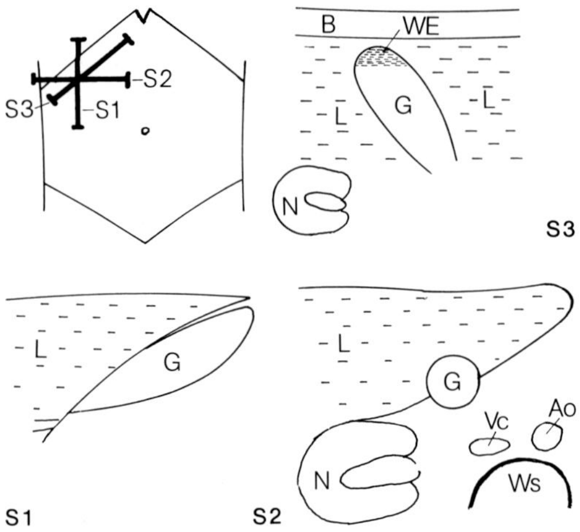

Abb. 5.41. Typische Schnittebenen bei der Untersuchung der Gallenblase.
S1: Längsschnitt entsprechend der Körperlängsachse. Diese Schnittebene muß je nach Lage der Gallenblase deren Längsachse angepaßt werden. Geeignet zur Orientierung im Rahmen der Oberbauchdiagnostik.
S2: Querschnitt. Geeignet zur Bestimmung des queren Durchmessers und zur Diagnostik kleiner Steinchen.
S3: Subkostaler Schrägschnitt – „Flachschnitt“. Geeignet bei schwierigen Untersuchungsbedingungen

rand mit nach kranial gerichtetem Schallkopf (Abb. 5.41).
Überprüfung der Beweglichkeit von Gallensteinen bei zunächst zweifelhaftem Befund durch Untersuchung im Liegen und im Stehen bzw. Seitenlage.
Überprüfung der Kontraktionsfähigkeit der Gallenblase, insbesondere bei grenzwertiger Größe 0,5 h nach Gabe einer üblichen Reizmahlzeit (z. B. Biloptin Reizmahlzeit, Schering) unter Beachtung der relativen Kontraindikation vorangegangener Koliken.

Meßpunkte: Die sehr variable Form und Größe der Gallenblase ist zu beachten! Soweit überhaupt erforderlich, Feststellung des queren Durchmessers der Gallenblase: Grenzwert 4 cm. Wanddicke < 3 mm (nicht kontrahiert!).

Dokumentation: Im Normalfall genügt ein Bild entsprechend der Längsachse der Gallenblase (bei Screeninguntersuchung der Oberbauchorgane ein Bild im Querschnitt, das gleichzeitig Teile der Leber und den Pankreaskopf erfassen kann).
Bei einzelnen Steinen genügt ebenfalls Dokumentation in einem typischen Bild. Ausnahme: Größenbestimmung einzelner Gallensteine aufgrund des Schallschattens bei chemischer Behandlung. Hier ist die Dokumentation in 2 aufeinander senkrecht stehenden Ebenen notwendig. Dokumentation einer „Steingallenblase“ (s. unten) am besten im Querschnitt.

Untersuchung von Gallenblase und Gallenwegen

Form der Gallenblase (häufig irreguläre Abwinkelung!)
Querer Durchmesser (< 4 cm)
Wanddicke (< 3 mm nüchtern!)
„Versteckte“ Steine
- Gallenblasenhals
- Gallenblasenfundus (störende Mehrfachechos!)
- Kleiner Stein ohne Schallschatten

Umlagerung zur Überprüfung der Differentialdiagnose
- Stein – kleiner Polyp
- Gallengrieß – Sludge
- Erkennung versteckter Steine

Reizmahlzeit zur Funktionsdiagnostik
Intrahepatische Gallengänge
- erweitert?
- Luftreflexe?
- Intrahepatische Gangsteine?

Ductus hepatocholedochus
- Weite?
- Abbruch (Gallengangstumor)?
- Stein?
- Pankreaskopf?
- Pankreasgang erweitert?

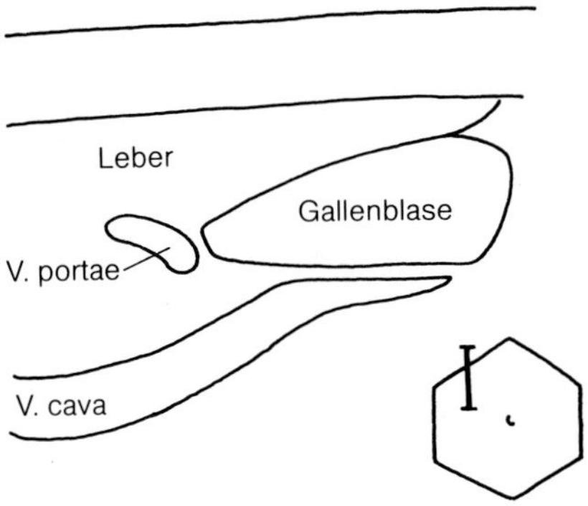

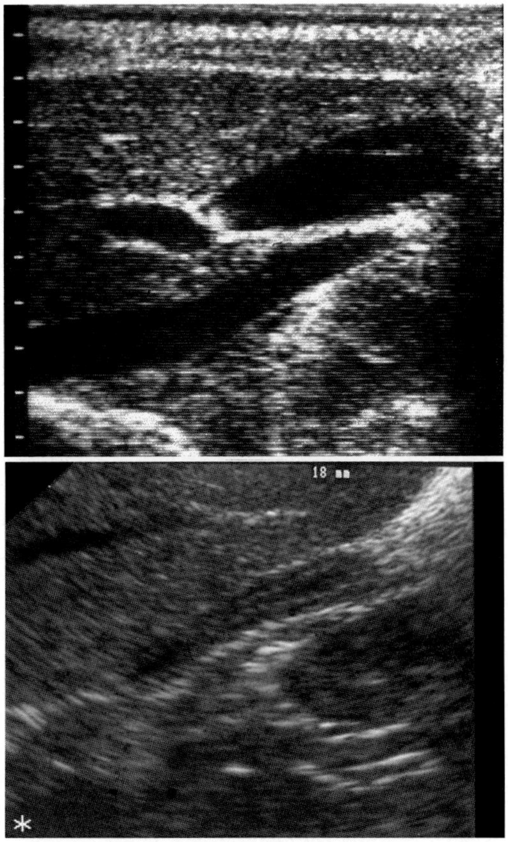

a

b

Abb. 5.42 a, b. Unauffällige Gallenblase im Längsschnitt. **a** Bei nüchternem Patienten, **b** kontrahiert

Untersuchungshindernisse: Vor allem der nicht nüchterne Patient (Kontrolluntersuchung)!
Bei Meteorismus und Koloninterposition Untersuchung von rechts lateral interkostal, evtl. auch von dorsal mit der Niere als akustischem Fenster meist möglich. Auch Aszites ist kein Hindernis (*Cave:* Wandödem!).
(Inadäquate Untersuchung <1%)

Normalbefund (Abb. 5.42)

Gallenblase ziemlich (Artefakte!) strukturfrei am Unterrand der Leber darstellbar. Variable Form und Größe, querer Durchmesser meist <4 cm.
Die Gallenblasenwand ist oft nur als zartes Echoband angedeutet. In kontrahiertem Zustand erreicht die Wand dann eine Dicke von 3–4 mm und zeigt oft eine Dreischichtung.

Normvarianten: Häufig ist die Gallenblase abgewinkelt. Der Sporn des Knicks ragt dann in das Lumen. Er darf nicht als echtes Septum interpretiert werden.

Pathologische Befunde (Abb. 5.43–5.56)

Gallenblasenhydrops: Deutliche Vergrößerung der Gallenblase mit einem queren Durchmesser von 4 cm und fehlender Kontraktion. Der ursächliche Zystikusstein ist oft nicht direkt darzustellen.

Gallensteine: Das Ultraschallbild der Gallensteine hängt ab von Anzahl und Größe der Steine sowie vor allem davon, ob noch Flüssigkeit in der Gallenblase vorhanden ist. Die typischen Befunde sind in Abb. 5.43 dargestellt. Aus praktischen Gründen unterscheidet man zwischen einzelnen Steinen und einer mit Steinen völlig ausgefüllten Gallenblase. Im ersteren Fall sieht man

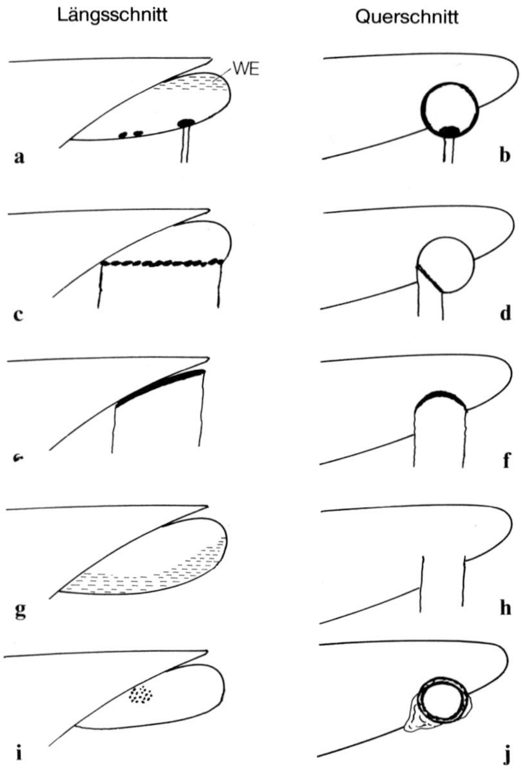

Abb. 5.43 a–j. Pathologische Befunde an der Gallenblase. **a** Einzelne Steine mit und ohne (≤5 mm) Schallschatten, Mehrfachechos; **b** einzelner Stein; **c** viele kleine schwebende Steine; **d** multiple kleine, an der Rückwand gelegene Steine (nur scheinbar an der Seitenwand bei schräg aufgesetztem Schallkopf!); **e, f** Steingallenblase; **g** Sludge (s. Text); **h** Steingallenblase ohne Steinechos; **i** polypöser Tumor; **j** Cholezystitis (Ödem der Wand)

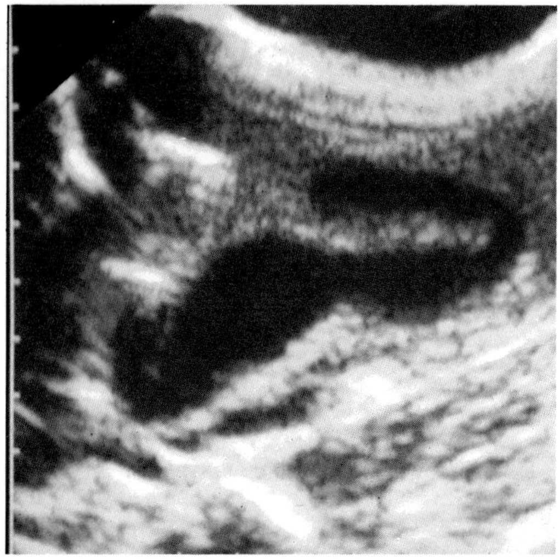

Abb. 5.44. Mehrfach abgewinkelte Gallenblase

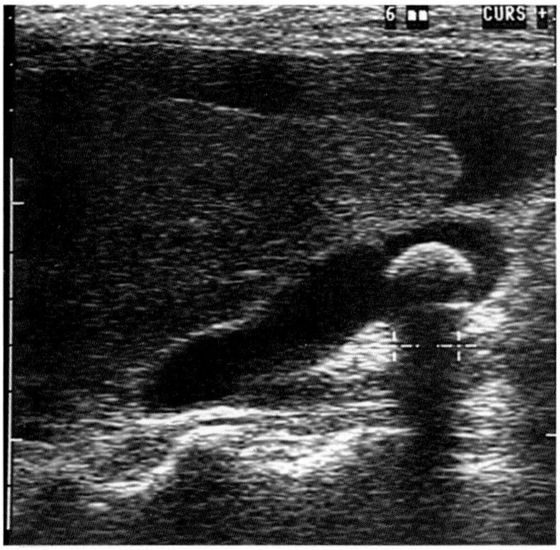

Abb. 5.45. Einzelner etwa 14 mm großer Stein. (Vor und unterhalb der Leber Aszites!)

dem oder den Steinen entsprechend intensive Echos meist an der Rückwand der Gallenblase, seltener schwimmend im Fundus. Zusätzlich verursachen die Gallensteine infolge der hohen Absorption einen kennzeichnenden Schallschatten. Dieser kann allerdings bei kleinen Steinen (<5 mm) sowie auch bei stark konvergierendem Strahlengang ("compound scan") und bei Übersteuerung des Geräts fehlen. Aus diesem Grund ist bei kleinen in der Gallenblase gelegenen Reflexen nach dem Schallschatten bei niedrig eingestelltem Tiefenausgleich zu suchen. Der flüssigkeitshaltige Anteil der Gallenblase ist weiterhin gut abgrenzbar, die dorsalen Partien der Gallenblase sind bei zunehmender Zahl der Steine verdeckt. Von einer „Steingallenblase“ (Abb. 5.50)

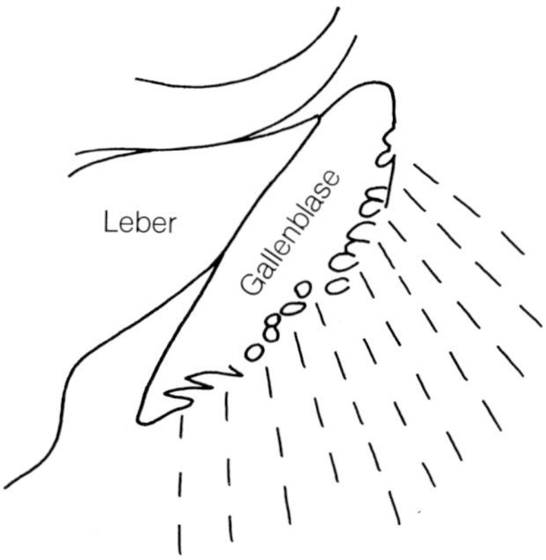

Abb. 5.46. Multiple kleine zusammenliegende Steinchen, teilweise noch einen inkompletten Schallschatten verursachend, Gallenblase selbst vergrößert

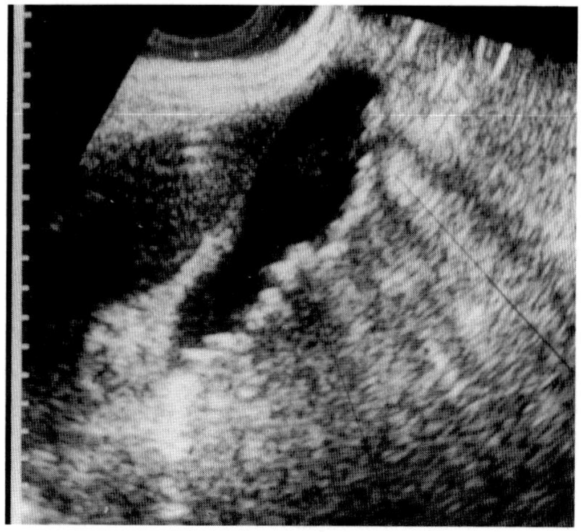

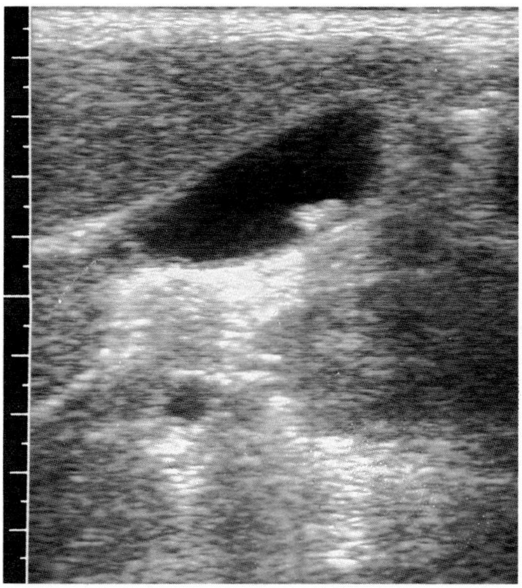

Abb. 5.47. Kleine Gallensteinchen ohne Schallschatten

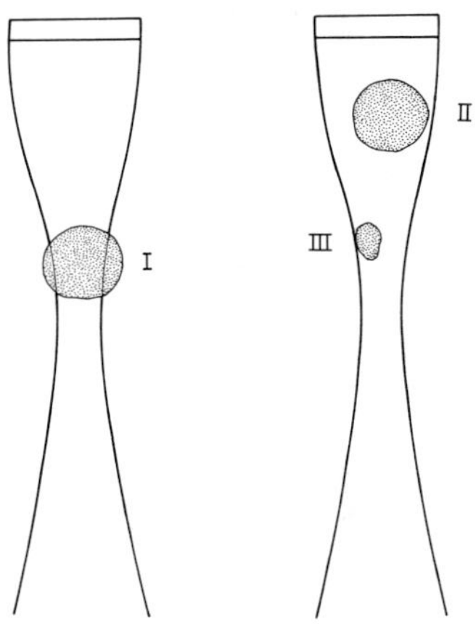

Abb. 5.48. Schema zur Entstehung von Schallschatten hinter Steinen. Stein *I* verursacht einen Schallschatten, da sein Durchmesser größer ist als der aktuelle Durchmesser der Schallkeule, die ihn trifft. Die gesamte Energie geht so verloren. Die Steine *II* und *III* verursachen keinen Schatten, da sie nur einen Teil des Ultraschallstrahls absorbieren bzw. reflektieren. Stein *III* ist kleiner als *I*, Stein *II* liegt bei gleicher Größe wie *I* außerhalb der Fokuszone, also in einem Bereich schlechterer Auflösung

sprechen wir, wenn die meist geschrumpfte Gallenblase von Steinen völlig ausgefüllt ist, so daß keine Gallenflüssigkeit mehr vorhanden ist. Hierbei sieht man – am besten im Querschnitt – den an der Vorderfläche des oder der Steine entstehenden bogenförmigen Steinreflex im Gallenblasenbett. Der meist intensive Schallschatten verdeckt die restliche Gallenblase gänzlich. In seltenen Einzelfällen sieht man nur den intensiven Schallschatten und keine Gallensteinreflexe.

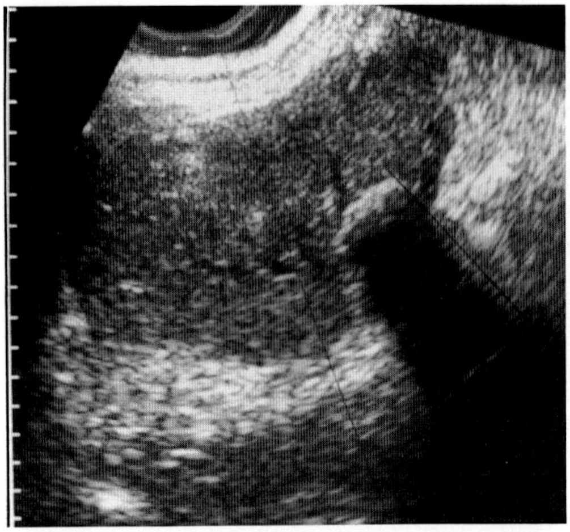

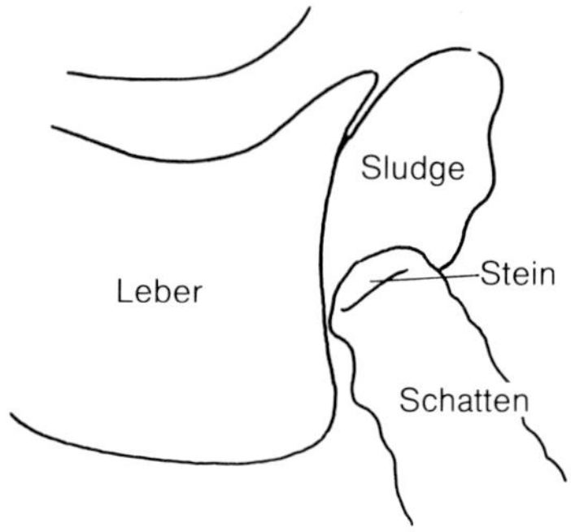

Abb. 5.49. Gallenstein und Sludge. Differentialdiagnostisch muß hier ein Tumor erwogen werden sowie bei entsprechender Klinik ein Empyem

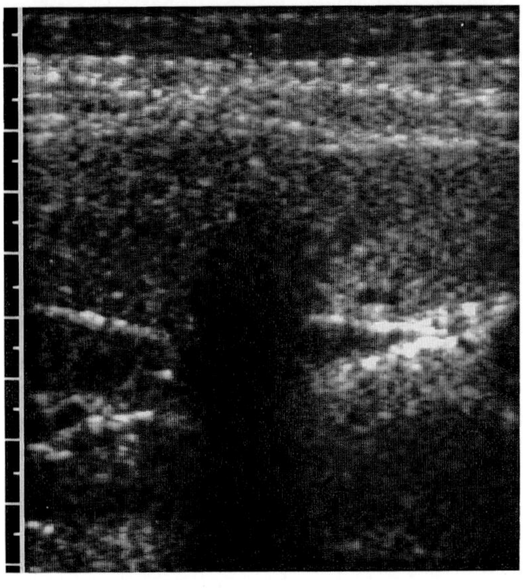

Abb. 5.50. „Steingallenblase". Erkennbar ist ein breiter Schallschatten, beginnend im Gallenblasenbett. Dieser entsteht an der vorderen Front der mit Steinen gefüllten Gallenblase und verdeckt diese komplett (Querschnitt)

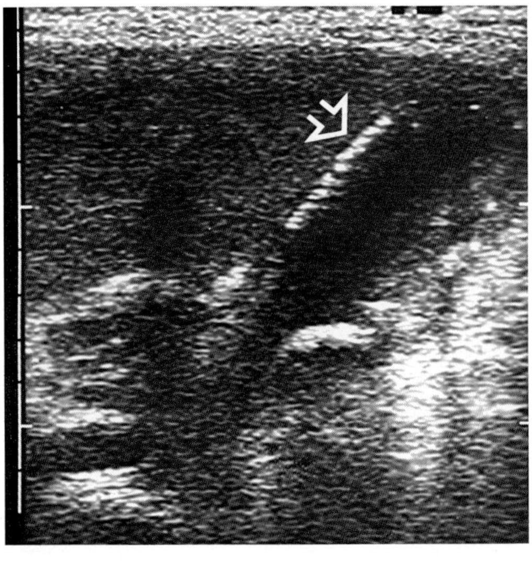

Abb. 5.51. Gallenstein, Sludge und Luftreflexe in der Gallenblase (Empyem). Die Luftreflexe (⇨) sammeln sich an der Vorderwand der Gallenblase

Cholezystitis und Empyem: Eine *Cholezystitis* wird häufig aufgrund einer Verdickung (>3 mm) der Gallenblasenwand angenommen (Abb. 5.52). Es ist aber zu beachten, daß eine verdickte Wand auch beobachtet wird bei:

- Adenomyomatose,
- Aszites (vor allem bei portaler Hypertension! vgl. S. 121)
- Zirrhose,
- Dysproteinämie,
- Tumor,
- Porzellangallenblase.

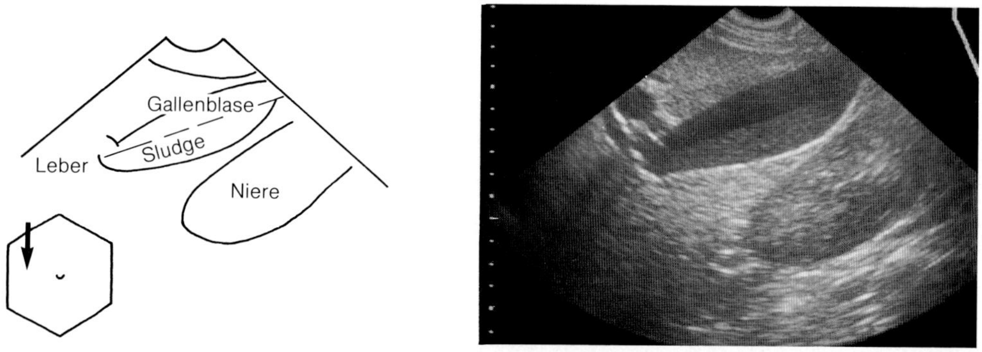

Abb. 5.52. Sludge in der Gallenblase. Keine sonstigen Veränderungen an der Gallenblase, somit Folge eines Fastenzustandes

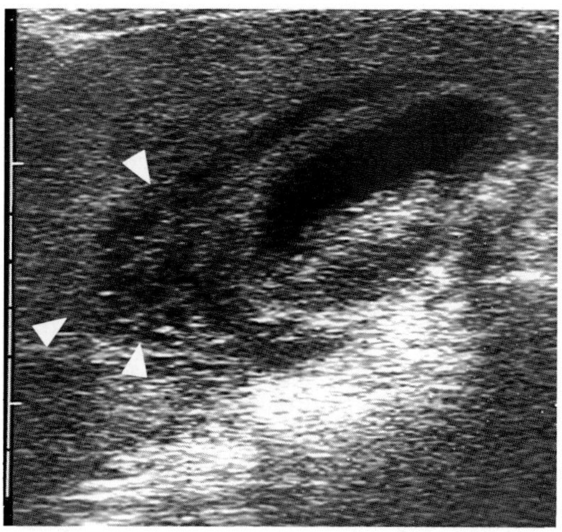

Abb. 5.53. „Akute Galle“. Cholezystitis und Pericholezystitis (►) bei Zystikusstein. Zu beachten sind die enorme Wandverdickung und die Flüssigkeit im Gallenblasenbett (►)

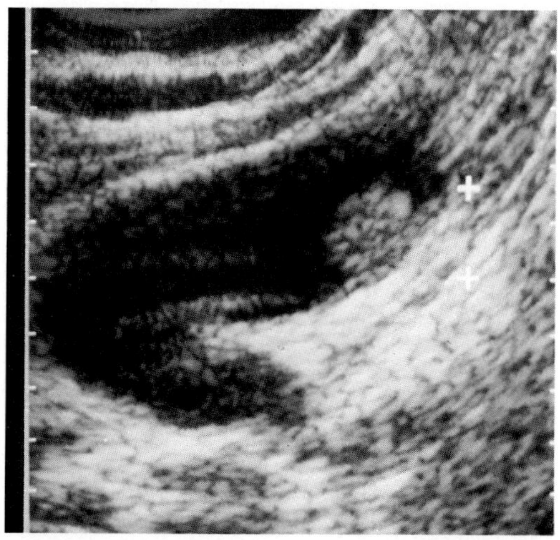

Abb. 5.54. Sludge in der Gallenblase, verklumpt und ohne typische Spiegelbildung: Verwechslung mit polypösem Tumor möglich!

Auf eine akute Entzündung weist vor allem eine unregelmäßige Verdickung und unregelmäßige Echostruktur hin, weiterhin Flüssigkeit im Gallenblasenbett („Pericholezystitis“). Für die Diagnose besonders wichtig ist das Murphy-Zeichen, d.h. der mittels Einfingerpalpation unter Ultraschallsicht in der Gallenblase nachgewiesene Druckschmerz.

Beim *Gallenblasenempyem* (Abb. 5.51) findet sich nur manchmal eine teilweise oder insgesamt mit Strukturreflexen ausgefüllte Gallenblase (Sludgephänomen). Dieser Befund ist allerdings nicht für ein Empyem beweisend (s. unten!) (Abb. 5.23, 5.24).
Das sicherste Zeichen einer „akuten Galle“ bleibt der eindeutige Druckschmerz bei „ultraschallgezielter“ Palpation der Gallenblase.

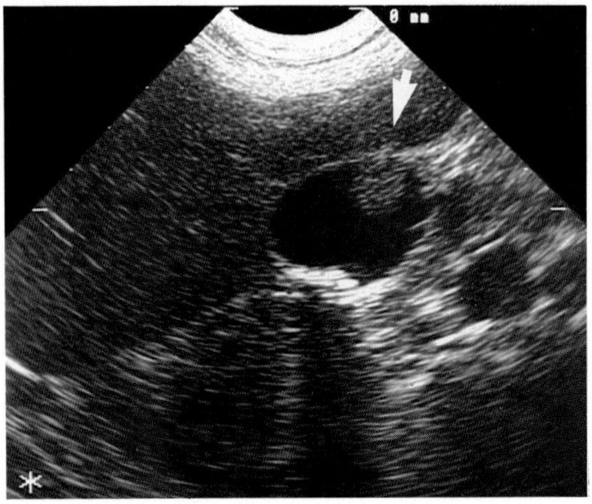

Abb. 5.55. Gallenblasenpolyp (Cholesterolpolyp) (→) und -stein (Querschnitt)

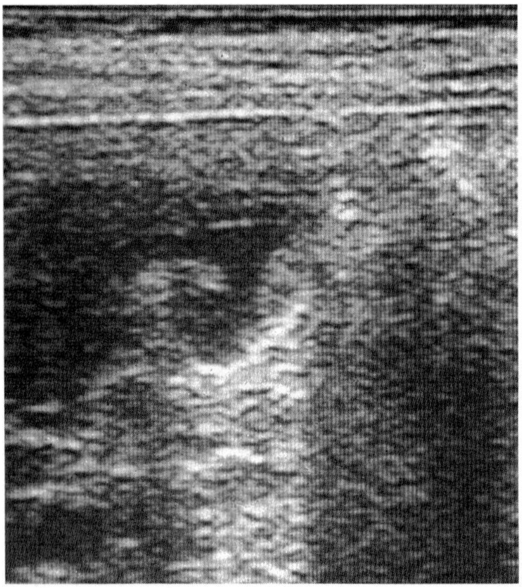

Abb. 5.56. Gallenblasenkarzinom (Zufallsbefund, kurativ operabel)

Porzellangallenblase: Intensive Wandreflexe in ausgeprägten Fällen mit Schallschatten (DD: „Steingallenblase"!)

Gallenblasentumor: Leicht erkennbar sind schon bei einer Größe von wenigen Millimetern polypenartig in das Lumen der Gallenblase hereinragende Gallenblasentumoren. Im Gegensatz zu Steinen zeigen sie eine feine, komplexe Echostruktur und verursachen keinen Schallschatten. Auch durch ihre konstante Lage sind sie im Zweifelsfall von Steinen zu unterscheiden.
Relativ schwer zu identifizieren sind dagegen größere Gallenblasentumoren, die über das Niveau der Gallenblase hinausgehen. Diese infiltrieren die Leber meist so, daß sie von einem am Unterrand des rechten Leberlappens sitzenden, lebereigenen oder metastatischen Tumor nicht zu unterscheiden sind, es sei denn, in den Tumor sind Steine – erkennbar am Schallschatten – eingeschlossen.

Differentialdiagnostik

Die Erkennung der Gallenblase selbst verursacht gewöhnlich keine diagnostischen Schwierigkeiten. Auf eine vorausgegangene Cholezystektomie ist im Einzelfall zu achten, da die Patienten bei komplexen Operationen nicht immer über das Ausmaß orientiert sind und der „Gallenblasenschnitt" atypisch sein kann. Allein vom Ultraschallbild her wäre bei Zustand nach Cholezystektomie eine rechts lateral gelegene Pankreaszyste nicht sicher von einer rundlichen Gallenblase zu unterscheiden.
Die Unterscheidung zwischen einem Stein und einem kleinen Polyp ist meist einfach, außer bei einzelnen kleinen wandhaftenden Steinchen. Sogenannte Cholesterolpolypen (Abb. 5.55) sind von echten neoplastischen Polypen nicht zu unterscheiden (für erstere sprechen Kleinheit und Mehrzahl). Gasblasen (Perforation in den Magen-Darm-Trakt) steigen stets zur höchsten, Steine sinken fast immer zur tiefsten Stelle in der Gallenblase. Sludge (s. unten), Gallegries und Tumoren können in gleicher Weise Binnenechos verursachen. Für Sludge muß es stets eine Ursache (Fastenzustand, s. Abb. 5.52) geben. Gries lagert sich entsprechend der Schwere schneller um.

Möglichkeiten einer Fehlinterpretation (Abb. 5.57–5.60)

Im Hinblick auf die Steindiagnostik ist besonders für den Anfänger die Verwechslung mit Luftreflexen in angelagerten Darmschlingen möglich (Abb. 5.57). Typischerweise ist bei Luft- bzw. Darmgasen das Echo intensiv und der Schatten nicht intensiv, während die Verhältnisse bei Steinen genau umgekehrt sind. Zu beachten ist, daß Luftreflexe, die direkt an der Dorsalfläche der Gallenblase liegen, durchaus scheinbar in das Lumen hineinragen können. Im Zweifelsfall Umlagerung, Gabe einer Reizmahlzeit oder Wiederholungsuntersuchung zur Klärung der Diagnose (Abb. 5.58).
Bei kleinen Gallensteinen kann ein Schallschatten überhaupt fehlen oder durch Übersteuerung des Geräts verschwinden. Auch hier spricht die Lageänderung des verdächtigen Reflexes bei Umlagerung des Patienten für einen Stein.
Leicht übersehen werden Steine im Gallenblasenhals und bei abgewinkelter Gallenblase. Allerdings darf ein Schallschatten an der Seitenkante (also etwa am Gallenblasenhals!) nicht als indirektes Zeichen eines Steins bewertet werden (Seitenkantenphänomen, Abb. 5.60).
Zu erwähnen ist hier auch das sog. Sludgephänomen. Man spricht davon, wenn sich in der Gallenblase zahlreiche feine Reflexe finden (sog. solide Struktur der Gallenblase) (Abb. 5.52 und 5.54). Bei Untersuchung im Liegen und Stehen kann man eine Lageveränderung dieses strukturierten Bezirks in der Gallenblase nur nach mehreren Minuten beobachten. Diese Echos entstehen vor allem an Cholesterinkristallen.

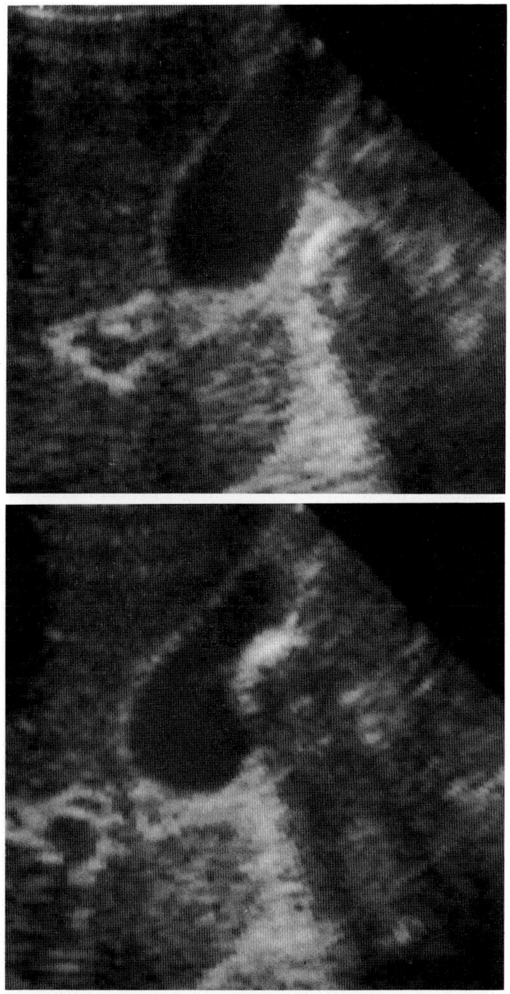

Abb. 5.57. Pitfalls: Luft im Querkolon täuscht einen Gallenstein vor. Untersuchung in Inspiration (*oben*) und Exspiration (*unten*)

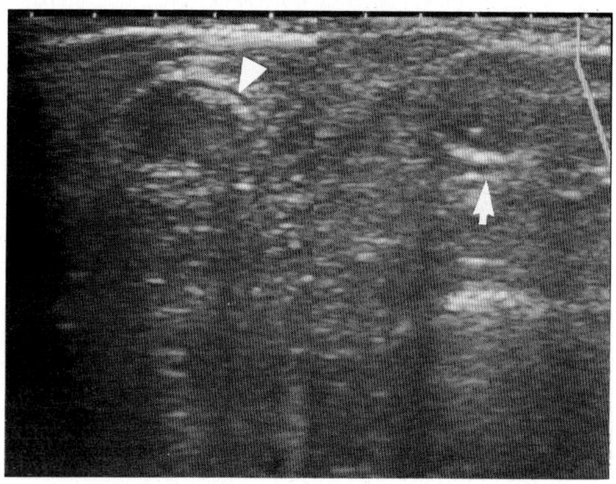

Abb. 5.58. Pitfalls: Bei schlechten Untersuchungsbedingungen fraglich kleine Steinchen, DD Schallverstärkung an der dorsalen Wandung (→). Untersuchung in Knie-Ellenbogen-Lage (*links*) beweist die jetzt auf die Vorderwand gefallenen Steinchen (►)

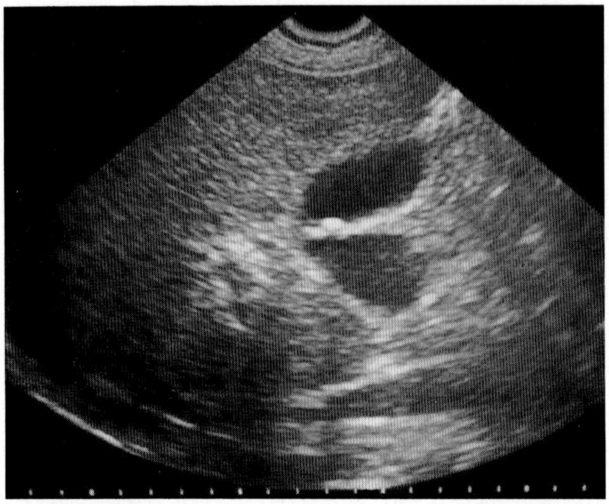

Abb. 5.59. Stark abgewinkelte Gallenblase mit kleinem, leicht zu übersehendem Steinchen (auf dem Sporn)

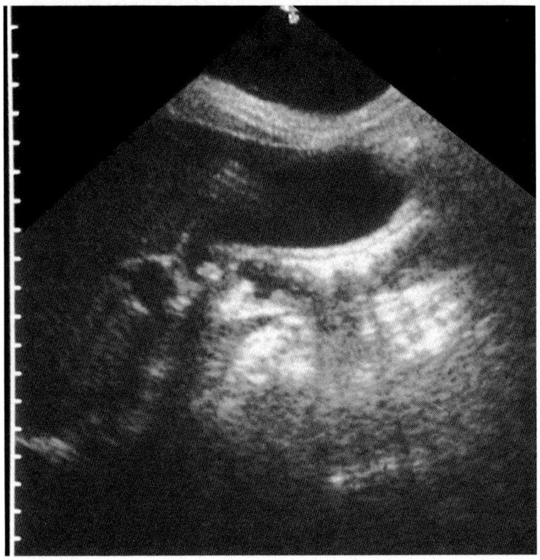

Abb. 5.60. Kleiner Stein im Gallenblasenhals, leicht zu übersehen, insbesondere bei Verwendung eines Linear-array-Systems

Diese wiederum finden sich vor allem im Fastenzustand oder bei Entleerungsstörungen. Jedoch kann auch ein Empyem (s. oben) ein gleichartiges Bild bieten. Schließlich muß bei dieser soliden Struktur der Gallenblase auch an einen Tumor gedacht werden.

Diagnostischer Stellenwert

Bei der Suche nach Gallensteinen ist die Ultraschalldiagnostik in der Hand des Erfahrenen die Methode der Wahl. Die Erkennbarkeitsgrenze bei einzelnen kleinen Steinen übertrifft die der Röntgendiagnostik, da auch einzelne, 2–3 mm große Steine nachzuweisen sind. Die Rate der inadäquaten Untersuchungen ist im Vergleich zur Röntgendiagnostik wesentlich geringer. Eine Belastung durch Strahlen oder Kontrastmittel fehlt.

Alternative und ergänzende Methoden

Bei unsicherem Befund empfiehlt sich natürlich komplementär eine röntgenologische Untersuchung. Im allgemeinen wird man aber die Röntgenkonstrastuntersuchung, und zwar in erster Linie in Form eines Infusionscholezystogramms, ergänzend anwenden, wenn sonographisch Gallensteine nachgewiesen sind und präoperativ die Gallengänge überprüft werden sollen. Zur Frage des Kalkgehaltes genügt eine Röntgenleeraufnahme, Steingröße und Gallenblasenfunktion sind vor einer steinauflösenden Therapie mittels Ultraschall zu klären.

5.4 Gallenwege

Indikationen

Ikterus: (Beschwerden nach Cholezystektomie). Bei Untersuchung der Leber und Gallenblase sowie des Pankreas.

Untersuchungstechnik

Vorbereitung: Nüchtern, abgesehen von Notfallsituationen. Distaler Ductus choledochus auch bei vollem Magen (s. Pankreasdiagnostik S. 91).

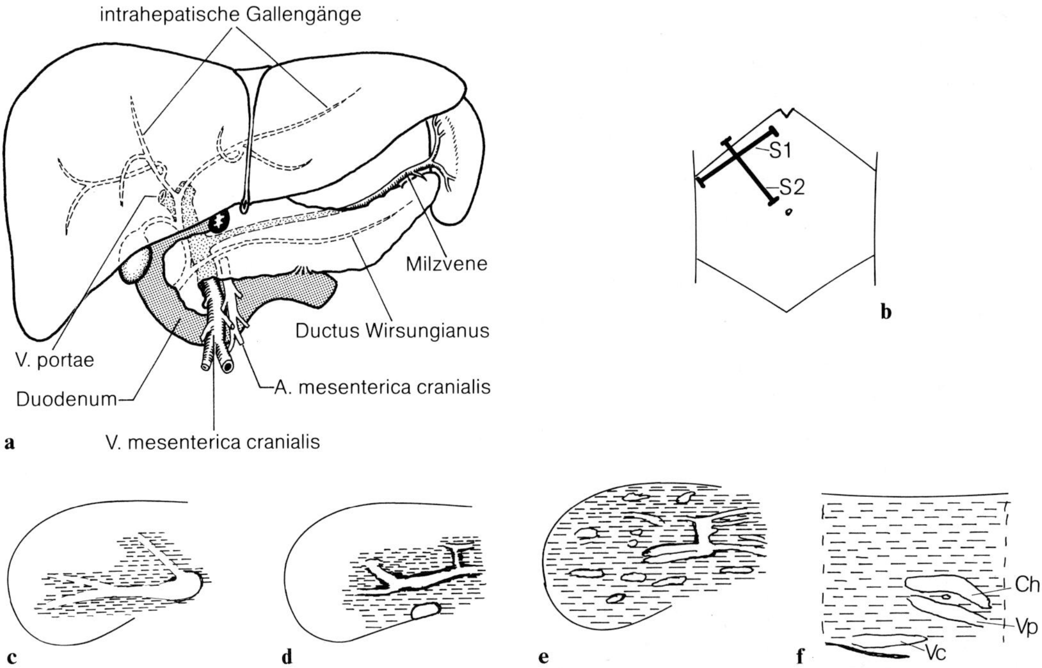

Abb. 5.61 a–f. Gallenwege. **a** Topographie der Gallenwege und des Pankreas. Der extrahepatische Anteil des Gallengangsystems verläuft unterschiedlich steil, so daß die Schnittebene angepaßt werden muß (im Mittel senkrecht auf dem Rippenbogen). Untersuchungstechnisch wichtig ist, daß die Gallenblase lateral der Leberpforte liegt. **b** Typische Schnittebene für die Darstellung der intrahepatischen (*S 1*) und extrahepatischen (*S 2*) Gallenwege. **c, d** Normalbefunde von Lebervenen (**c**) und Pfortaderästen (**d**), wobei die Gallenwege nicht zu differenzieren sind. **e** Gestaute intrahepatische Gallenwege. **f** Gestauter Choledochus bzw. Ductus hepaticus vor der Pfortader und der V. cava, dazwischen R. dexter der A. hepatica

Lagerung: Am geeignetsten ist die 45°-Linksseitenlage.

Untersuchungsgang: Zunächst Beurteilung der größeren intrahepatischen Gallenwege, die parallel zu den Pfortaderästen verlaufen und am besten im subkostalen Schrägschnitt dargestellt werden (S1 in Abb 5.61). Anschließend Darstellung des Ductus hepatocholedochus in einer etwa um 90° gedrehten Schnittebene (S2 in Abb. 5.61). Der Transducer wird dabei kontinuierlich von lateral aus dem Bereich der Niere in Richtung auf die Leberpforte mit Darstellung zunächst der Gallenblase, dann hintereinander des Ductus choledochus, der Pfortader und der V. cava verschoben.

Meßpunkte: Querer Durchmesser des extrahepatischen Ductus hepatocholedochus ohne Wandreflexe <7 mm.

Dokumentation: Im Normalfall genügt subkostaler Schrägschnitt mit simultaner Abbildung des Leberparenchyms der Pfortaderäste und, soweit sichtbar, der Gallengänge. Bei Verschlußsyndrom bildliche Dokumentation des Ductus choledochus und der erweiterten intrahepatischen Gallengänge.

Untersuchungshindernisse: Im Hinblick auf die intrahepatischen Gallengänge keine. Distaler Anteil des Ductus choledochus evtl. durch Luft im Bulbus duodeni oder im Querkolon behindert.

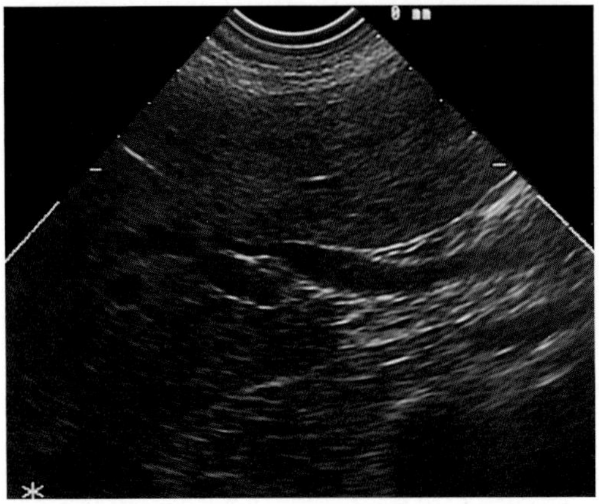

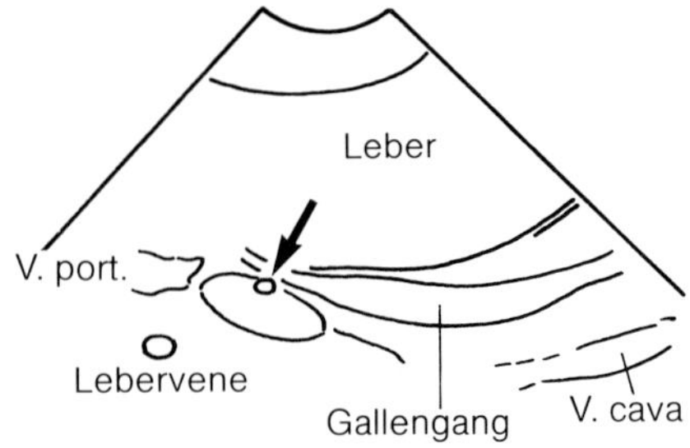

Abb. 5.62. Regelrechter distaler Gallengang, gestreckter Verlauf (gewöhnlich läßt sich der geschlängelt verlaufende D. hepatocholedochus nicht insgesamt in einer Schnittebene darstellen). Der rechte Ast der A. hepatica (→) ist die wichtigste Landmarke in der Leberpforte (Schrägschnitt rechter Oberbauch)

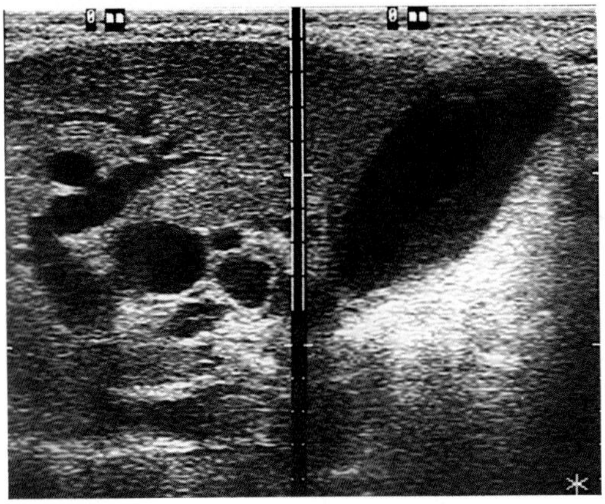

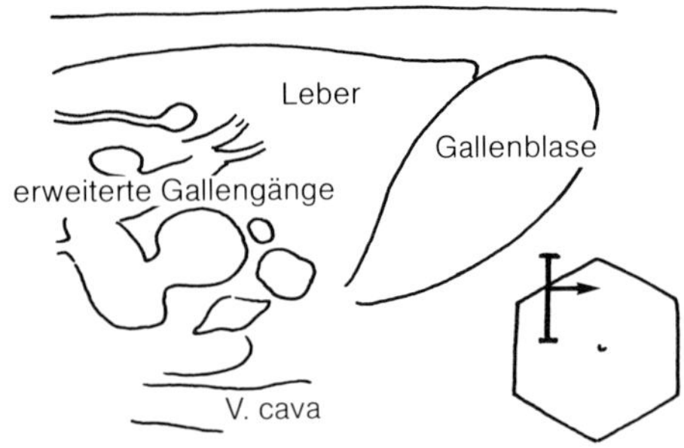

Abb. 5.63. Erweiterte intra- und extrahepatische Gallengänge sowie gestaute Gallenblase (Courvoisier-Zeichen) bei Pankreaskopftumor (Längsschnitt in Höhe der Gallenblase, in Richtung Wirbelsäule gekippt)

Normalbefund (Abb. 5.62)

Kleine intrahepatische Gallengänge nicht erkennbar. Größere intrahepatische Gallengänge allenfalls als schmale, gangartige Strukturen parallel zu den stärkeren Pfortaderästen, die immer deutlich darzustellen sind, erkennbar. Durchmesser des Ductus choledochus <7, 7–8 grenzwertig.

Pathologische Befunde (Abb. 5. 63–5.69)

Mechanischer Verschluß: Intrahepatische Gallengänge teilweise bis in die Peripherie deutlich erweitert und im Kaliber größer als die parallel verlaufenden Pfortaderäste. Extrahepatischer Gallengang >8 mm bei distalem Verschluß (Abb. 5.64). Fehlt die Erweiterung des Ductus choledochus, so ist ein höher sitzender Verschluß anzunehmen.

Gallengangstumoren: Gallengangstumoren sind nur in einem kleineren Teil der Fälle mit Ultraschall direkt darzustellen. Sie weisen das übliche mehr oder weniger homogene, aus wenig intensiven Einzelechos bestehende Strukturmuster maligner Tumoren auf. Sie sind gegenüber Lymphknotentumoren oder -metastasen in der Leberpforte kaum zu unterscheiden.

Gallengangssteine (Abb. 5.68): Gallengangssteine sind nur sicher zu diagnosti-

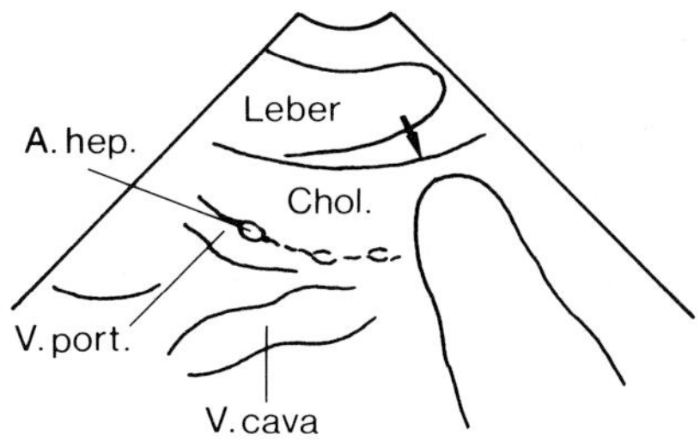

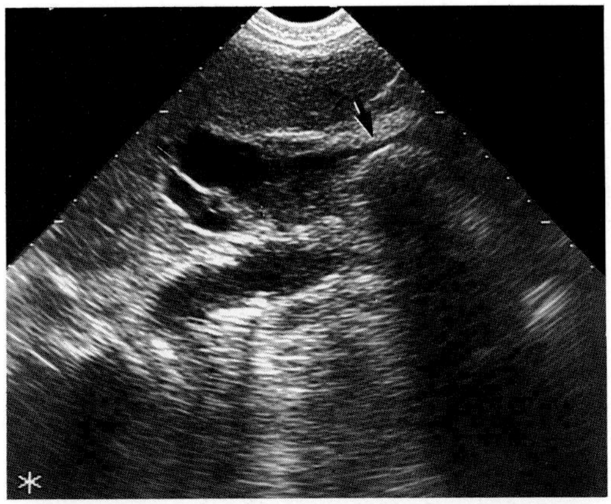

Abb. 5.64. Choledocholithiasis

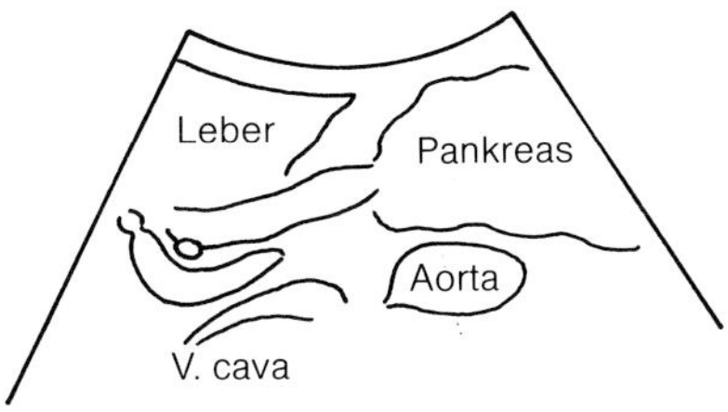

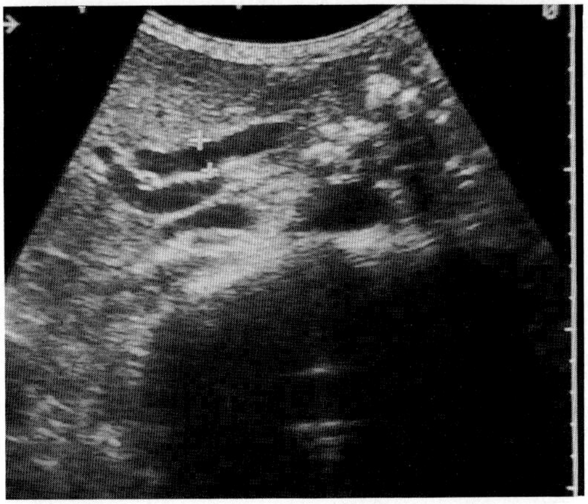

Abb. 5.65. Mäßig erweiteter Gallengang bei chronisch-kalzifizierender Pankreatitis

zieren, wenn sowohl der Steinreflex im Lumen als auch der nachfolgende Schallschatten erkennbar sind. Dieser findet sich aber nur bei aus der Gallenblase stammenden Steinen regelmäßig. Dagegen fehlt er häufig bei den weichen, im Gangsystem entstandenen Konkrementen.

Intrahepatisch gelegene Gangsteine fallen als vereinzelte intensive Echos mit oder ohne Schallschatten in enger Lagebeziehung zu einem Pfortaderast auf. Der (nicht erweiterte) Gallengang ist meist nicht direkt zu erkennen.

Aerobilie (Abb. 5.67): Luftblasen in den extra- und vor allem intrahepatischen Gallenwegen treten selten vereinzelt auf. Mei-

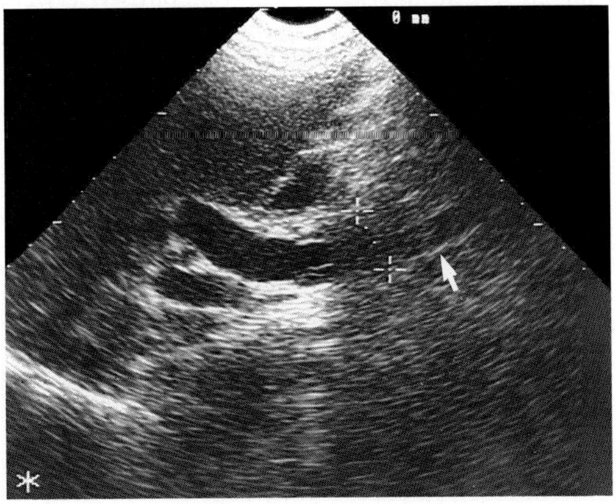

Abb. 5.66. Erweiterter Gallengang bei Tumor. Der Tumor ist bei teilweiser Luftüberlagerung nur schlecht zu erkennen (→ V. portae)

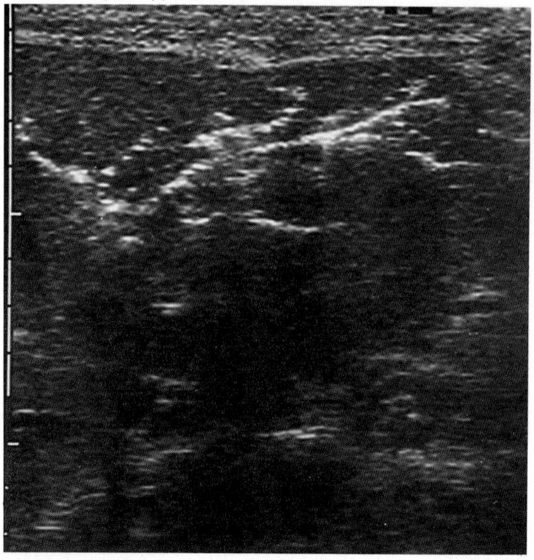

Abb. 5.67. Ausgeprägte Aerobilie (Schrägschnitt durch rechten und linken Leberlappen)

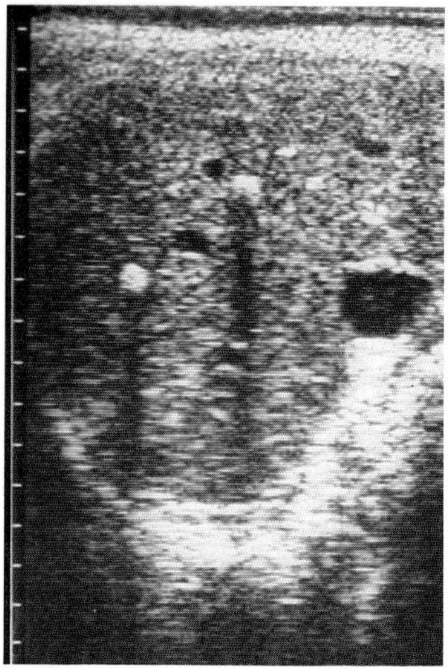

Abb. 5.68. 2 intrahepatisch gelegene Gallengangsteine

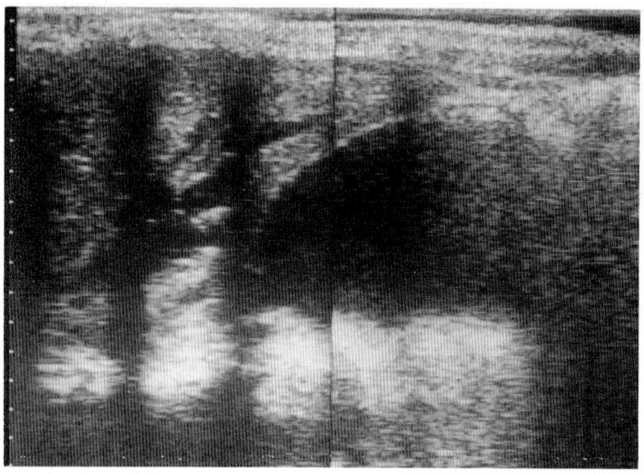

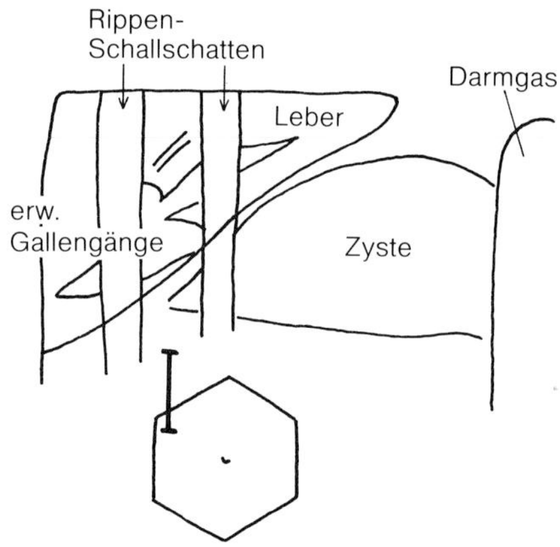

Abb. 5.69. Caroli-Syndrom. Intrahepatisch erweiterte Gallenwege sowie extrahepatisch gelegene Zyste, teilweise im Schallschatten von Luftreflexen (rechte Kolonflexur). (Längsschnitt rechts lateral)

stens sieht man helle Echobänder. Eine Umlagerung des Patienten führt zu Verlagerung der Echos. Sie verursachen insgesamt einen inkompletten Schallschatten, der die dorsalen Anteile der Leber „verschleiert". Die Aerobilie findet sich bei artifizieller oder spontaner Fistelbildung zwischen Gallengangsystem und Darmtrakt. Bei operativ oder endoskopisch angelegten Fisteln beweisen sie die Durchgängigkeit der Anastomose bzw. der Katheter.

Zystische Raumforderungen im Bereich der Gallenwege finden sich vorwiegend bei Kindern und entsprechen angeborenen zystischen Ausweitungen des Gallengangsystems (Caroli-Syndrom). Zystische Raumforderungen bei Erwachsenen sind dagegen auf zerfallene Gallengangskarzinome verdächtig.

Differentialdiagnostik

Die Differentialdiagnostik betrifft in erster Linie die Ursachen eines sonographisch nachgewiesenen mechanischen Gallenwegsverschlusses. Regelmäßig erkennbar sind sonographisch Pankreaskopfvergrößerungen sowie Lymphknotentumoren in der Leberpforte. Die meist kleinen Gallenwegstumoren und das Papillenkarzinom sind dagegen häufig nicht zu erkennen.
Auch *Gallengangssteine* lassen sich nur in einem Teil der Fälle sonographisch nachweisen, so daß eine Ausschlußdiagnostik nicht möglich ist.

Möglichkeiten einer Fehlinterpretation

Zunächst muß beachtet werden, daß auch nach komplettem distalem Verschluß eine deutliche Dilatation vor allem der proximalen Gallenwege evtl. erst nach Tagen entsteht. Die Verwechslung zwischen Pfortaderästen und erweiterten intrahepatischen Gallenwegen sollte nicht vorkommen, da im Falle eines mechanischen Verschlusses mindestens im Leberzentrum beide Gang- bzw. Gefäßsysteme parallel darzustellen sind. Bei schwierigen Untersuchungsverhältnissen in der Leberpforte ist der vorne liegende extrahepatische Gallengang von der Pfortader aufgrund deren weiteren Verlaufs quer über den Oberbauch ebenfalls zu unterscheiden. Eine wichtige Landmarke ist der rechte Ast der A. hepatica, der gewöhnlich zwischen Gallengang und Pfortader durchzieht. Luftreflexe im Bulbus duodeni dürften nicht als Choledochussteine fehlgedeutet werden, wenn man letztere Diagnose nur bei eindeutig im Gangsystem gelegenen Reflexen stellt. Fehlinterpretationen von Luftblasen in den Gallenwegen s. oben! Der sonographische Nachweis von Gallenblasensteinen und einem mechanischen Verschluß ohne direkten Nachweis von Gallengangsteinen darf nicht zu der Wahrscheinlichkeitsdiagnose „Steinverschluß" führen, da Gallenblasensteine ein häufiger Nebenbefund sind.

Tabelle 5.3. Beitrag der Ultraschalldiagnostik zur Differentialdiagnose des Ikterus

Ikterus
↘
Ultraschalluntersuchung: ? Erweiterte Gallengänge
↙ ↘

Ja = mechanischer Verschluß
↙
Fahndung nach dem Hindernis:
↙
Pankreaskopftumor?
↙ ↓
Ja — Nein
↓
Lymphknotentumor?
↓ ↘
Ja — Nein
↓
Andere Ursachen:
Gangsteine
Gallengangstumor
Papillenstenose
} Positiver Nachweis in manchen Fällen möglich, kein Ausschluß!
↓
ERCP (Chiba-Punktion)

Nein = alle anderen Formen des Ikterus
↘
Sonographische Diagnose oder – Hinweis auf:
↘
– Leberzirrhose
– Metastasenleber
– Hämolytische Anämie (Milztumor)
↓
Laparoskopie

Diagnostischer Stellenwert

Bei Ikterus dient die sofortige Durchführung einer Ultraschalluntersuchung in erster Linie zur Abgrenzung des mechanischen Verschlusses von allen anderen Formen des Ikterus, insbesondere auch von der intrahepatischen Cholostase. Die Höhe des Verschlusses ist meist klar festzustellen. Dagegen ist die Ursache eines mechanischen Verschlusses mit Ultraschall nur in einem Teil der Fälle direkt erkennbar. Das bedeutet, daß im Einzelfall die positive Diagnose gestellt werden kann, jedoch eine Ausschlußdiagnose, abgesehen vielleicht vom Pankreaskopfkarzinom, nicht möglich ist (Tabelle 5.3).

Alternative und ergänzende Methoden

Vereinfacht ausgedrückt ermöglicht die Ultraschalldiagnostik bei Ikterus die Entscheidung, ob zur endgültigen Diagnosestellung als nächster Schritt die Darstellung der Gallenwege mittels Chiba-Punktion bzw. endoskopisch retrograder Cholecystographie (mechanischer Verschluß) oder die Laparoskopie (alle hepatischen Ikterusformen einschließlich intrahepatischer Cholostase) die geeignete Methode ist.

5.5 Pankreas

Indikationen

Alle Pankreaserkrankungen (bei akuter Pankreatitis im wesentlichen zur Verlaufsüberwachung).

Untersuchungstechnik

Vorbereitung: Untersuchung bei nüchternem Patienten: zusätzliche diätetische oder evtl. medikamentöse Vorbereitung über etwa 2 Tage mindestens bei ambulanten Patienten sinnvoll (geeignet hierzu Handzettel der Firma Asche zur Vorbereitung des Ausscheidungsurogramms. Präparate sollen einen Polysiloxananteil und Verdauungsfermente enthalten).
Bei Untersuchung durch den flüssigkeitsgefüllten Magen: Unmittelbar vor der Untersuchung 300 ml Flüssigkeit, z. B. Orangensaft (Diabetiker Tomatensaft) trinken lassen, anschließend 1 Ampulle Buscopan® i.v., danach weitere 300–600 ml Flüssigkeit, so daß der Magen mit Flüssigkeit weitgehend angefüllt ist. Bei Benutzung eines Strohhalms wird manchmal weniger Luft mitgeschluckt. Untersuchung unmittelbar anschließend. (Kontraindikationen gegen Buscopan beachten!)

Lagerung: Untersuchung bei nüchternem Patienten: Rückenlage, bei schlechter Sicht Untersuchung in Seitenlage, Kopfhochlage oder im Stehen.
Bei Untersuchung durch den flüssigkeitsgefüllten Magen: Kopfhochlage (damit die mitgeschluckte Luft sich im Fundus des Magens sammelt, wo sie nicht stört) sowie Rechtsseitenlage (Flüssigkeit im Duodenum → Pankreaskopf darstellbar).

Untersuchungsgang (Abb. 5.70–5.72): Bei nüchternem Patienten: Erste Orientierung im Längsschnitt mit Einstellung des linken Leberlappens und der Aorta. Ist diese sichtbar, so muß auch der mittlere Abschnitt des Pankreas vor der Milzvene und der oberen Mesenterialvene zu erkennen sein. Anschließend Verschieben des Applikators bis zur Gallenblase mit Darstellung des Pankreaskopfs. Größere Abschnitte des Pankreas werden dann vor allem im Querschnitt durch langsames Verschieben bei Atemstillstand von kranial aus der Leberregion in die Pankreasregion dargestellt. Die Schnittebene ist dabei meistens nach kaudal gerichtet und je nach Verlauf des Pankreas etwas schräg. Manchmal ist der akustische Zugang aber kaudal des gasgefüllten Querkolons mit kranial geneigter Schnittebene günstiger.
Die Pankreasschwanzregion ist von der linken Flanke noch am besten zu untersuchen

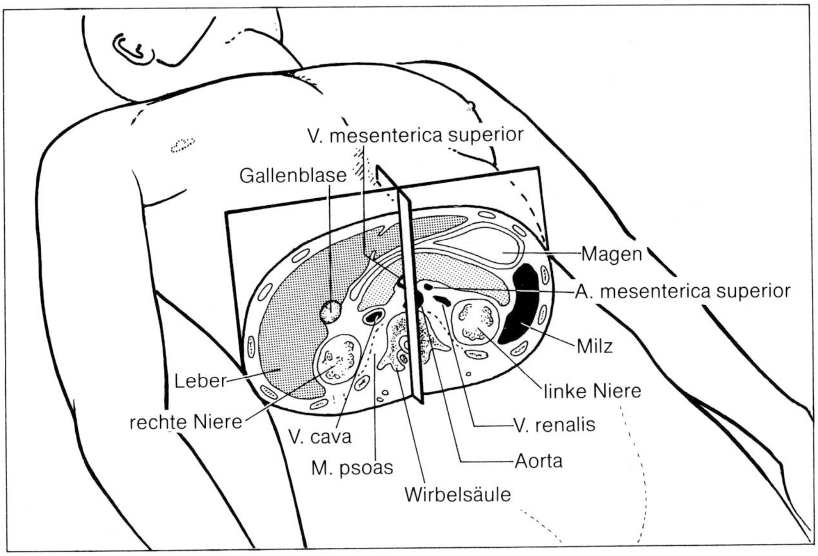

Abb. 5.70. Oberbauchquerschnitt in Höhe des mittleren Pankreas. Teile des Pankreaskopfs kaudal, Teile des Schwanzes kranial außerhalb der Schnittebene. Die typische Längsschnittebene in Höhe der V. mesenterica ist markiert

(Abb. 5.72 b). Wichtige Orientierungshilfen sind die V. lienalis an der dorsalen Kante des distalen Pankreas sowie die V. mesenterica superior für das mittlere Pankreas und den Hakenfortsatz (Processus uncinatus). Direkt vor dem Organ liegt die distale Magenwand, direkt dorsal des Kopfes die V. cava. Die Gallenblase rechts ist durch das nicht immer klar darstellbare Duodenum etwas getrennt, ebenso berühren der Truncus coeliacus kranial und die Aorta sowie die A. mesenterica superior dorsal das Pankreas nicht. Der Pankreasschwanz reicht bis in die Gegend des Milzhilus und vor die linke Niere, was gewöhnlich nur beim Kind oder bei flüssigkeitsgefülltem Magen erkennbar ist.

Bei Untersuchung durch den flüssigkeitsgefüllten Magen (Abb. 5.72 a): Orientierung im Querschnitt mit nach kranial geneigter Schnittebene und der Flüssigkeit im Magen als akustischem Fenster. Das in Rechtsseitenlage flüssigkeitsgefüllte Duodenum dient als zusätzlicher Orientierungspunkt für den Pankreaskopf. Diese Methode eignet sich besonders zur Darstellung des Pankreasschwanzes.

Meßpunkte: Die Dicke des Pankreas variiert anatomisch ebenso wie der vertikale Durchmesser des Pankreaskopfs und die Ausprägung des Processus uncinatus deutlich. Eine Volumenberechnung aus mehreren Schnittflächen ist daher ebenso mit Fehlern belastet wie die einfachere Feststellung des sagittalen Dickendurchmessers im Kopf-, Körper- und Schwanzbereich.

Dokumentation: Vor allem im Querschnittsbild, also der anatomischen Längsachse des Pankreas entsprechend.

Untersuchungshindernisse: In erster Linie aufgrund von Meteorismus, aber auch bei erheblicher Adipositas ist in 5–15% aller Fälle keine ausreichende Darstellung des Pankreas möglich. Dieser Prozentsatz läßt sich durch Wiederholungsuntersuchungen, entsprechende Vorbereitung und durch Ausnutzen des Magens als akustisches Fenster deutlich senken. Die Erfahrung des Untersuchers spielt hierbei eine nicht unbedeutende Rolle.

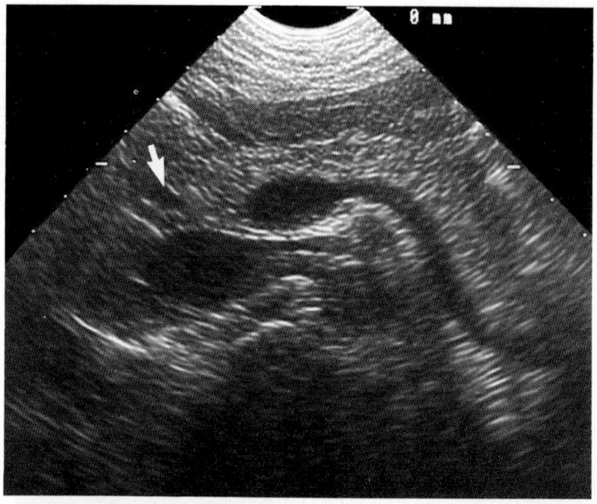

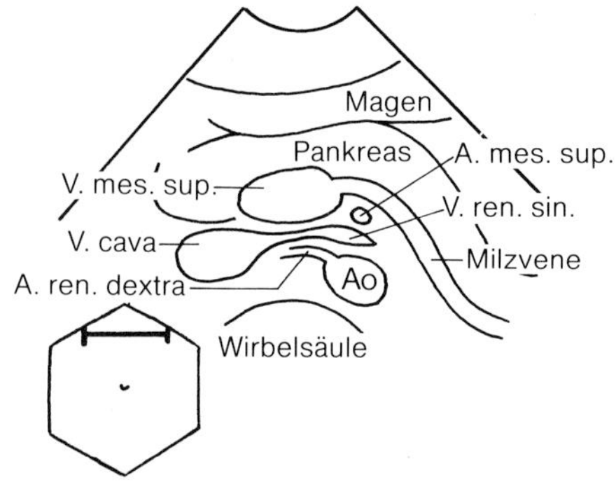

a

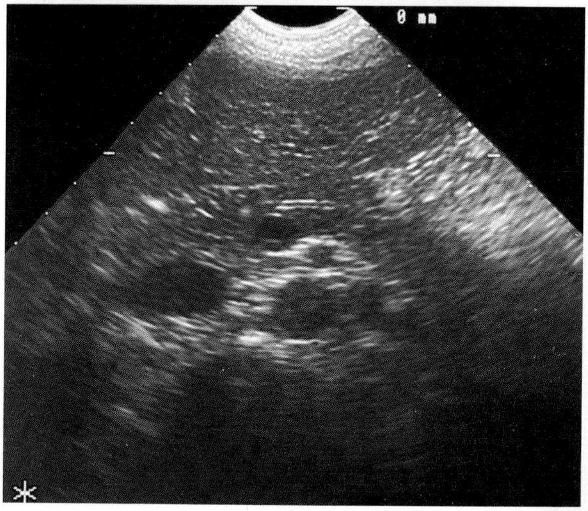

b

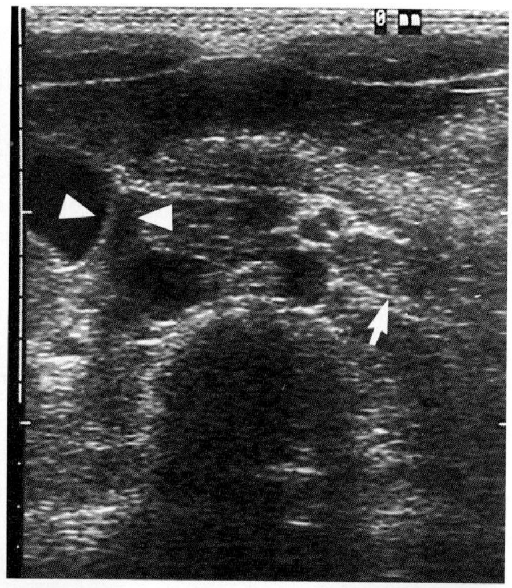

c

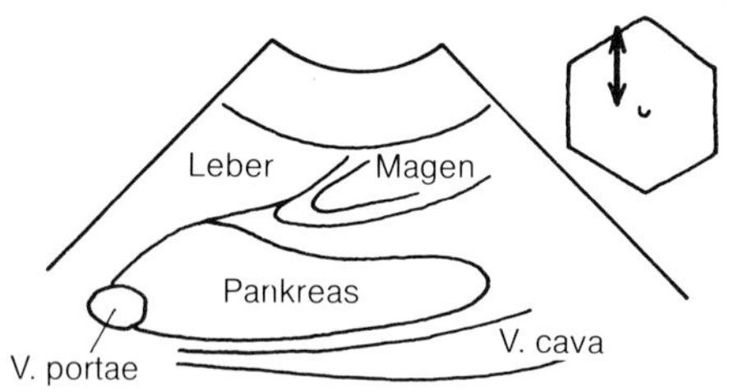

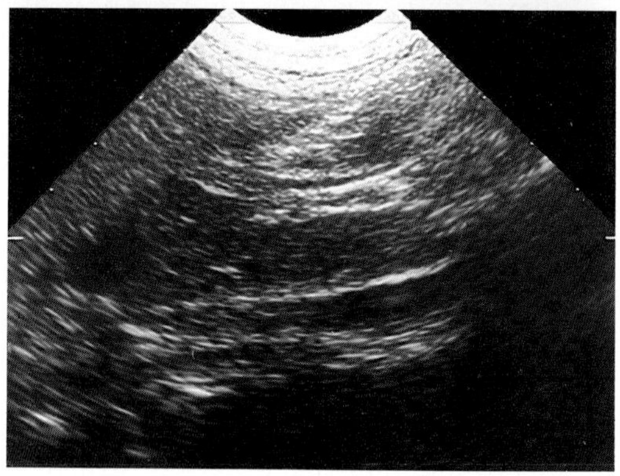

d

Abb. 5.71 a–e. Pankreas. **a** Schnitt in Höhe der Milzvene mit Darstellung der Pfortaderwurzel („Konfluenz") und des distalen Ductus choledochus (→).

b Wenige Millimeter tiefer: Die Milzvene ist aus der Bildebene verschwunden, V. mesenterica superior und Processus uncinatus kommen ins Bild. Kurzstreckig wird der Ductus Wirsungianus sichtbar.

c Etwa 1 cm tiefer ist nur noch der Pankreaskopf zu sehen. Zwischen Kopf und Gallenblase Duodenum (► ◄). Der Magen ist teilweise gefüllt, (→) markiert einen distalen Abschnitt des Duodenums (mit Inhalt).

d Der annähernde Längsschnitt knapp rechts der Körpermittellinie zeigt den weit nach kaudal reichenden Pankreaskopf. Am Oberrand in einer Rinne die Pfortader. In dieser Schnittebene wird die variable Form und Größe des Pankreaskopfs erkennbar.

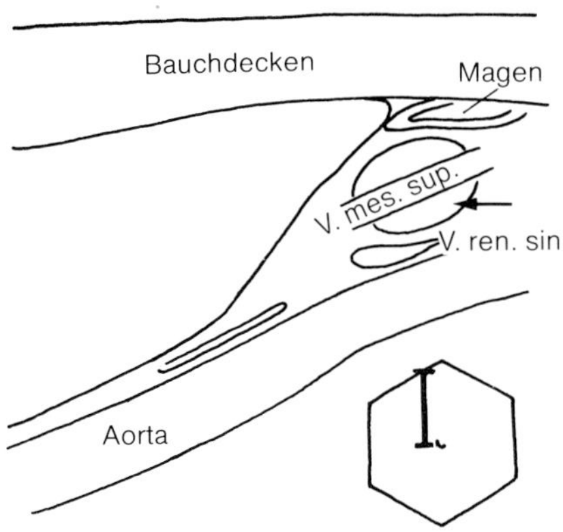

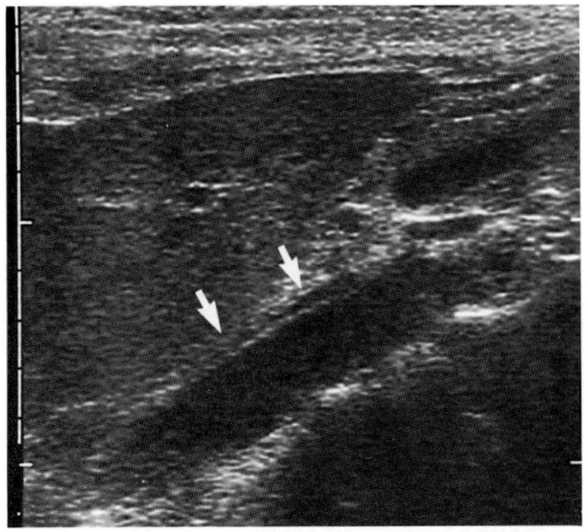

Abb. 5.71. e Längsschnitt in der Körpermittellinie zeigt das Pankreaskorpus vor und den Processus uncinatus (←) hinter der V. mesenterica superior. Dahinter die V. ren. sin. und dahinter die Aorta. (↓↓) Zwerchfell (Crus mediale)

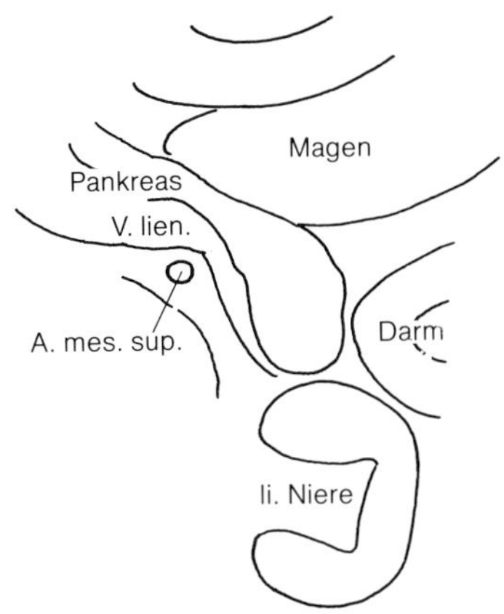

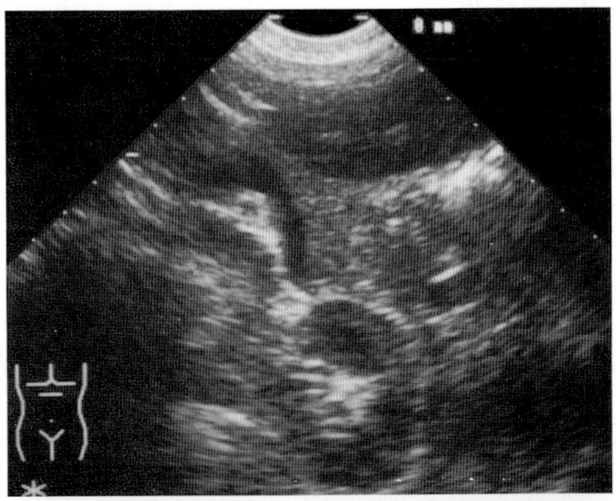

a

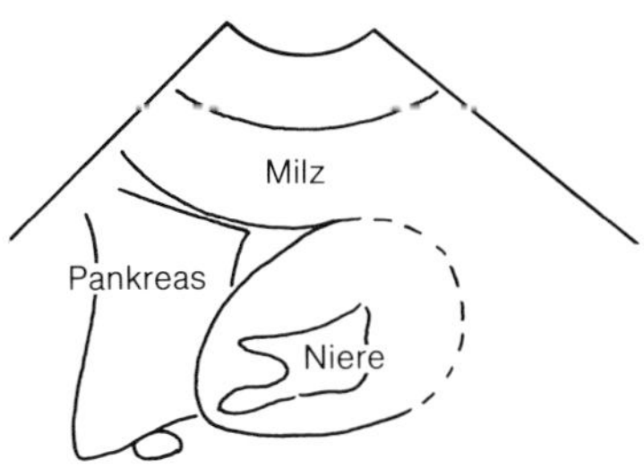

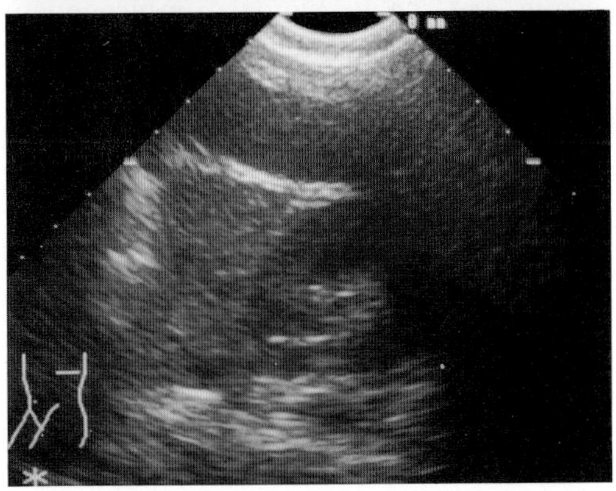

b

Abb. 5.72 a, b. 2 Methoden zur Untersuchung des Pankreasschwanzes:
a Von ventral durch den flüssigkeitsgefüllten Magen.
b Von der Flanke im Winkel zwischen Milz und linker Niere

Untersuchung des Pankreas

Vollständige Untersuchung!
- Pankreaskopf!
- Pankreasschwanz!

Durchmesser
Kopf – Korpus – Schwanz?
Umschriebene Vergrößerung?
Glatte Kontur?
Homogene Echostruktur?
Pankreasgang erweitert?
Gallengang erweitert?
Gallenblase: Courvoisier-Zeichen? Steine?
Gefäße: (Milzvene, Pfortader, V. enterica superior, Aorta und Verzweigungen)
- Verläufe
- Thrombosen?
- Aneurysma?

Milztumor?
Magen: Entleerungsstörung?

Normalbefund (Abb. 5.73 a–d)

Durchmesser des Pankreaskopfs sagittal <2,5 cm, des Korpus ca. 2 cm. Der Pankreasschwanz erscheint manchmal etwas dicker. Verlauf im Querschnittsbild bogenförmig mit nach kaudal umbiegendem Pankreaskopf. Äußere Begrenzung glatt. Struktur gleichmäßig mit deutlich variierender Strukturdichte: vorwiegend bei jüngeren Individuen findet sich ein strukturarmes Pankreas (geringere oder gleiche Dichte wie die Leber), vorwiegend bei adipösen und älteren Menschen findet sich ein im Vergleich zur Leber mäßig bis deutlich strukturdichteres Pankreas. Bei diesem Befund fällt die Abgrenzung des Pankreas schwerer! Vom umgebenden Fettgewebe unterscheidet es sich dann oft nur durch seine feinere Echostruktur.
Der *Pankreasgang* ist besonders im Korpusbereich als feiner Doppelstreifen darstellbar, Durchmesser 2 mm.

Pathologische Befunde

Akute Pankreatitis (Abb. 5.73 e–g, 5.74–5.77): Das Ödem führt zu einer mäßigen Vergrößerung des Organs, die Durchmesser liegen aber nicht immer im eindeutig pathologischen Bereich (2,5–3 cm). Das Echomuster wird aufgelockert, bleibt aber, solange keine Nekrosen entstehen, gleichmäßig. Diese Veränderung ist also nicht erfaßbar! Charakteristisch sind oft die verschwimmenden Organgrenzen, wenn das Ödem die ganze Region erfaßt (Abb. 5.74).
Pankreasnekrosen sind als umschriebene oder ausgedehnte, bizarr begrenzte echoarme Areale im oder am Pankreas erkennbar, häufig mit Ausläufern retroperitoneal zu beiden Seiten der Wirbelsäule nach kaudal oder zum rechten Nierenpol nach lateral.
Als zuverlässiger Hinweis auf eine nekrotisierende Pankreatitis ist Flüssigkeit um das Pankreas, z. B. in der Bursa omentalis, anzusehen und auch bei schlechten Untersuchungsbedingungen leicht zu erkennen (Abb. 5.75 und 5.76).
Zur Ultraschalluntersuchung bei akuter Pankreatitis gehört die Beurteilung der Milz (Milztumor), der Niere (Nierenschaden), der Gallenwege (Stauung, Gangsteinhals – Ursache einer biliären Pankreatitis) und der Leber (Alkoholschaden des Pankreas und der Leber) sowie auch der Gefäße (Pfortaderthrombose, Milzvenenthrombose, Komplikationen an den arteriellen Gefäßen).

Pankreastrauma (Abb. 5.78): Anfangs Schwellung und plumpe Kontur (Ödem), dann Demarkierung von Nekrosen als echoarme Bezirke. Daraus entwickeln sich häufiger Pseudozysten, seltener freie Flüssigkeit (Leck!).

Pankreaspseudozyste (Abb. 5.73 h, i, 5.79–5.85): Im idealen Falle als strukturfreies Gebilde in der Pankreasregion ab einer Größe von 1–2 cm erkennbar. Dem Charakter der Pseudozyste entsprechend häufig

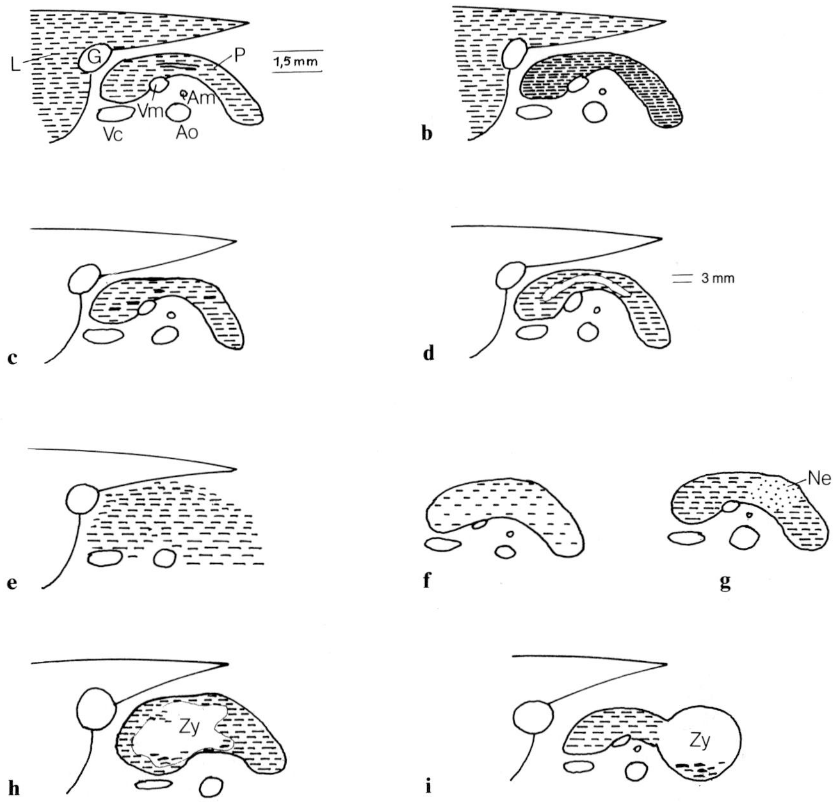

Abb. 5.73 a–i. Systematische Darstellung des Normalbefundes sowie der verschiedenen Pankreaserkrankungen. **a, b** Normalbefund mit angedeutetem Pankreasgang (**a**) und dichter Struktur (**b**); **c, d** grenzwertige Befunde aufgrund einiger intensiver Echos (**c**) oder eines auffälligen weiten Ganges (**d**); **e** akutes Stadium; **f** abklingendes Stadium; **g** Nekrose einer akuten Pankreatitis; **h, i** Pankreaspseudozysten

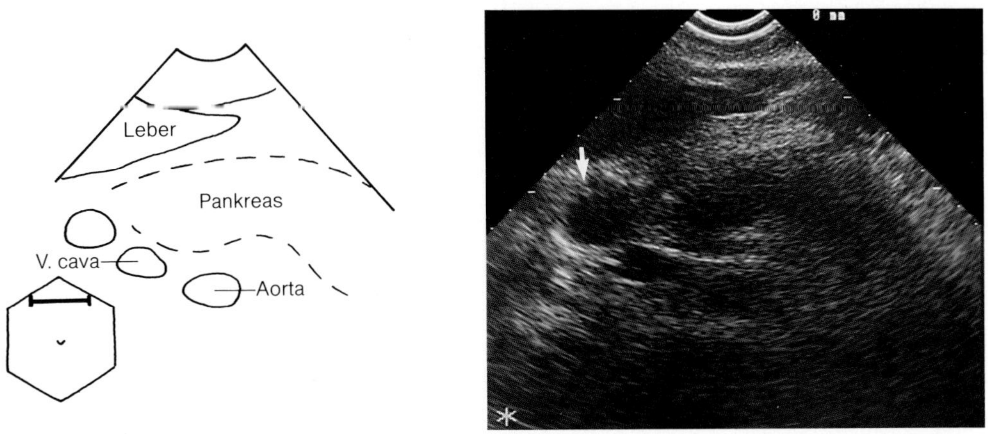

Abb. 5.74. Akute Pankreatitis. Infolge des Ödems leichte Vergrößerung und vor allem verschwimmende Grenzen; die V. mesenterica superior ist nur schwer zu differenzieren (→Duodenum)

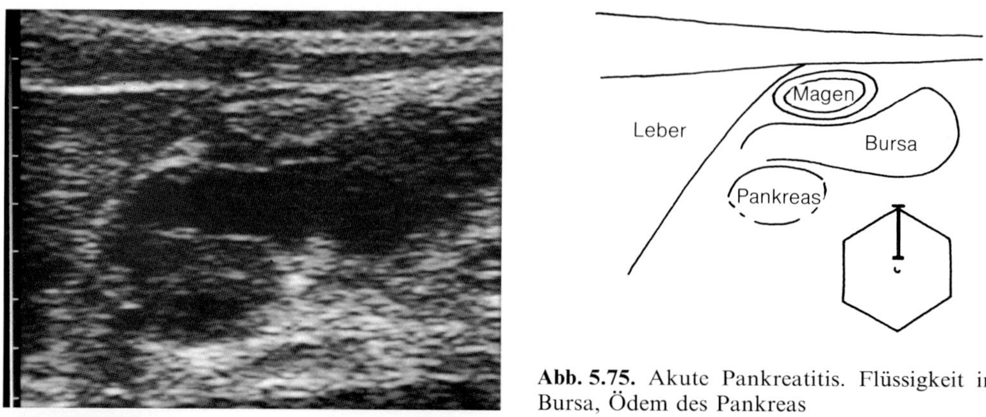

Abb. 5.75. Akute Pankreatitis. Flüssigkeit in der Bursa, Ödem des Pankreas

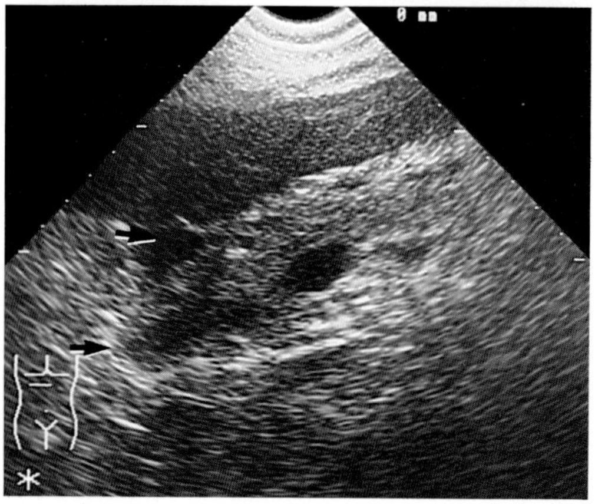

Abb. 5.76. Akute Pankreatitis. Das Organ selbst erscheint (wieder) unauffällig, Flüssigkeit (→) am Pankreaskopf/-korpus zeigt aber eine peripankreatische Nekrose an (klinisch verzögerte Abheilung)

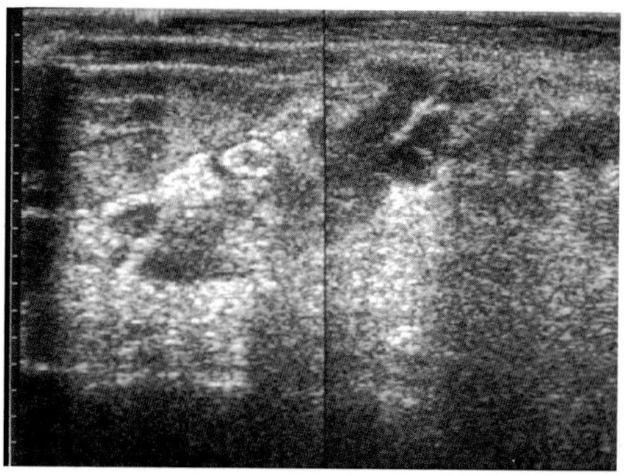

Abb. 5.77. Akute Pankreatitis. Nekrosestraße in den Unterbauch und nach vorn. Distaler Magen gut abgegrenzt (Längsschnitt Mittellinie)

unregelmäßige äußere Begrenzung und Strukturechos infolge inhomogenen Inhalts. Diese finden sich meist zunächst der Schwere nach beim liegenden Patienten an der Rückwand. Bei Einblutungen enthält die Pseudozyste Binnenechos, evtl. mit Spiegel.

Chronische Pankreatitis (Abb. 5.86a–c, 5.87–5.92): Fehlende, geringe oder massive Vergrößerung des Organs; evtl. umschriebene Vergrößerung eines Abschnitts. Ungleichmäßige Struktur mit strukturdichten Abschnitten (Narben). Intensive Einzelreflexe bei Verkalkungen, selten mit Schallschatten. Abschnittsweise Darstellung des unregelmäßig erweiterten Pankreasgangs als sicherstes, aber unspezifisches Zeichen. Unregelmäßige äußere Kontur. Häufig zusätzlich kleine oder größere Pseudozysten.

Pankreaskarzinom (Abb. 5.86d, 5.93–5.95): Erkennbar ab etwa 2 cm Größe aufgrund der umschriebenen Vergrößerung eines Pankreasabschnitts. Echoarme, bei kleineren Tumoren ziemlich homogene Struktur. (Bei größeren Tumoren finden sich auch Strukturunregelmäßigkeiten, z. B. struktur-

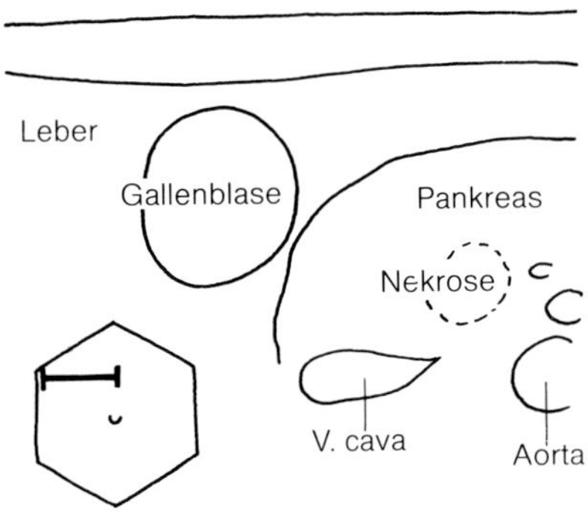

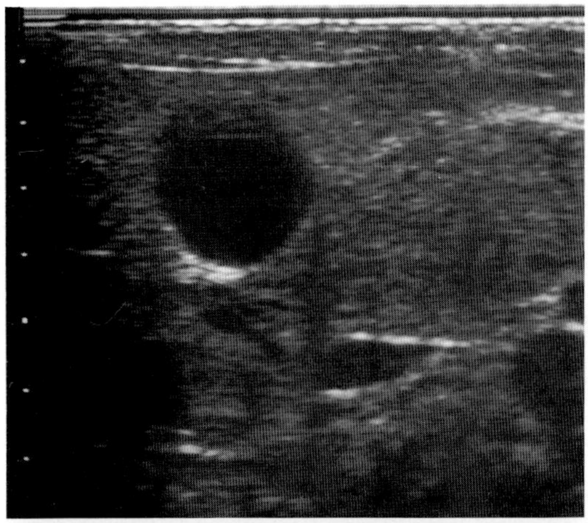
a

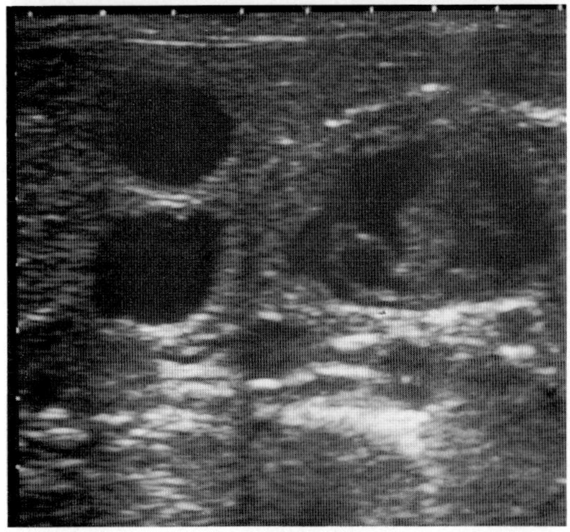
b

Abb. 5.78 a, b. Pankreastrauma. **a** Ödem des Pankreaskopfs mit gerade erkennbarer Nekrosezone dorsal im Pankreaskopf.
b 48 h später große verflüssigte Nekrosezone: Entwicklung einer traumatischen Pseudozyste (rechts vom Pankreas abgewickelte, scheinbar doppelte Gallenblase)

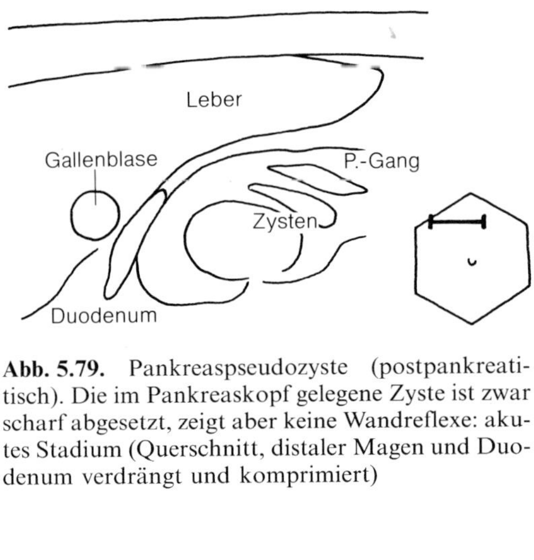

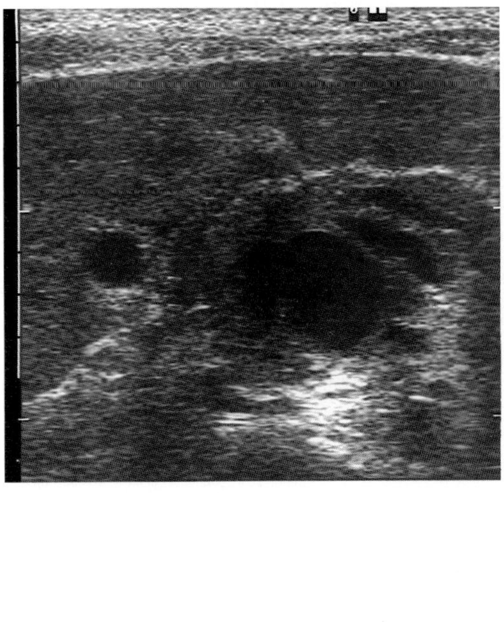

Abb. 5.79. Pankreaspseudozyste (postpankreatitisch). Die im Pankreaskopf gelegene Zyste ist zwar scharf abgesetzt, zeigt aber keine Wandreflexe: akutes Stadium (Querschnitt, distaler Magen und Duodenum verdrängt und komprimiert)

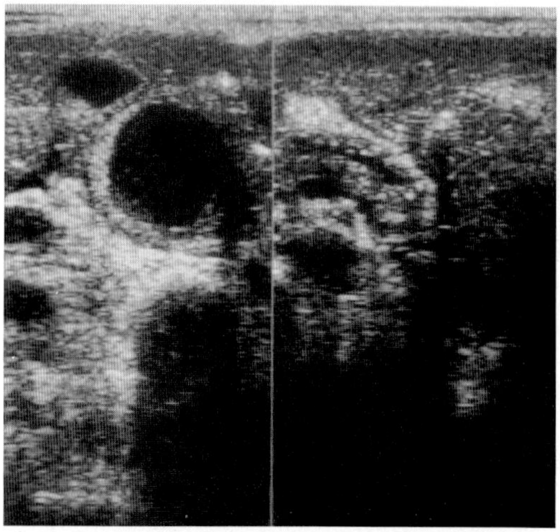

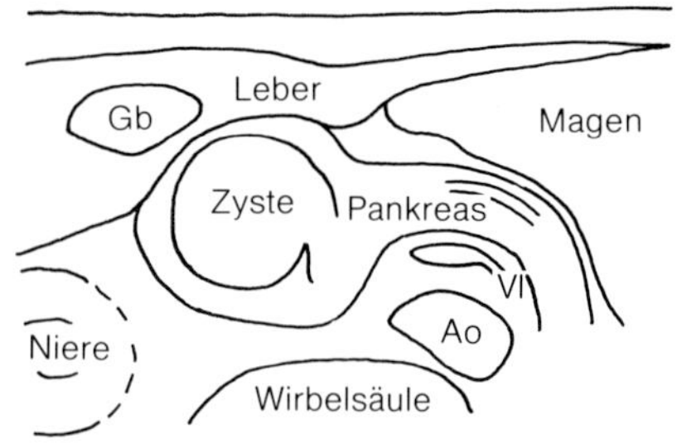

Abb. 5.80. Pankreaspseudozyste. Deutliche Wandreflexe: ältere, stabile Zyste. Daneben erweiterter Pankreasgang und unregelmäßige Echostruktur des Restpankreas als Zeichen einer chronischen Pankreatitis. Sludge in der Gallenblase (*Gb*), Speisereste im Magen

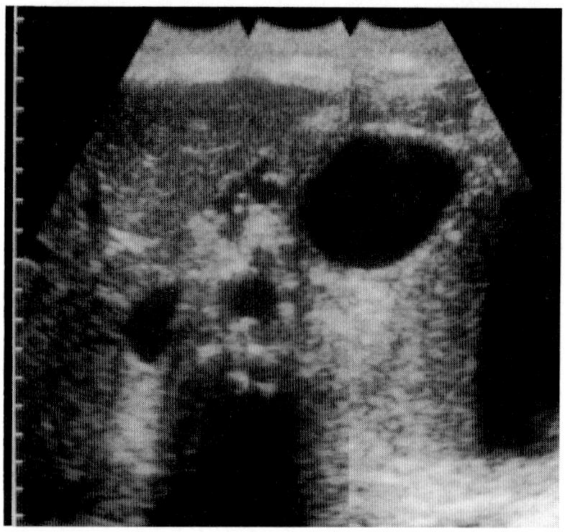

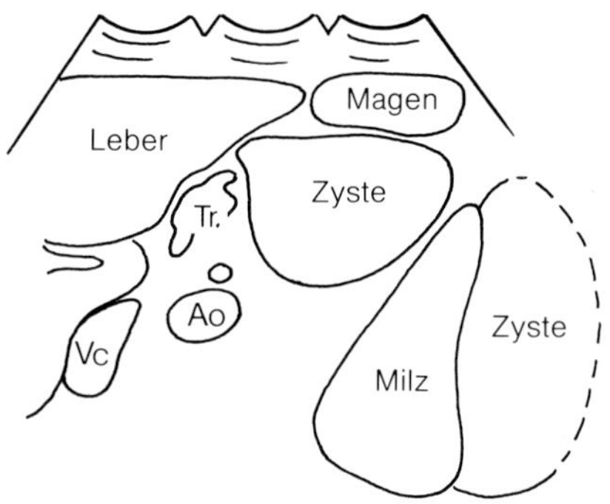

Abb. 5.81. 2 Pankreaspseudozysten im Pankreasschwanzbereich, die eine medial, die zweite lateral der Milz (*Tr.* Gefäße des Truncus coeliacus)

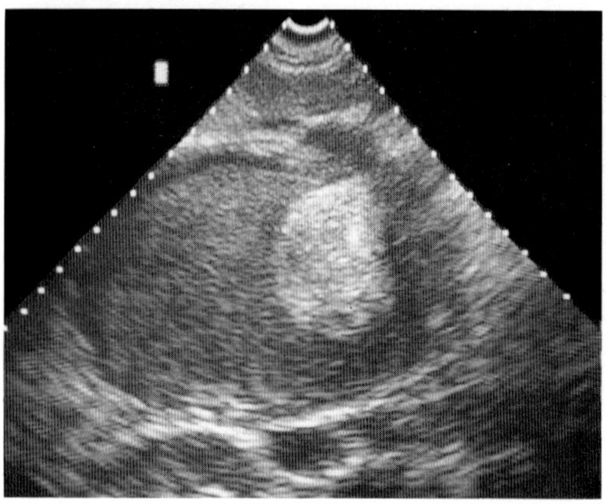

Abb. 5.82. Pankreaspseudozyste mit Einblutung. Die feinen Binnenechos zeigen im Real-time-Sonogramm eine leichte Bewegung infolge der Erschütterung durch die Aortenpulsation. (Bei wirbelnder Bewegung der Echos müßte an die Verbindung mit einem größeren arteriellen Gefäß oder an ein Aneurysma gedacht werden)

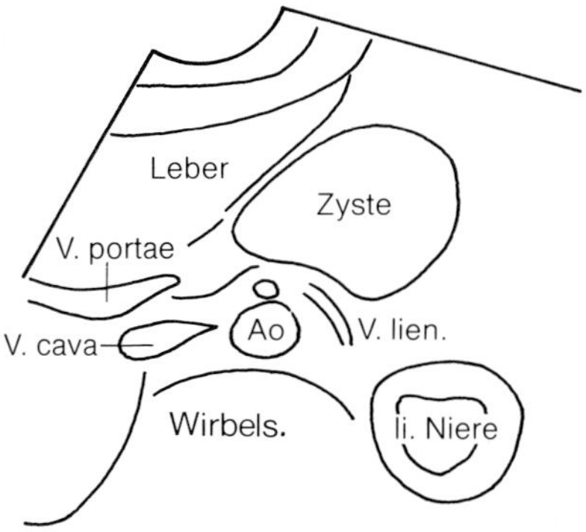

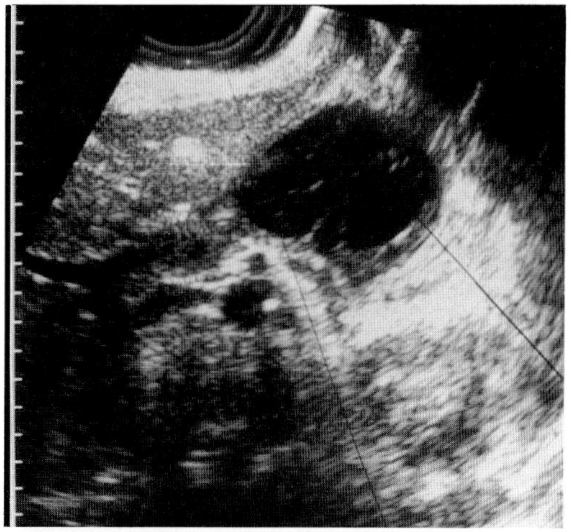

Abb. 5.83. Pankreasschwanzzyste mit fadenartig angeordneten Binnenechos als Hinweis auf Blutbeimengung. (Die weit ventral gelegene Zyste gleicht einem flüssigkeitsgefüllten Magen)

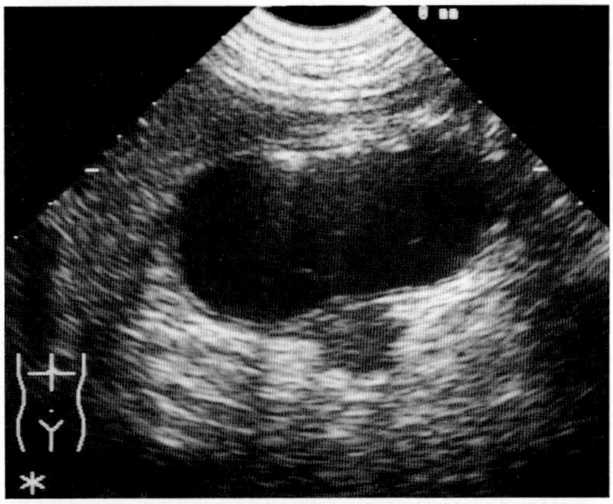

Abb. 5.84. Flüssigkeitsgefüllter Magen, dahinter kleine Pseudozyste mit Binnenechos. Diese sind hinter der Flüssigkeit artifiziell „überhöht“

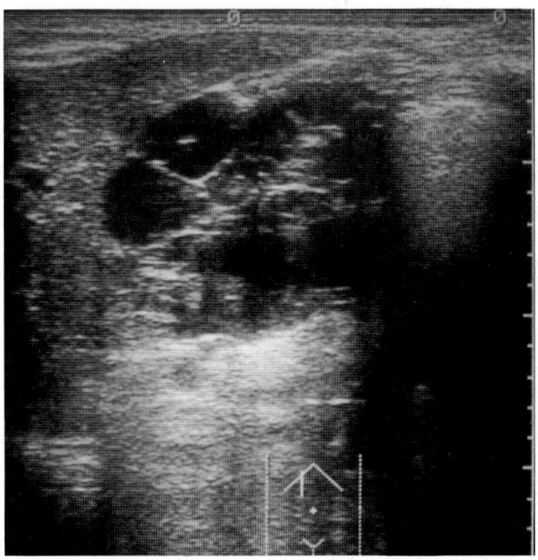

Abb. 5.85. Mehrkammerige Zyste im Pankreas: angeborene polyzystische Degeneration. (Gleichartiger Befund an den Nieren s. Abb. 6.22)

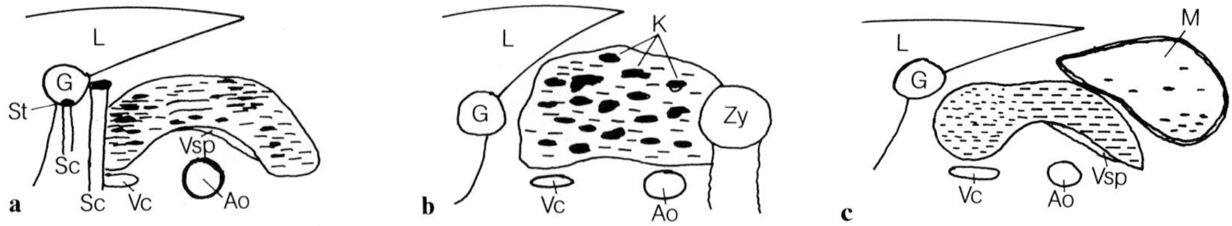

Abb. 5.86 a–d. Systematische Darstellung der Veränderungen des Pankreas bei chronischer Pankreatitis und Karzinom. **a, b** Chronische Pankreatitis mit Strukturunruhe (**a**) und massiver Verkalkung neben Vergrößerung und Pseudozystenbildung (**b**); **c** umschriebene Kopfpankreatitis mit Duodenalstenose (Magen flüssigkeitsgefüllt); **d** Pankreaskopfkarzinom mit Gallenblasenhydrops und Metastase in der Leber

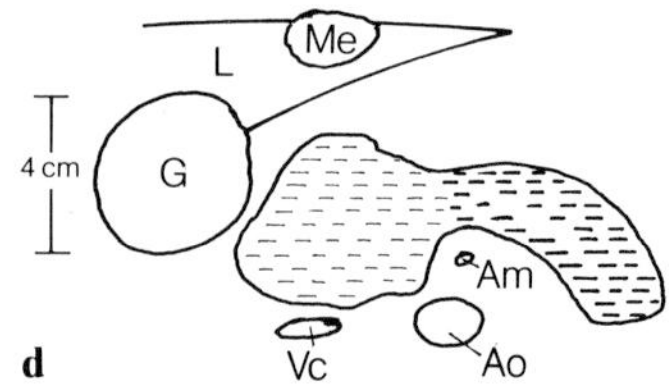

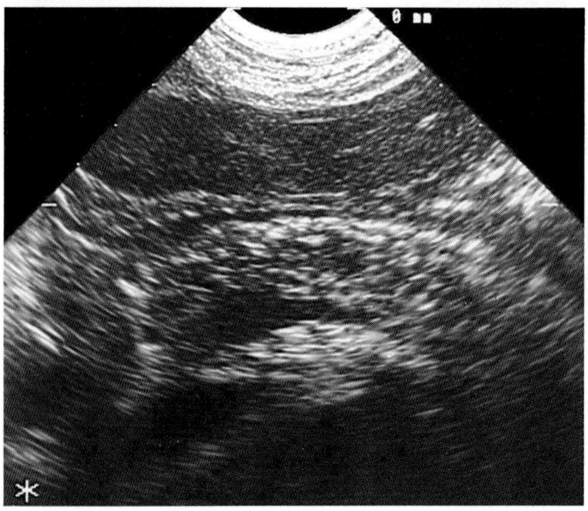

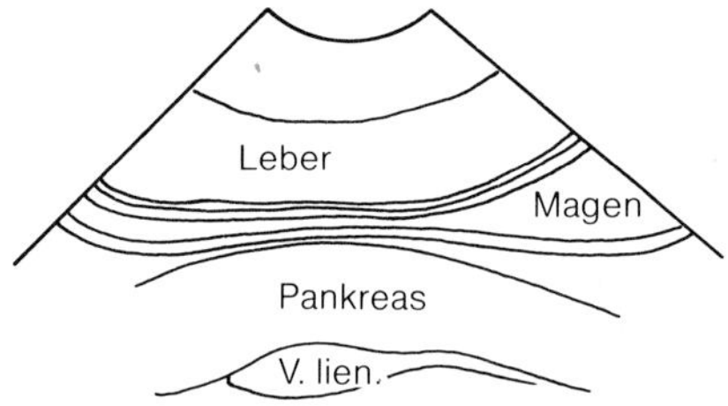

Abb. 5.87. Verdacht auf chronische Pankreatitis. Pankreas normal groß, Gang nicht erweitert, aber unruhige Echostruktur. (Querschnitt entsprechend Abb. 5.71 a)

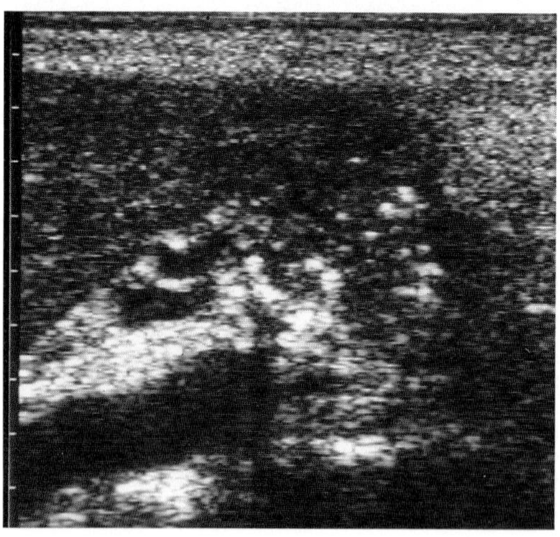

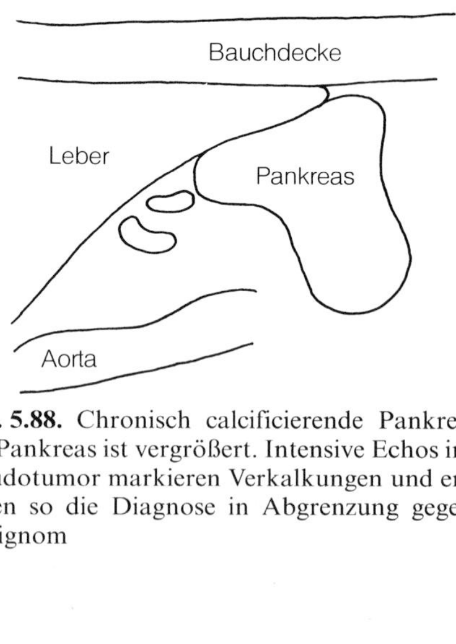

Abb. 5.88. Chronisch calcificierende Pankreatitis: das Pankreas ist vergrößert. Intensive Echos in dem Pseudotumor markieren Verkalkungen und ermöglichen so die Diagnose in Abgrenzung gegen ein Malignom

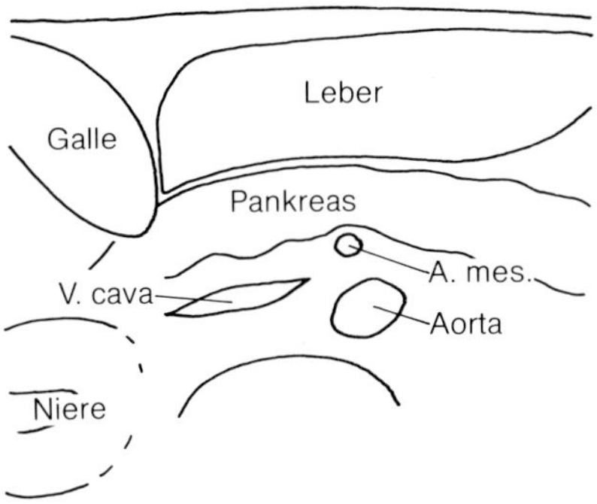

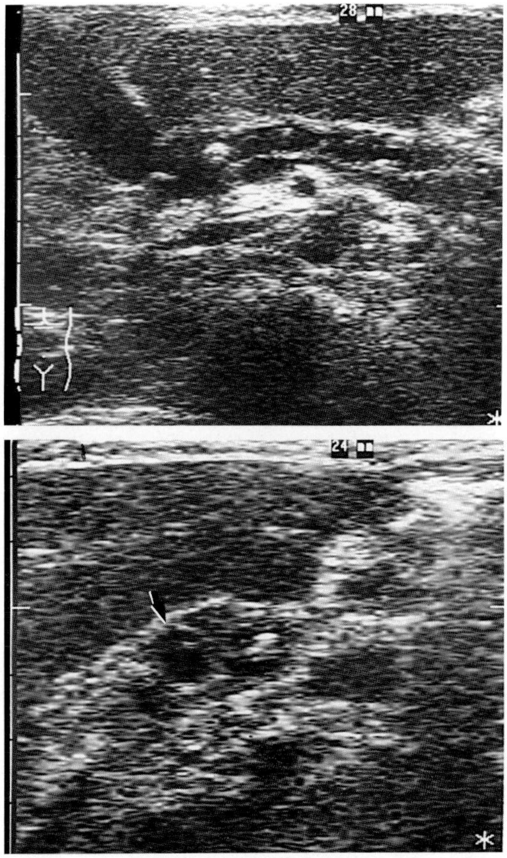

Abb. 5.89 a, b. Chronische Pankreatitis, Gangsteine. Bemerkenswert ist die Atrophie der Drüse. **a** Querschnitt in Höhe der Milzvene (= Längsschnitt durch das mittlere Pankreas). **b** Längsschnitt knapp rechts der Körpermittellinie (→ Pfortader)

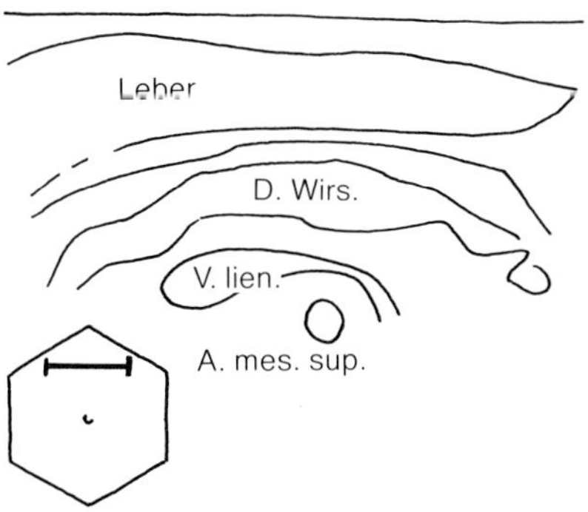

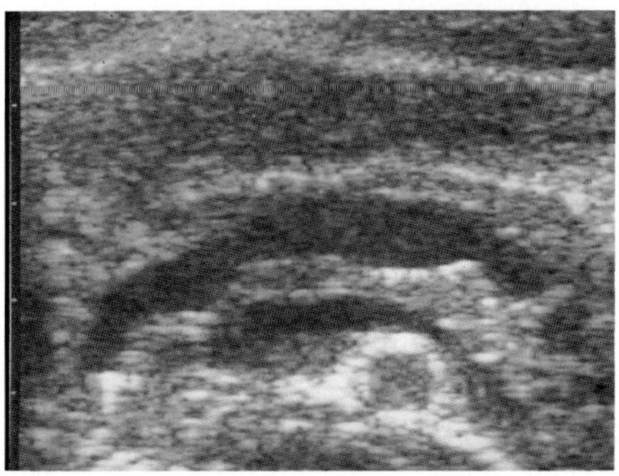

Abb. 5.90. Chronische Pankreatitis. Ductus Wirsungianus erweitert, nur geringe Konturunregelmäßigkeiten, nahezu homogene, unauffällige Echostruktur

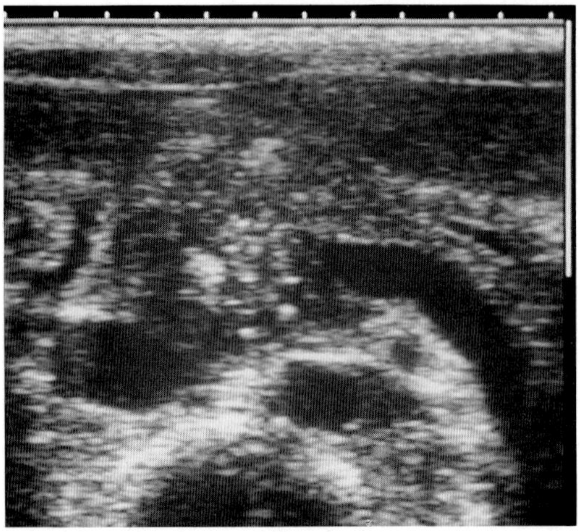

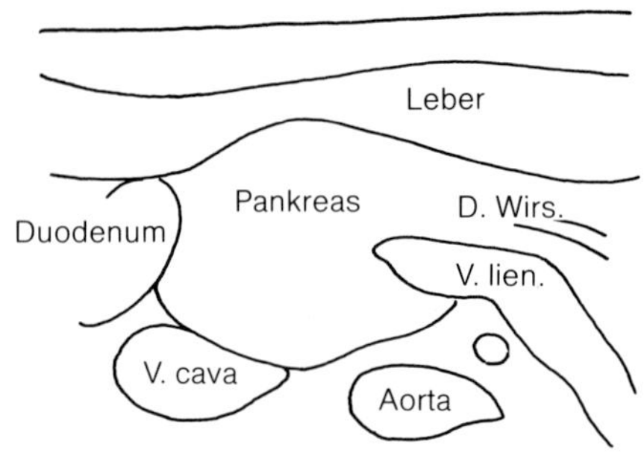

Abb. 5.91. Segmentale Kopfpankreatitis mit Verkalkungen. Aufgrund der sehr unregelmäßigen Echostruktur und der Verkalkungen ist die Diagnose im Gegensatz zu Abb. 5.92 zu vermuten

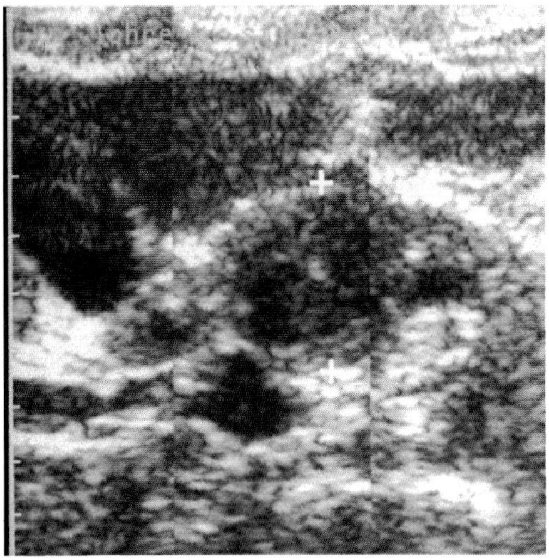

Abb. 5.92. Chronisch segmentale Kopfpankreatitis ohne Verkalkung. Umschriebene Vergrößerung und echoarme Struktur sind vieldeutig. Die Differentialdiagnose gegen einen Tumor ist nicht zu stellen

dichtere oder sehr echoarme Bezirke infolge regressiver Veränderungen des Tumors.) Eine von vornherein unregelmäßige Echostruktur mit echofreien und echodichten Abschnitten zeigt entsprechend seinem andersartigen Aufbau das Zystadenokarzinom.

Konturen häufig scharf, solange nicht ein benachbartes Organ infiltriert ist. Äußere Form kugelförmig, seltener unregelmäßig mit Ausläufern. Dann auch unscharfe Grenzen (als Hinweis auf infiltratives Wachstum?).

Endokrine Tumoren: Diese seltenen, meist kleineren Tumoren werden auch seltener sonographisch erfaßt, wahrscheinlich da sie die Kontur des Pankreas nicht überragen, bei dichterem Echomuster wenig kontrastieren und schließlich gehäuft im schwerer erfaßbaren distalen Pankreas liegen.

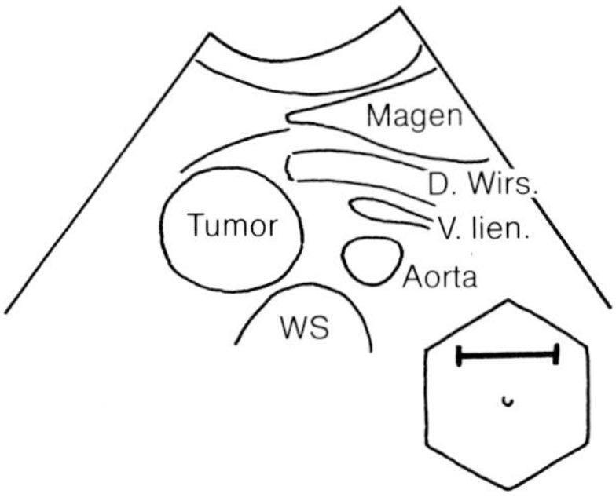

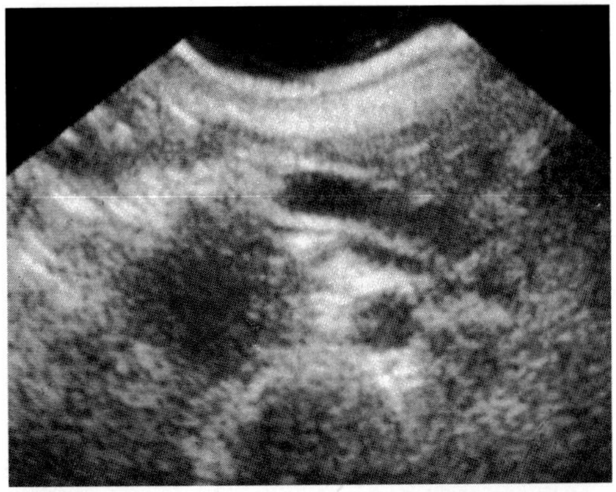

a

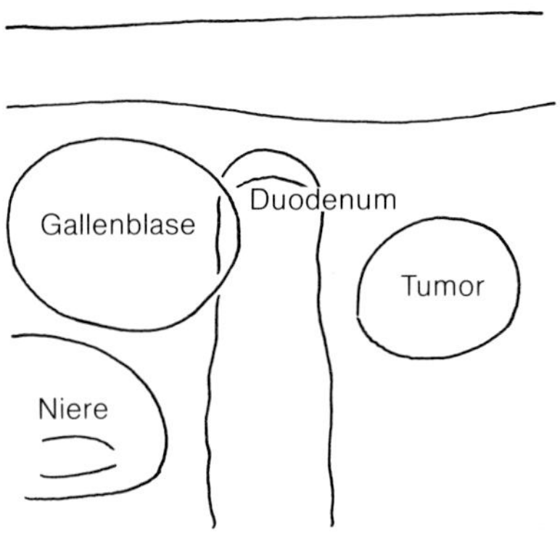

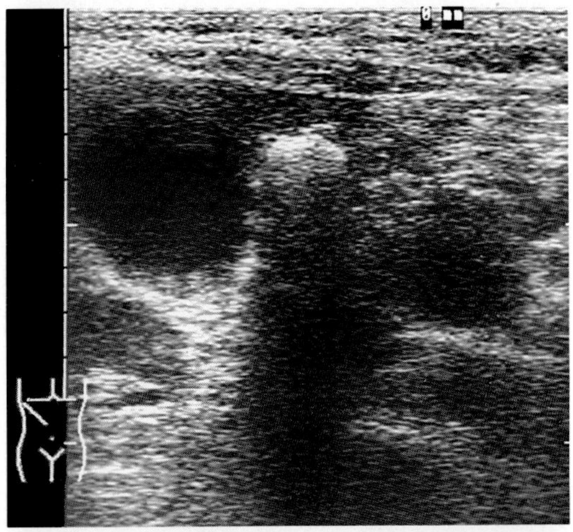

b

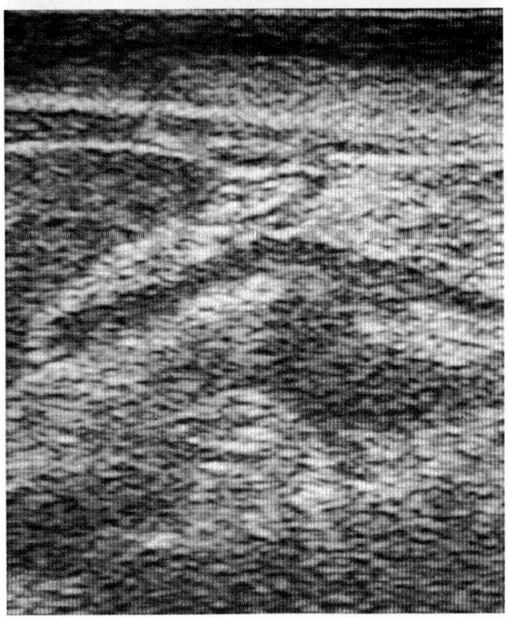

c

Abb. 5.93. **a** Pankreaskopfkarzinom. Zu beachten sind der deutlich erweiterte Pankreasgang vor der schmal wirkenden Milzvene und die Atrophie der Drüse. Die V. cava ist nicht zu erkennen (Tumorkompression?). **b** Pankreaskopfkarzinom: Luftreflex im Duodenum zwischen der gestauten Gallenblase und dem Tumor (vgl. Abb. 5.63, gleicher Fall). **c** Pankreaskarzinom: Im Längsschnitt ist hinter der verdrängten V. mesenterica superior der echoarme, unscharf begrenzte Tumor zu erkennen, der wohl vom Processus uncinatus ausgehen dürfte

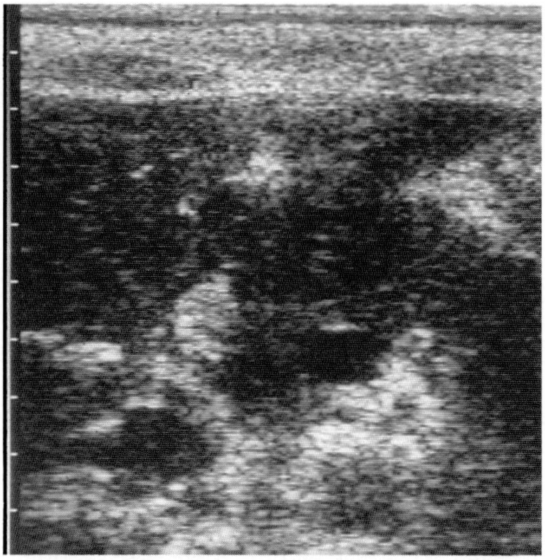

Abb. 5.94. Malignes Lymphom an der ventralen Kante des Pankreaskorpus, von einem Pankreastumor allein sonographisch nicht zu unterscheiden

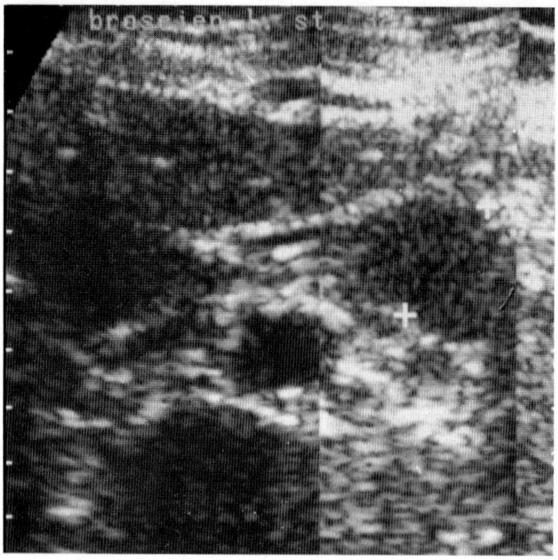

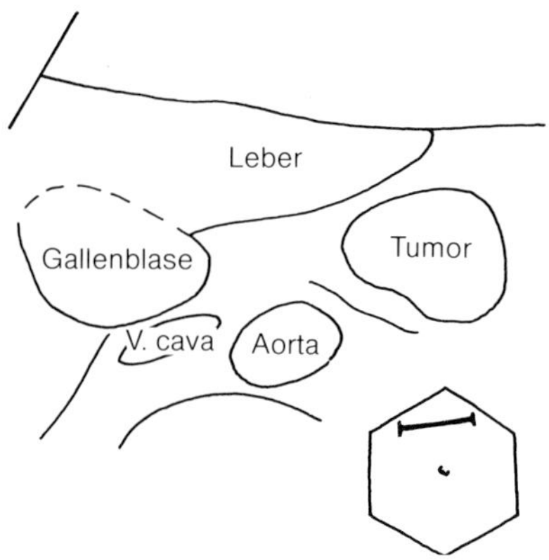

Abb. 5.95. Pankreaskarzinom etwa am Übergang Körper/Schwanz nach kranial wachsend

Differentialdiagnostik

Differenzierung der verschiedenen Erkrankungen des Pankreas: Eine Differenzierung der verschiedenen Erkrankungen des Pankreas sollte, abgesehen von der klar erkennbaren Pseudozyste, nur der Erfahrene bei guten Untersuchungsbedingungen versuchen!
Im wesentlichen handelt es sich dabei um die Differenzierung zwischen chronischer Pankreatitis und Pankreaskarzinom, denn die akute Pankreatitis wird klinisch und laborchemisch diagnostiziert und ist dem Untersucher, der mittels Ultraschall deren Verlauf beobachtet, zum Zeitpunkt der Untersuchung gewöhnlich bekannt.
(Die Pankreasnekrose und das Karzinom sind, nebenbei gesagt, allein sonographisch nicht zu unterscheiden!) Zusätzlich muß besonders bei der akuten Pankreatitis des alten Menschen an ein auslösendes Karzinom gedacht werden.

Tabelle 5.4. Unterscheidung zwischen Karzinom und chronischer Pankreatitis

Karzinom	Chronische Pankreatitis
Umschriebene Vergrößerung	Diffuse Vergrößerung (aber segmentäre Pankreatitiden!)
Deutliche Abgrenzung gegen das restliche Pankreas	Unregelmäßige Kontur, keine scharfe Grenze gegen das Restpankreas
Echoarme gleichmäßige Struktur	Unregelmäßige echodichtere Struktur
Erweiterung des Pankreasgangs bei proximalem Karzinom	Pankreasgang häufig insgesamt erweitert
Pseudozysten selten	Pseudozysten häufig
Gallengänge gestaut bei proximalem Sitz des Karzinoms	Gallengänge bei Pankreaskopfpankreatitis gestaut
Mittelkalibrige arterielle Gefäße, insbesondere A. mesenterica superior, häufig verdrängt oder in den Prozeß einbezogen	A. mesenterica superior meist gut abgrenzbar
Lebermetastasen, Lymphknotenmetastasen	—

Die Unterscheidung zwischen chronischer Pankreatitis und Karzinom ist prinzipiell allein sonographisch nicht möglich, es sei denn, Verkalkungen sind eindeutig vorhanden. Ein Stellungnahme des Untersuchers ist aber häufig als Baustein der gesamten Diagnose sinnvoll und erwünscht. Dabei ist zu beachten, daß eine chronische Pankreatitis und ein Pankreaskarzinom sowie auch eine Pseudozyste und ein Karzinom gleichzeitig vorhanden sein können. Zur Unterscheidung dienen die in Tabelle 5.4 angegebenen Befunde.

Besondere differentialdiagnostische Schwierigkeiten macht naturgemäß die chronisch segmentäre Pankreatitis: Hier findet sich – wie bei einem Tumor – eine umschriebene Vergrößerung des Organs bei nur diskret veränderter echoarmer Struktur entsprechend den geringeren pathologisch-anatomischen Veränderungen.

Zu beachten ist noch, daß eine Pankreaspseudozyste sich grundsätzlich nicht von einer echten Zyste und auch nicht von einem Zystadenom des Pankreas unterscheiden läßt. Bei untypischer Anamnese müssen diese selteneren Differentialdiagnosen eines zystischen Prozesses im Pankreas beachtet werden. Eine polyzistische Veränderung des Pankreas ist dagegen eine Rarität. Das erheblich vergrößerte Organ gleicht dann mit seinen zahlreichen kleinen und größeren Zysten dem Bild der polyzystischen Nierendegeneration, mit dem es meist vergesellschaftet ist.

Differenzierung raumfordernder Pankreasprozesse gegenüber Prozessen der Umgebung: Sowohl bei Feststellung einer Zyste als auch eines soliden raumfordernden Prozesses in der Pankreasregion muß an die Möglichkeit eines in den benachbarten Organen entstandenen, aber sich in die Pankreasregion entwickelnden Tumors gedacht werden (Tabelle 5.5). Bei zystischen Raumforderungen kommen Zysten der Milz, der linken Niere, der linken Nebenniere, der Gallengänge und Leber und selten Mesenterialzysten in Betracht (Tabelle 5.6). Besonders bei links der Mittellinie gelegenen Pankreaszysten muß daher die Beziehung zu den genannten Organen geklärt werden. Dabei zeigen Pankreasschwanzzysten meistens eine deutliche Abgrenzung gegenüber diesen Organen. Die relativ häufigen Nierenzysten zeigen dagegen gegenüber dem Nierenparenchym keine Wandreflexe.

Im Hinblick auf die Differentialdiagnose der Pankreaspseudozysten ist zu beachten, daß diese sich nicht selten weit aus der Pan-

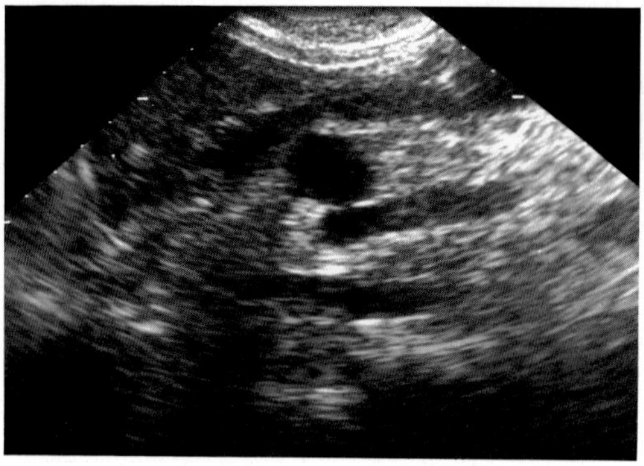

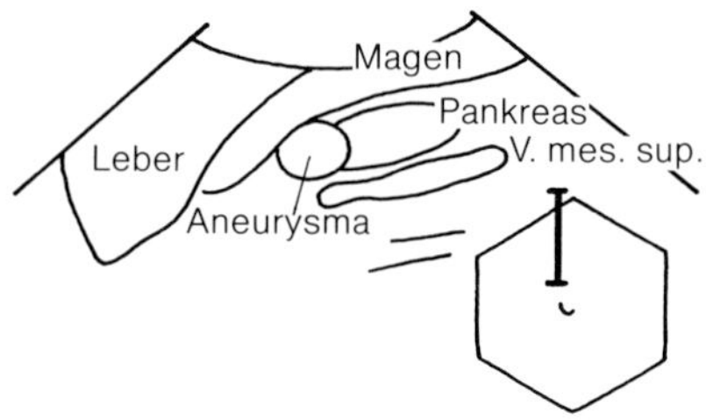

Abb. 5.96. Aneurysma der A. lienalis. Das Aneurysma liegt vor der V. mesenterica superior unmittelbar kranial des echodichten Pankreaskörpers und kann als Pseudozyste oder Tumor fehlgedeutet werden (Längsschnitt Mittellinie)

kreasregion hinwegentwickeln (besonders bei voroperierten Patienten mit Vernarbungen). So kann man Pankreaspseudozysten durchaus an ungewöhnlichen Orten finden, z. B. im Unterbauch, hinter den Nieren retroperitoneal, kranial hinter oder auch vor der Leber, der Milz und im Mediastinum. Schwierig kann mitunter die Differenzierung einer Pankreaspseudozyste gegen Aneurysmata der Gefäße des Truncus coeliacus, weniger der Aorta sein (Abb. 5.96). Nicht zuletzt werden diese ja auch als Folge einer Pankreatitis beobachtet. Auf die wirbelnde Bewegung des Blutes im Aneurysma ist zu achten, solange keine Thrombosierung eingetreten ist.

Tabelle 5.5. Differentialdiagnose echoarmer Prozesse im Pankreas

Pankreaskarzinom

Insulinom

Segmentale chronische Pankreatitis ohne Verkalkungen

Nekrose (entzündlich – traumatisch)

Pseudozyste mit sekundär verändertem Inhalt (Blutung, Abszedierung)

Prozesse in der Nachbarschaft:
- Gallengangskarzinom
- Lymphome
- Andere retroperitoneale Tumoren
- Nebennierentumor links
- Nebenmilz
- Aneurysma von Aorta oder Milzarterie

Differentialdiagnostisch kommen zu Pankreastumoren insbesondere Tumoren der Lymphknoten dieser Region in Betracht. Nicht immer hilft hier die Lagebeziehung des Tumors zur A. mesenterica superior oder zur V. renalis bzw V. portae weiter. Wenn auch die Lymphknoten meistens hinter diesen Gefäßen und die Pankreastumoren vor diesen Gefäßen liegen, so findet sich

Tabelle 5.6. Differentialdiagnostik bei zystischer Raumforderung am Pankreas

Pankreaspseudozyste
- Entzündlich
- Traumatisch
- Bei Tumor

Echte Pankreaszyste (zystische Degneration)

Zystadenom

Duodenalwandzyste

Flüssigkeit in der Bursa omentalis
- Akute Pankreatitis
- Tumor

Zystisch zerfallener Tumor des Retroperitoneums
- Neurinom
- Sarkom

Zysten der Umgebung, ausgehend von
- Gallengang
- Niere
- Nebenniere
- Mesenterium

Vortäuschung bei
- Flüssigkeitsgefülltem Magen
- Verlagerter Gallenblase
- Aneurysma

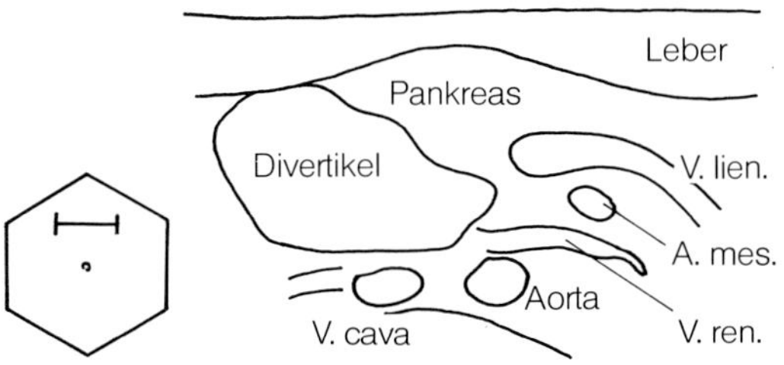

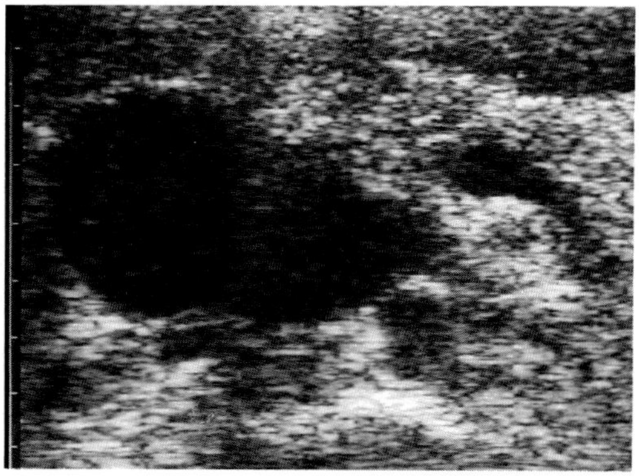

Abb. 5.97. Großes Duodenaldivertikel. Das Divertikel oder genauer sein Inhalt ahmt mit seinem echoarmen Muster einen Tumor im Pankreaskopf nach. (Dieser ist etwas tiefer außerhalb der Schnittebene gelegen)

doch im Einzelfall auch eine andersartige Entwicklung sowohl des Pankreastumors als auch der Lymphknotentumoren. Zusätzlich können Lymphknotentumoren in das Pankreas einwachsen.
Dagegen sind Tumoren, die vom Magen-Darm-Trakt ausgehen, aufgrund ihrer andersartigen Struktur (S. 116) von primären Pankreaskarzinomen gewöhnlich gut zu unterscheiden, es dei denn, letzterer Tumor ist so groß geworden, daß er ebenfalls schon Darmsegmente infiltriert hat und dann ebenfalls abschnittsweise das Bild eines Darmtumors zeigt. In Zweifelsfällen soll daher nicht der Ausgangsort des Tumors angegeben werden, sondern der Tumor nur hinsichtlich seiner Lage und seiner Beziehung zu den umliegenden Organen beschrieben werden.

Möglichkeiten einer Fehlinterpretation

Die Möglichkeiten von Fehlinterpretationen wachsen bei schlechten Untersuchungsbedingungen und bei mangelnder Vorbereitung des Patienten! So kann bereits ein flüssigkeitsgefüllter Magen von weniger Geübten mit einer Pankreaspseudozyste verwechselt werden. Dabei ist zu beachten, daß ein flüssigkeitsgefüllter Magen mit fehlender Peristaltik bei einem nüchternen Patienten mit Magenausgangsstenose vorhanden sein kann. Speisebrei oder Flüssigkeit im Duodenum können ebenfalls einen raumfordernden Prozeß vortäuschen. Andererseits können gasgefüllte Abschnitte des Querkolons oder des Magens selbst relativ große Tumoren besonders dorsal im linken Oberbauch ohne weiteres verdecken, so daß bei diesen schlechten Untersuchungsbedingungen eine Ausschlußdiagnostik nicht gemacht werden darf. Weiterhin kann ein Duodenaldivertikel bzw. sein Inhalt einen Tumor des Pankreaskopfs vortäuschen, eine Fehlinterpretation, die nur durch Beachtung der Formänderung bei mehrfacher Kontrolle oder mit Hilfe der Endoskopie zu vermeiden ist.
Auf die differentialdiagnostischen Probleme von Lymphknotentumoren dieser Region wurde oben hingewiesen. Auch ein deutlich entwickelter Lobus caudatus mit echoärmerer Struktur (s. S. 67) könnte einmal als Pankreastumor fehlinterpretiert werden.
Freie Flüssigkeit in der Pankreasregion ist bei Umlagerung gewöhnlich als solche zu erkennen, so daß die Verwechslung mit einer Pankreaszyste vermieden werden kann. Flüssigkeit in der Bursa omentalis imponiert wie eine Pankreaspseudozyste. Sie muß aber nicht pankreatogen sein, sondern wird auch bei Tumoren anderer Organe oder beim Trauma beobachtet.

Tabelle 5.7. Stellung des Ultraschalls in der Pankreasdiagnostik (chronische Pankreatitis, Zyste, Tumor)

Indikation	Ultraschallbefund	Alternative Methoden	Weiterführende Methoden
„Screening bei nur geringen anamnestischen oder klinischen Hinweisen auf Pankreaserkrankung	o. B.	→ (Evtl. Laborsuchtest Rö. Pankreaskalk)	–
	Verdacht auf chron. Pankreatitis	→	Endoskopisch-radiologische Pankreatikographie (ERCP) (zur Kontrolle und vor allem wenn OP-Indikation denkbar) Pankreasfermentanalyse (Stadium?) (Evtl. Rö. Pankreaskalk)
	Zyste	- - - →	ERCP nur unmittelbar vor OP!, in besonderen Fällen Feinnadelpunktion
	Verdacht auf Tumor oder Veränderungen unklarer Dignität	→	ERCP ↓ Laparotomie (Angiographie präoperativ aus operationstechnischen Gründen) ↑ Ultraschallgezielte Punktion
	(Mehrfach) inadäquat, unklarer Befund	→ Rö. Pankreaskalk → Laborsuchtests → Computertomographie	Dann wie oben
Dringender Verdacht auf Tumor oder chron. Pankreatitis	o. B.	→ CT - - →	ERCP (Gegenkontrolle)
	Verdacht auf chron. Pankreatitis	→	ERCP (falls evtl. Operationsindikation) Pankreasfermentanalyse (Stadium?)
	Zyste	- - - →	ERCP unmittelbar vor OP
	Verdacht auf Tumor oder Veränderungen unklarer Dignität	→ - - - →	ERCP Laparotomie (evtl. Angiographie zur OP-Vorbereitung) Ultraschallgezielte Punktion
	Inadäquat	→ CT →	ERCP

Diagnostischer Stellenwert (Tabelle 5.7)

Der diagnostische Wert der sonographischen Pankreasuntersuchung ist zweifellos von der Erfahrung des Untersuchers abhängig. Er ist bei guten Untersuchungsbedingungen sehr hoch, besonders im Hinblick auf die Pankreaspseudozyste und den raumfordernden Pankreastumor. Kritischer müssen die Möglichkeiten des Ultraschalls bei der Diagnose oder dem Ausschluß geringgradiger chronisch entzündlicher Veränderungen angesehen werden. Hier gibt es zweifellos die Möglichkeit falsch-negativer und falsch-positiver Befunde. Dabei sollten bei grenzwertigen Befunden lieber alternative Untersuchungen (s. unten!) gewählt werden, als bei minimalen Strukturunregelmäßigkeiten oder Konturveränderungen zu schnell die Diagnose chronische Pankreatitis zu stellen.

Auf die Tatsache, daß bei akuter Pankreatitis der Wert des Ultraschalls vorwiegend in der prognostischen Einschätzung und Verlaufsbeobachtung liegt, wurde bereits hingewiesen. Gerade bei der akuten Pankreatitis ist infolge des häufig gleichzeitigen paralytischen (Sub-)Ileus mit einer besonders hohen Rate von schlecht untersuchbaren Patienten zu rechnen. Dieser Nachteil kann durch häufige Kontrolluntersuchungen ausgeglichen werden sowie durch die Tatsache, daß zwar die Pankreasregion oft verdeckt ist, aber die benachbarten Organe, die bei der akuten Pankreatitis eine Rolle spielen (Gallenblase, Gallenwege, Nieren, Milz), gewöhnlich dennoch gut zu untersuchen sind, und daß Detailinformationen bereits hilfreich sind. Mit einer Rate von knapp 10% inadäquater Untersuchungsergebnisse muß insgesamt gerechnet werden. Dies belastet auch die sonographische Tumordiagnostik. Insbesondere kleinere Tumoren der distalen Abschnitte scheinen dem Ultraschallnachweis zu entgehen, vor allem wenn nicht gezielt nach Tumoren gesucht wird.

Alternative und ergänzende Methoden

Aufgrund ihrer Ungefährlichkeit und der universellen Anwendbarkeit ist es sinnvoll, die Ultraschalluntersuchung frühzeitig in der Pankreasdiagnostik einzusetzen.
Alternativ bei inadäquatem Ergebnis kommt dann vor allem die – allerdings teuere – Computertomographie in Betracht. Dagegen zeigen bekanntlich die Pankreasszintigraphie und klassische röntgenologische Verfahren, wie die MDP mit pharmakologischer Hypographie des Duodenums und auch die Angiographie keine befriedigenden Resultate. Eine Ausnahme bildet die Röntgenpankreaszielaufnahme bei der Suche nach Pankreaskalk.
Ergänzt wird die Ultraschalldiagnostik sowohl bei unauffälligem Befund, der im Gegensatz zur Klinik steht, als auch bei positivem Befund, wenn eine operative Behandlung in Frage kommt, vor allem durch die endoskopisch retrograde Pankreasgangdarstellung.
Die quantitative Pankreasfermentanalyse hat zwar ebenfalls einen hohen Stellenwert in der Diagnostik der exkretorischen Insuffizienz als Folge der chronischen Pankreatitis, ist aber für eine breite Anwendung in der täglichen Routine viel zu aufwendig. Laborchemische Suchmethoden, wie der Chymotrypsintest, der Paba- und der Pankreolauryltest, sind weniger zuverlässig oder ebenfalls aufwendig. Sie stellten natürlich die ideale Kombination zur Ultraschalldiagnostik in der Vorfelddiagnose der chronischen Pankreatitis dar.
Die ultraschallgezielte Feinnadelbiopsie ist eine wichtige ergänzende Methode bei Tumorverdacht, zur Unterscheidung zwischen segmentärer chronischer Pankreatitis und Karzinom, zur Unterscheidung zwischen Pankreaskarzinom und extrapankreatischen Tumoren (maligne Lymphome!) sowie seltener bei atypischen zystischen Prozessen. Neben den allgemeinen (geringen) Risiken der Feinnadelpunktion besteht aber zusätzlich das einer induzierten Pankreasnekrose, wie Einzelbeobachtungen zeigen. Die Indikation muß somit streng gestellt werden.

5.6 Milz

Indikationen

Bestimmung der Milzgröße bei Erkrankungen der Leber und des lymphatischen Systems.

Trauma.

Untersuchungstechnik

Vorbereitung: Keine.

Lagerung: Rückenlage oder Rechtsseitenlage.

Untersuchungsgang: Mit Sectorscanner in Rückenlage von subcostal im Längs- und evtl. Querschnitt. Anschließend vor allem beim Trauma auch interkostal von der Flanke aus. Mit Linear-array-Gerät vorwiegend in Rechtsseitenlage im Längsschnitt durch die Zwischenrippenräume.

Meßpunkte: Größter Längs- oder – falls leichter auszumessen – Diagonaldurchmesser. Ergänzend Querdurchmesser, alternativ auch Dicke in Rechtsseitenlage in Höhe des Hilus ($\leqq 4$ cm).

Dokumentation: Exakte Dokumentation im Quer- und Längsschnitt mit eindeutigen Bezugspunkten (unterer Rippenrand, Beckenkamm, Aorta) bei vergrößerter Milz vor Therapie. Im Normalfall zusammen mit der Niere.

Untersuchungshindernisse: Ein langer Sinus phrenicocostalis, starke Rippen oder eingefallene Zwischenrippenräume behindern besonders die Untersuchung der kranialen Abschnitte. Manchmal hilft allein die Untersuchung von dorsal in Seiten- oder Bauchlage weiter.

Normalbefund (Abb. 5.98 und 5.99)

Etwa 11 × 7 × 4 cm maximal messende Milz, die auch bei Inspiration den Rippenbogen nicht unterragt. In höherem Alter ist die Milzgröße rückläufig! In der Routinediagnostik genügt die Bestimmung des Längs- oder Diagonaldurchmessers (< 12 cm). Struktur gleichmäßig, keine größeren Gefäße in der Milz selbst, nur im Hilus.

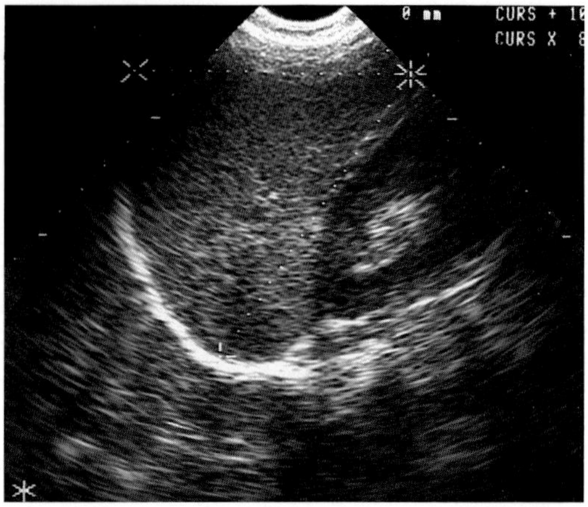

Abb. 5.98. Normal große Milz. Untersuchung mit Sektorscan durch das Zwischenrippenfenster von der Flanke. (Beachte die Spiegelartefakte hinter dem Zwerchfell)

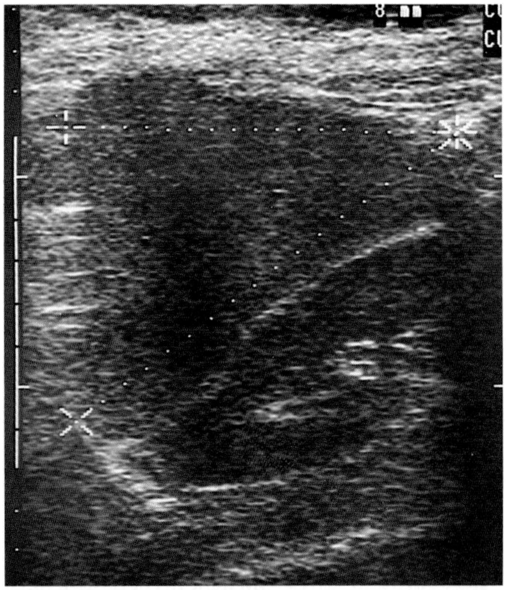

Abb. 5.99. Normal große Milz. Untersuchung mit Linear-array-Technik. Kraniale Abschnitte durch Luftreflexe im Sinus phrenicocostalis verdeckt

Pathologische Befunde (Abb. 5.100–5.106)

Die vergrößerte Milz braucht zunächst den Rippenbogen nocht nicht zu unterragen (Abb. 5.101). Sie kann andererseits, etwa bei lymphatischen Systemerkrankungen, enorme Ausmaße annehmen und bis zum kleinen Becken reichen – mit Verdrängung der Niere nach dorsal, seltener nach kaudal – und über die Mittellinie nach rechts ragen. Dabei berührt sie knapp links der Mittellinie unterhalb des Rippenbogens die Leber (Abb. 5.102).

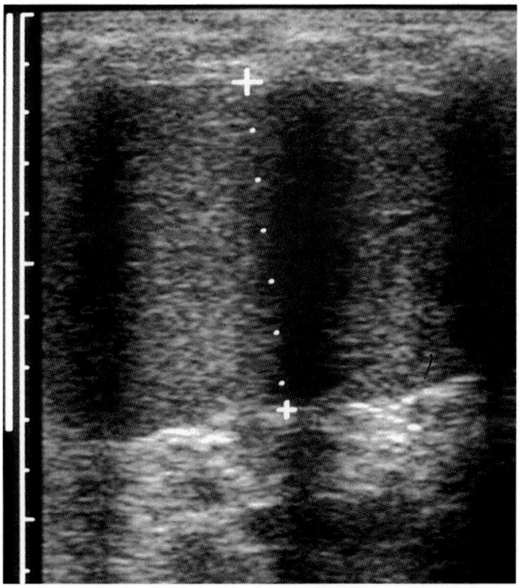

Abb. 5.100. Mäßig vergrößerte Milz bei portaler Hypertension. Untersuchung mit Linear-array-Technik in Rechtsseitenlage von der Flanke aus mit Bestimmung des Querdurchmessers (Grenzwert 4 cm)

Die Strukturdichte kann bei der *Stauungsmilz* zunehmen, bei hämatologischen Systemerkrankungen bleibt sie echoarm bei guter Schalleitung.
Der *Milzinfarkt* ist nicht zuverlässig sonographisch zu erfassen. Ein frischer Infarkt erscheint eher echoarm, ältere sind auch echodicht.
Milzzysten stellen sich wie gewohnt echofrei dar, Binnenechos weisen auf eine Einblutung hin.
Tumormetastasen in der Milz sind ein äußerst seltener Befund (Abb. 5.103). Sie heben sich als echoarme oder echodichte Strukturdefekte ab.
Lymphome führen entweder nur zu einer Vergrößerung oder seltener zu multiplen echodichten kleinen Läsionen.
Trauma: Als Zeichen eines Milzhämatoms bzw. einer Milzruptur finden sich eine Vergrößerung des Organs, ein unregelmäßiges Echomuster, echoarme Bezirke subkapsulär, Flüssigkeit im freien Bauchraum, und zwar in der Milzloge um die Milz herum, evtl. aber auch in anderen Regionen des Abdomens, etwa im Douglas-Raum hinter der vollen Blase oder im Recessus zwischen Dorsalfläche des rechten Leberlappens und der rechten Niere (das Blut verteilt sich je nach Druckverhältnissen und Lagerung des Patienten unabhängig vom Ausgangspunkt Milz). Eine kurzfristige Verlaufskontrolle ist für die Diagnostik oft entscheidend. Eine Indikation hierfür ist neben der Klinik auch eine sonst nicht erklärbare Milzvergrößerung bei der Erstuntersuchung.

Differentialdiagnostik

Die Unterscheidung zwischen einer Stauungsmilz und einer Milz bei lymphatischer Systemerkrankung ist trotz geringer Strukturunterschiede im Einzelfall wohl nicht möglich.

Möglichkeiten einer Fehlinterpretation

Bei Untersuchung von dorsal wird vom Anfänger gelegentlich die am oberen linken Nierenpol gelegene Milz als echoarmer Tumor fehlinterpretiert!
Eine über 1 cm große Nebenmilz dürfte in der Regel als raumfordernder Prozeß im linken Oberbauch verkannt werden (Abb. 5.107).
Eine kleine Milz kann von lufthaltigem Lungengewebe im Sinus völlig verdeckt werden.
Die Lagebeziehung der Milz zur linken Niere ist nicht zur ersatzweisen Größenabschätzung geeignet.

Diagnostischer Stellenwert

Zuverlässige Bestimmung der Milzgröße möglich, wobei immer wieder überrascht, wie häufig eine eindeutig vergrößerte Milz klinisch nicht tastbar ist!
Schnelle und sichere Methode zum Nachweis oder Ausschluß eines Milzhämatoms bzw. der Milzruptur.

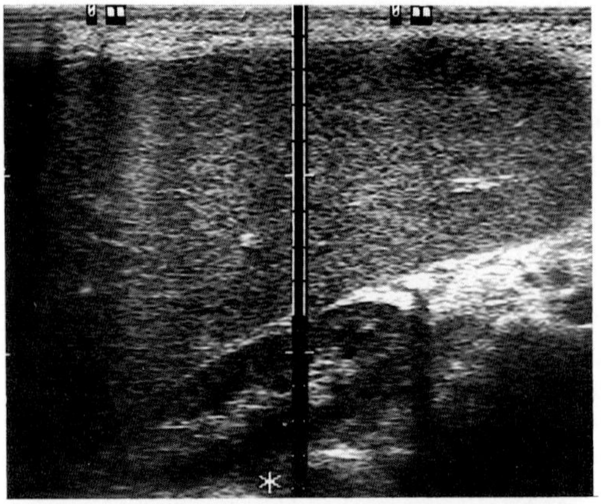

a

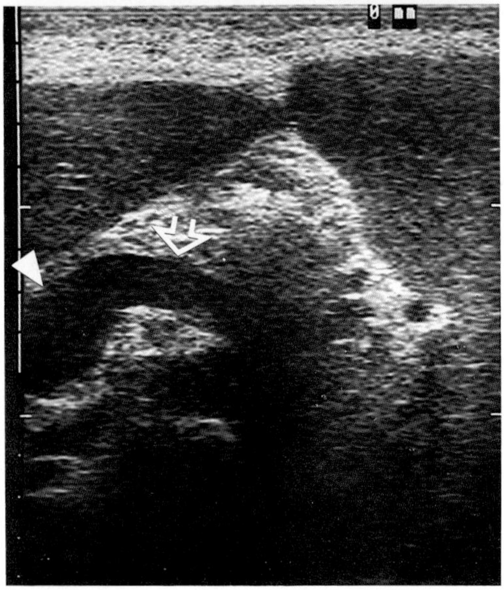

b

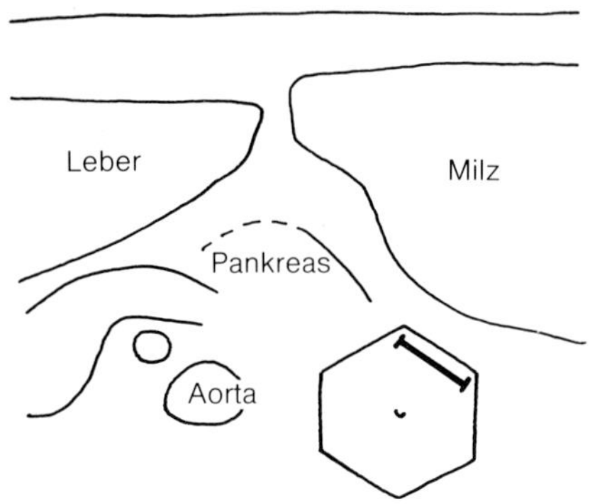

Abb. 5.101 a, b. Erhebliche Milzvergrößerung bei Hämoblastose.
a Längsschnitt rechte Flanke.
b Subkostaler Schrägschnitt parallel zum Rippenbogen links. Die vergrößerte Milz erreicht den linken Leberrand („kissing phenomen"). Bemerkenswert ist die deutliche Erweiterung der Milzvene (⇨), bzw. Pfortader (►)

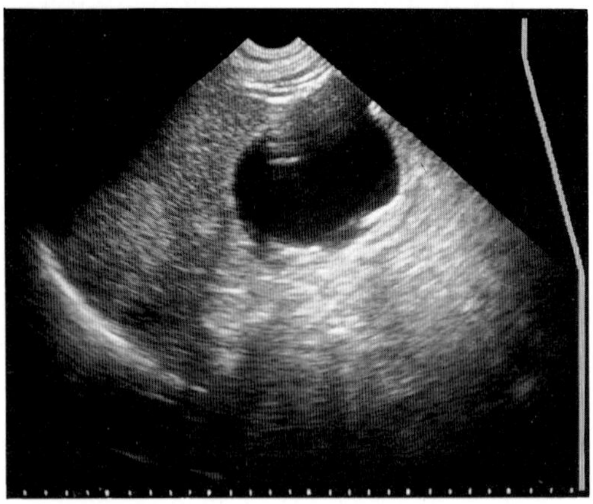

Abb. 5.102. Metastatischer (echodichter) Milztumor sowie Nierenzyste (Längsschnitt linke Flanke)

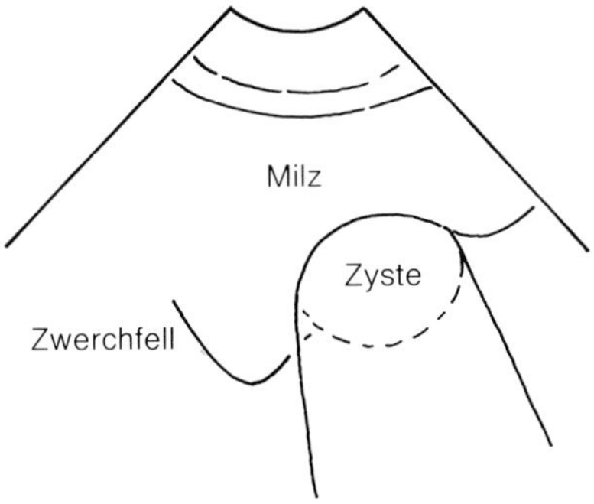

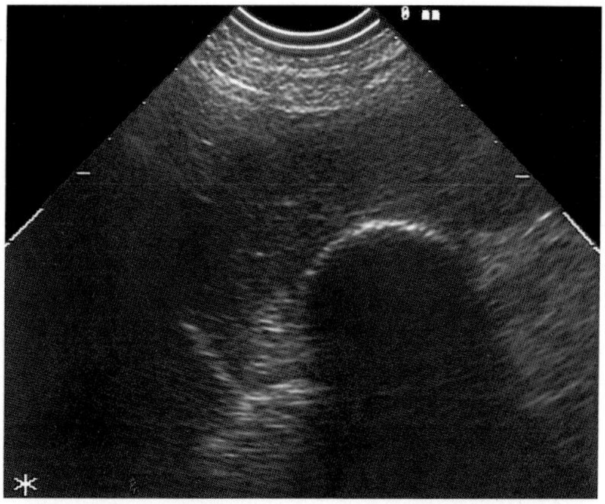

Abb. 5.103. Milzzyste mit Kalkschale. Die Eintrittsreflexe verdecken die eigentliche Zyste

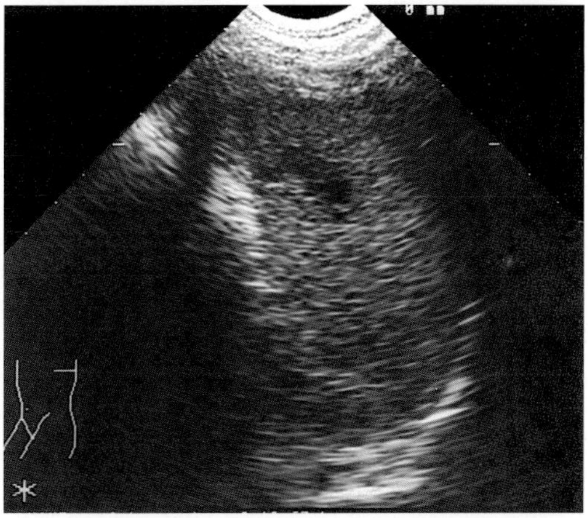

Abb. 5.104. Kleines echoarmes Hämatom in der Milz nach Trauma

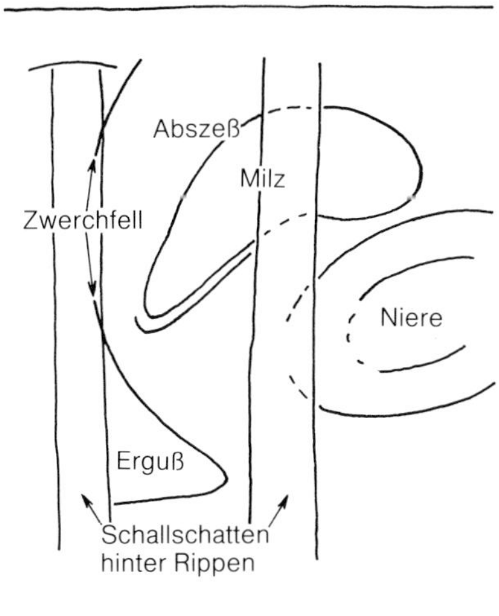

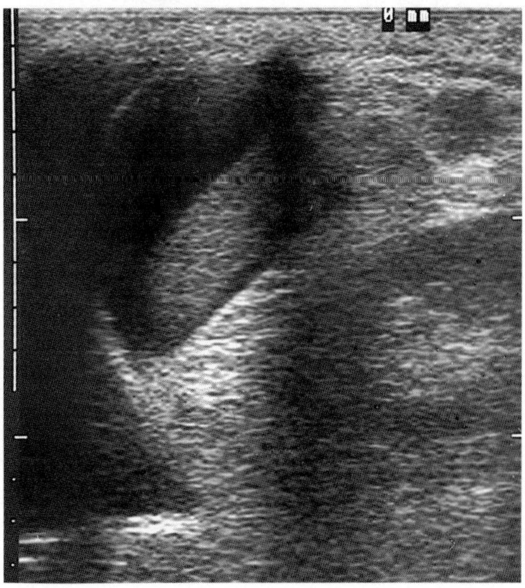

Abb. 5.105. Subphrenischer Abszeß links sowie Pleuraerguß

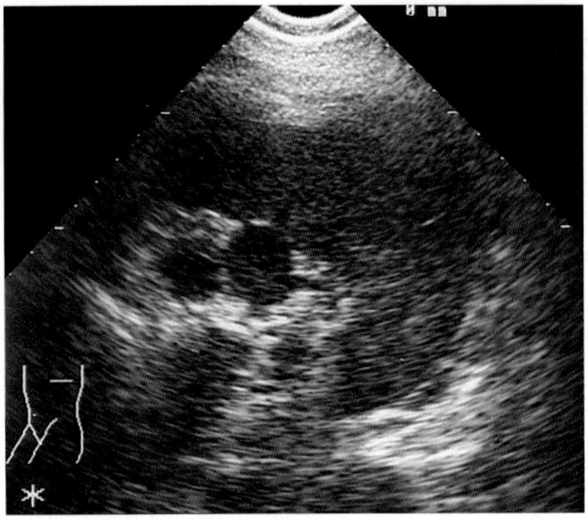

Abb. 5.106. Lymphknotentumoren nahe des Milzhilus bei Non-Hodgkin-Lymphom (Differentialdiagnose: Nebenmilz!)

Alternative und ergänzende Methoden

Szintigramm der Milz bei Verdacht auf Milzinfarkt, da dieser mit Ultraschall nicht zuverlässig erkennbar ist. CT oder Lavage nur noch selten ergänzend beim Trauma erforderlich.

5.7 Magen-Darm-Trakt

Indikationen

Gesichert:

- Ileus
- akutes Abdomen
- Leiomyom (-sarkom) der Magenwand

Diskutiert:

- Appendizitis
- M. Crohn (und andere entzündliche Darmerkrankungen)
- Lymphom des Magens
- Tumore des Magens und Kolons im Rahmen einer allgemeinen Tumorsuche.

Untersuchungstechnik

Vorbereitung: Untersuchung möglichst nüchtern, alternativ Auffüllung mit Flüssigkeit als Kontrast (Magen/Kolon) zur besseren Darstellung der Wand.

Lagerung: Rückenlage, bei störendem Gas: Seitenlage.

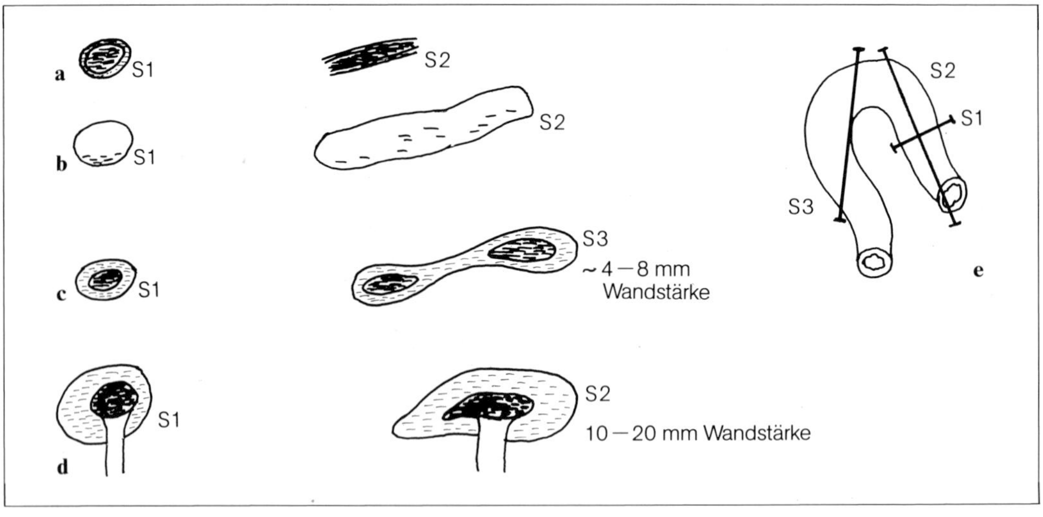

Abb. 5.107 a–e. Schematische Darstellung der Ultraschallbefunde am Magen-Darm-Trakt. **a** Normalbefund, leerer Darm; **b** Normalbefund, flüssigkeitsgefüllter Darm; **c** sog. Kokarde mit geringer Wandstärke bei entzündlicher Erkrankung (z. B. M. Crohn); **d** tumoröse Wandinfiltration; **e** Schnittebenen

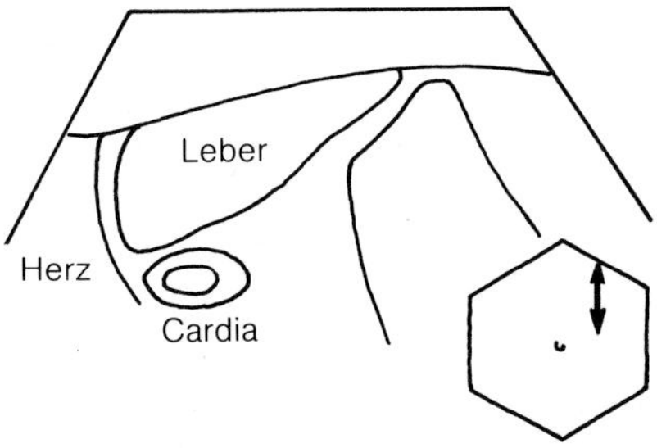

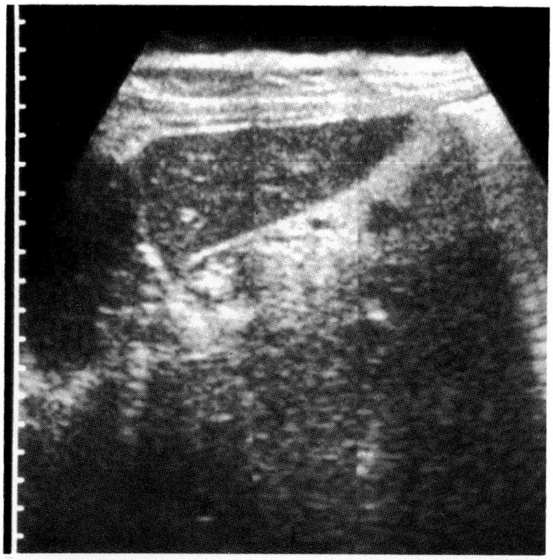
a

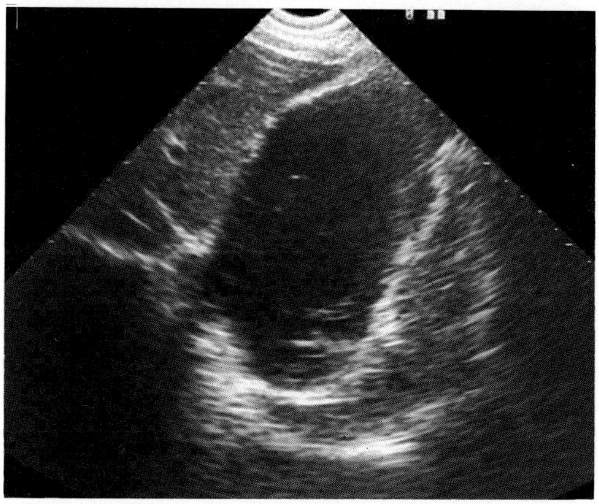
b

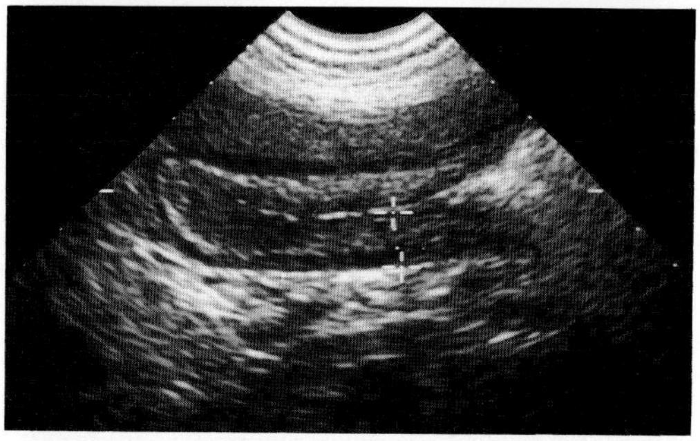
c

Abb. 5.108 a–c. Magen. **a** Cardia (hinter dem linken Leberlappen regelmäßig darzustellen). **b** Magenkorpus. Der in vollem Zustand ausgedehnte Magenabschnitt füllt im linken Oberbauch den Raum zwischen linkem Leberlappen und der dorsal gelegenen Milz aus. **c** Antrum. Im Schrägschnitt am Unterrand des linken Leberlappens (zwischen den Meßpunkten keine echte Wandverdickung, da auf der Wand aufliegender Inhalt mitgemessen wird!)

Untersuchungsgang: Untersuchung des Abdomens in Längs- und Querschnitten.

Dokumentation: Nur pathologische Befunde.

Untersuchungshindernisse: Vor allem Luft, aber auch Darmabschnitte mit Inhalt (Flüssigkeit, Barium).

> ***Cave***: besonders leistungsfähige Geräte mit hoher Frequenz (~ 5 MHz) notwendig!

Normalbefund (Abb. 5.107 a, b und 5.108)

Normalerweise lassen sich Mageneingang, distale Magenabschnitte und proximales Duodenum am Unterrand der Leber erkennen. Die Dünndarmschlingen enthalten vielfach Luft. Das Colon descendens und der Sigmabereich stellen sich häufig aufgrund ihres Inhalts dar.

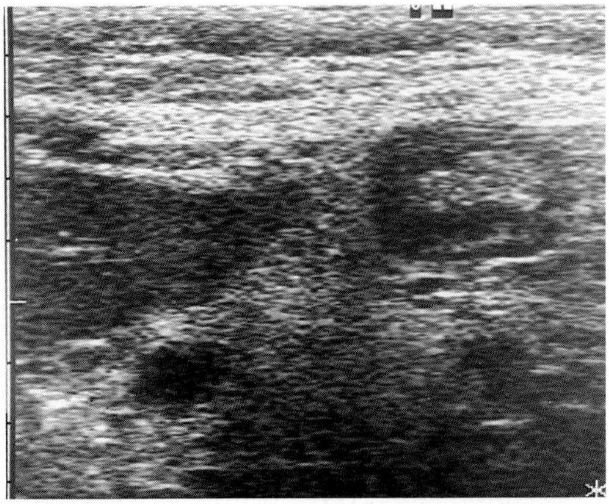

Abb. 5.109. Kleines ulzeriertes Magenkarzinom distal. Im Querschnitt findet sich eine die halbe (kraniale) Zirkumferenz erfassende Infiltration der Magenwand

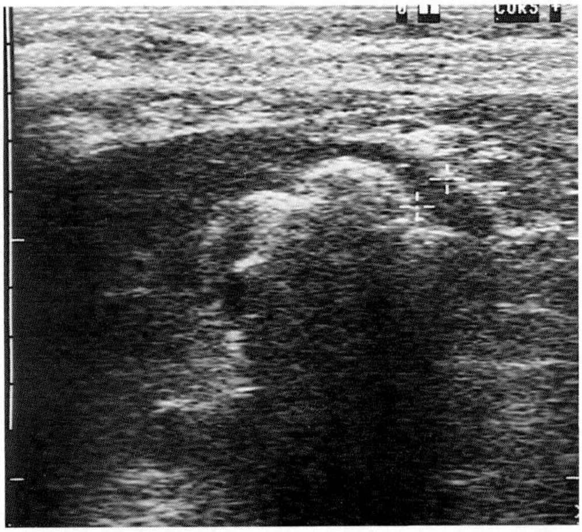

Abb. 5.110. Lymphom des Magens. Der Querschnitt im distalen Drittel zeigt eine mäßige, ungleichmäßige Wandverdickung. Die Ausdehnung des Magens bei nüchternem Patienten weist auf eine Funktionsstörung hin

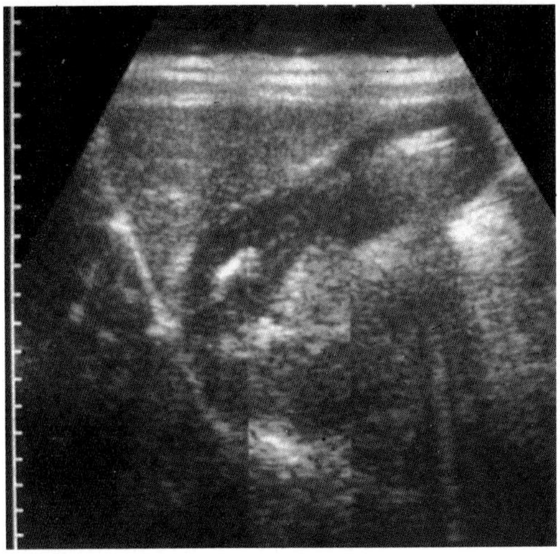

Abb. 5.111. Szirrhös wachsendes ausgedehntes Karzinom. Hinter dem linken Leberlappen sind im Schrägschnitt die mittleren Magenabschnitte mit massiver Wandverdickung abgebildet

Pathologische Befunde

Magen (Abb. 5.109–5.111): Zeigen Magenabschnitte eine Wandstärke von >4 mm oder findet sich eine Raumforderung mit strukturarmem Mantel und dichten Reflexen im Zentrum („Kokarde“) (Abb. 5.108c), so ergibt sich daraus eine Indikation zur endoskopischen oder auch röntgenologischen Untersuchung des Magens. Bei einer Wandstärke ab 8 mm besteht erheblicher Verdacht auf einen tumorösen wandinfiltrierenden Prozeß (Abb. 5.108), so daß eine entsprechende endoskopische Untersuchung dringlich indiziert erscheint.

Der flüssigkeitsgefüllte Magen zeigt ein völlig anderes Bild: der Inhalt ist mehr oder weniger echoarm. Die Binnenechos schweben besonders bei Peristaltik oder Umlagerung auf und ab. Luftreflexe finden sich als oft breites, störendes Reflexband im jeweils höchsten Magenabschnitt. Ein derartiger Befund beim nüchternen Patienten spricht für eine Entleerungsstörung.

Der intramurale Tumor (Leiomyom, -sarkom) ist bei flüssigkeitsgefülltem Magen als kugeliger echoarmer Prozeß bei intakter innerer Wandschicht nachzuweisen.

Darm: (Abb. 5.112–5.119): Auch bei einem Darmwandtumor findet sich ab einer entsprechenden Ausdehnung (ca. 3 cm Länge und mindestens halber Zirkumferenz) eine kokardenartig strukturierte Raumforderung. In gleicher Weise wie am Magen wird ein derartiger Befund als Indikation zu einer entsprechenden endoskopischen oder

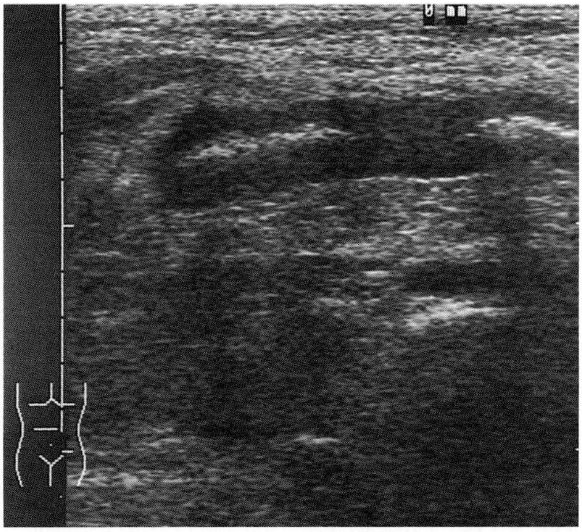

Abb. 5.112. M. Crohn. Langstreckig dargestellte Dünndarmschlinge mit gleichmäßig verdickter Wand

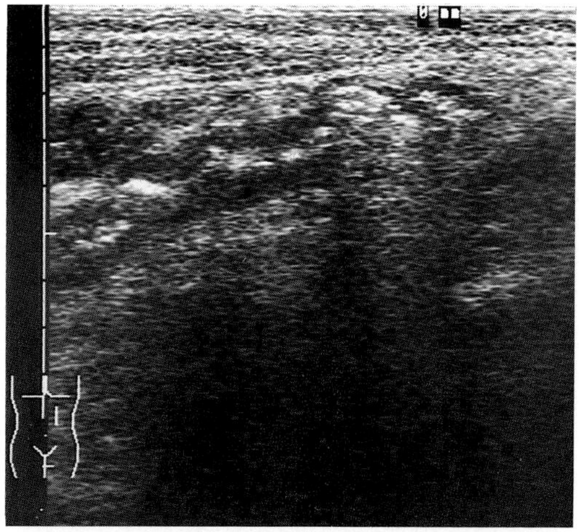

Abb. 5.113. Colitis ulcerosa (Colon descendens). Langstreckige ungleichmäßige Wandverdickung

röntgenologischen Klärung angesehen, mit wachsender Wahrscheinlichkeit eines pathologischen bzw. malignen Prozesses bei zunehmender Dicke der dargestellten Darmwand (> 3–4 mm).

Langstreckige Abschnitte mit verdickter Wand weisen auf einen *M. Crohn* hin (Abb. 5.113). Prädilektionsstelle ist der rechte Mittelbauch. Bei M. Crohn findet man oft auch bizarre Konglomerattumoren (infiltrierte Darmschlingen mit Fistelgängen, s. Abb. 5.115). Ähnliche Veränderungen mit meist geringerer Verdickung der Darmwand findet man bei

- Colitis ulcerosa
- Divertikulitis
- gedeckter Perforation.

Bei *Ileus* finden sich erweiterte (3 cm), mit Flüssigkeit gefüllte Darmschlingen (Abb. 5.117). Peristaltische Bewegung besonders des Inhalts zeigt den mechanischen, fehlende Bewegung den paralytischen Ileus an. Eine bedingte Höhenlokalisation erlaubt die Darstellung der Kerkring-Falten als quer ins Lumen ragende Echobänder (Jejunum), von Darmabschnitten ohne Binnenechos (Ileum) und von besonders weiten, durch Haustren unterteilten Abschnitten (Kolon). Die Darmwand ist infolge eines Ödems verdickt (Abb. 5.118).

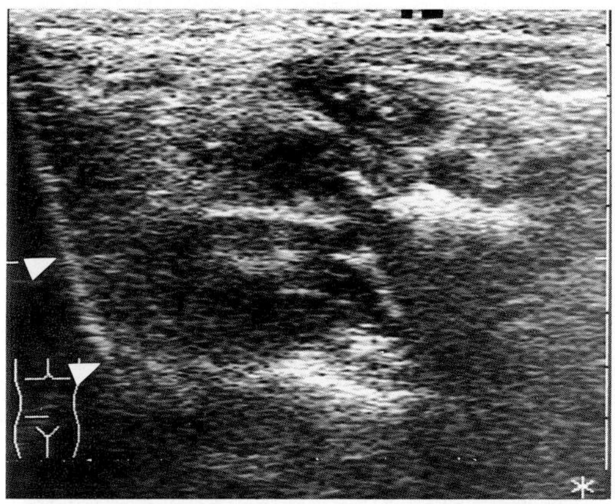

Abb. 5.114. M. Crohn. Konglomerattumor aus verbackenen Darmschlingen im rechten Mittel- bis Unterbauch (► Beckenschaufel)

Bei *Appendizitis* findet sich im rechten Mittel- bis Unterbauch eine tubuläre Formation, ca. 1–1,5 cm stark. Sie zeigt typischerweise keine Peristaltik. Die Wand ist geschichtet. Im Lumen evtl. Flüssigkeit oder Kotsteine nachweisbar.

Flüssigkeit in der Nachbarschaft sind Hinweise auf die Abszedierung. Flüssigkeit im Rezessus Morrisoni oder Douglas Zeichen der regionalen Peritonitis. Eine (echoarme) Verdickung der Wand des Coecum entspricht einem Wandödem.

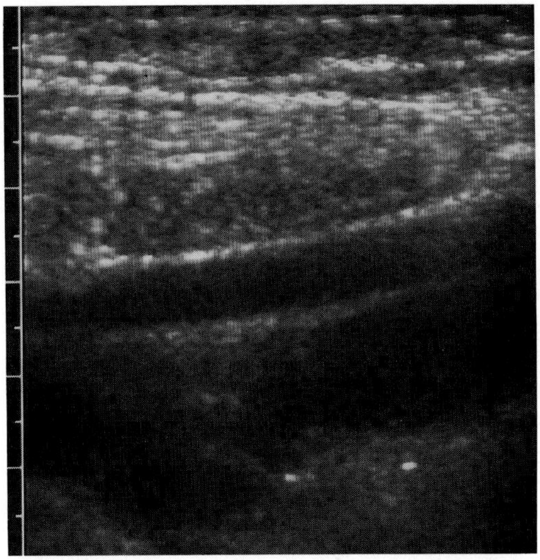

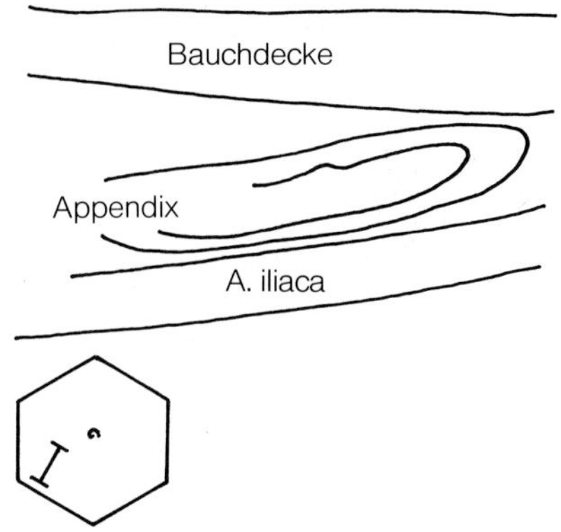

Abb. 5.115. Appendizitis: die ödematös geschwollene Appendix ist vor der A. iliaca direkt zu erkennen

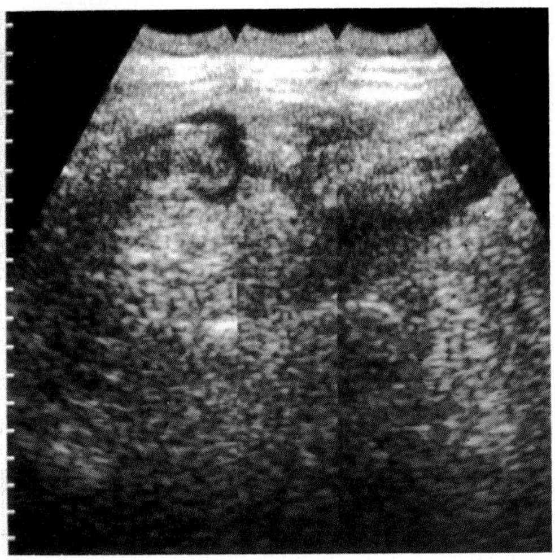

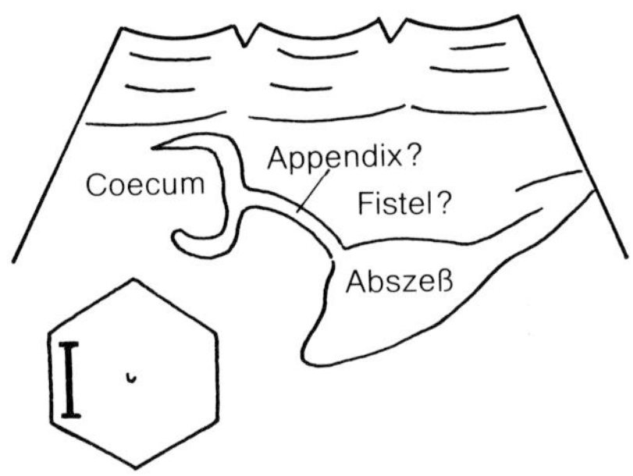

Abb. 5.116. Appendizitis mit Ödem der Zäkumwand und Abszedierung vor dem M. psoas

Differentialdiagnostik

Bei Darstellung einer Kokarde im Bereich des Magens kommen differentialdiagnostisch neben einem Karzinom in Betracht: Morbus Ménétrier, rezidivierende Ulcera duodeni, Magenwandlymphom.

Bei entsprechendem Befund in tiefer gelegenen Darmabschnitten ist neben dem Darmwandkarzinom und -lymphom besonders an die Möglichkeit eines Morbus Crohn (rechter Mittelbauch entsprechend der terminalen Ileumschlinge), einer Divertikulitis oder eine gedeckte Perforation zu denken.

Aufgrund der typischen kokardenartigen Struktur dieser Magen- und Darmwandprozesse ist eine Verwechslung mit einem außerhalb des Magen-Darm-Trakts gelegenen raumfordernden Prozeß an sich selten. Im Einzelfall kann nicht unterschieden werden, ob ein Tumor von der Magen- bzw. Darmwand ausgeht oder ob ein Tumor, bei-

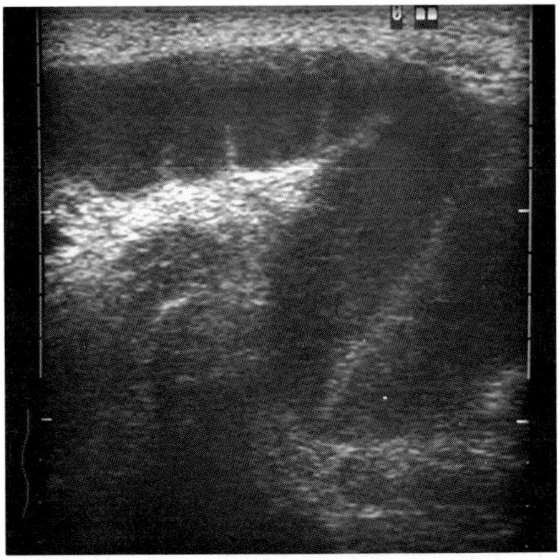

Abb. 5.117. Dünndarmileus. Weite flüssigkeitsgefüllte Darmschlingen

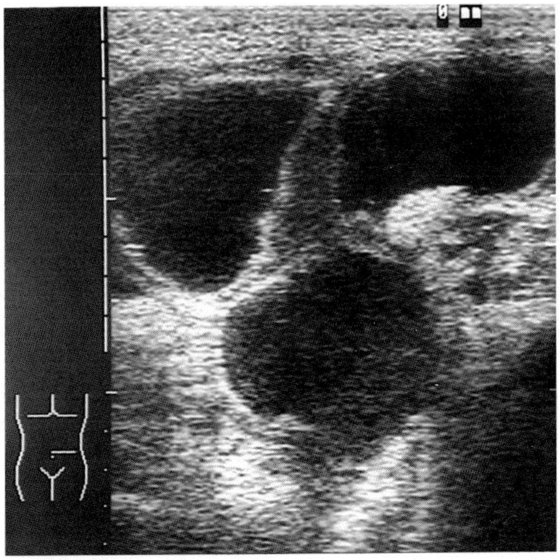

Abb. 5.118. Mechanischer Ileus. Mehrere erheblich ausgeweitete Dünndarmabschnitte im Querschnitt. Zu beachten ist die ödematöse Wandverdickung als Hinweis auf bereits länger bestehende Einklemmung (entspricht dem röntgenologischen Begriff der Distanzierung – nicht beweisend für ischämisch verursachten Ileus!)

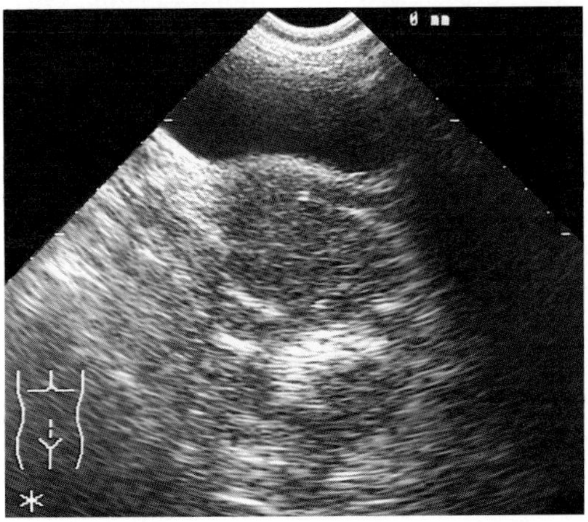

Abb. 5.119. Rektumkarzinom. Der Tumor wächst nach vorn zur Blase (Querschnitt suprapubisch bei mäßig voller Harnblase, vgl. Abb. 6.45 f.)

spielsweise ein Pankreas- oder ein Lymphknotentumor, einen Magen- oder Darmabschnitt zusätzlich infiltriert hat.

Die Zuordnung eines festgestellten raumfordernden Prozesses zu einem bestimmten Darmabschnitt kann schwierig sein.

Möglichkeiten einer Fehlinterpretation

In Einzelfällen kann eine verlagerte Niere, z. B. eine Beckenniere, fälschlicherweise als „Kokarde" und damit als Darmtumor fehlgedeutet werden.

Die Feststellung eines wie immer strukturierten „raumfordernden Prozesses" im linken Mittel- und Unterbauch sollte nach Durchführung eines suffizienten Einlaufs immer auf Konstanz überprüft werden. Dies ist gerade bei Patienten mit „Colon spasticum" (und dementsprechend Schmerzen!) wichtig.

Diagnostischer Stellenwert

Die Diagnose eines Ileus ist sicher, einfach und der Röntgendiagnostik überlegen. Ursache und Höhe des Verschlusses sind seltener zu differenzieren. Der Wert des Ultraschalls in der Diagnostik und im Ausschluß der akuten Appendizitis ist noch nicht abschließend geklärt. Auf alle Fälle erfordert die Untersuchung ein gutes Gerät (linear array oder curved array, 5 MHz!) und einen sehr erfahrenen Untersucher. Der Wert einer Ultraschallunterschung bei Verdacht auf Appendizitis besteht zusätzlich im Nachweis anderer Erkrankungen, die eine Appendizitis vortäuschen können, wie M. Crohn, Adnexitis und Erkrankungen anderer benachbarter Organe.
Die Feststellung eines raumfordernden Prozesses im Bereich des Magen-Darm-Trakts mittels Ultraschall bei einer orientierenden Untersuchung oder einer allgemeinen Tumorsuche bedeutet in der Regel nur die Indikation zu einer weiterführenden endoskopischen oder röntgenologischen Untersuchung. Im Einzelfall kann allerdings die schnelle Zuordnung eines derartigen Prozesses die weitere Diagnostik vereinfachen. Eine Ausschlußdiagnostik ist naturgemäß nicht möglich.

Alternative und ergänzende Methoden

Endoskopie, Röntgendiagnostik, selten gezielte Feinnadelpunktion.

5.8 Bauchhöhle

Indikationen

- Verdacht auf Aszites, Abszesse oder Hämatome (postoperativ, posttraumatisch),
- Netzmetastasen,
- Palpationsbefunde und Zunahme des Bauchumfangs,
- Fisteln.

Untersuchungstechnik

Vorbereitung: Evtl. gegen Meteorismus und Darmreinigung je nach Indikation.

Lagerung: Zunächst Untersuchung in Rükkenlage; Umlagerung zur Kontrolle des Abfließens von Flüssigkeit.

Untersuchungsgang: Untersuchung des gesamten Abdomens mit dem Unterrand der Leber kranial, beiden Nieren lateral, der Aorta und dem M. psoas dorsal sowie der flüssigkeitsgefüllten Harnblase kaudal als geeigneten Orientierungspunkten. Beim stumpfen Bauchtrauma sorgfältiges Absuchen aller Regionen (Milzloge, Pankreasgebiet, Recessus Morrisoni, retrovesikaler Bereich) nach Flüssigkeit (Blutung), da sich freie Flüssigkeit unabhängig vom Ausgangsort je nach Lagerung und Druckverhältnissen im Bauchraum ausbreitet.

Dokumentation: Im allgemeinen nur pathologische Befunde. Beim Trauma aus forensischen Gründen auch Normalbefund an den typischen Stellen (Milzloge, Recessus Morrisoni, Douglas-Raum).

Untersuchungshindernisse: Bei ausgeprägtem Meteorismus sind nur die unmittelbar hinter den Bauchdecken gelegenen Abschnitte des Abdomens einsehbar. Post operationem behindern häufig großflächige Verbände, offene Bauchwunden (Platzbauch) und liegende Drains die Ultraschalluntersuchung.

Normalbefund

Regelrechte Darstellbarkeit (und Atemverschieblichkeit) der Oberbauchorgane und Nieren sowie der größeren Gefäße (s. dort). M. psoas lateral glatt begrenzt. Darminhalt vorwiegend nur im Colon descendens und Sigma. Keine freie Flüssigkeit, keine Raumforderung. Harnblase nicht verlagert oder imprimiert.

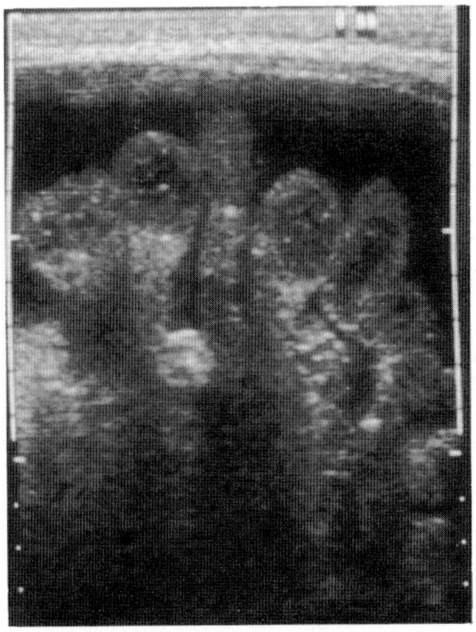

Abb. 5.120. Aszites. Querschnitt am typischen Punktionsort im linken Mittelbauch. Im Aszites sind die „flottierenden" Dünndarmschlingen gut zu erkennen (Stauungsaszites)

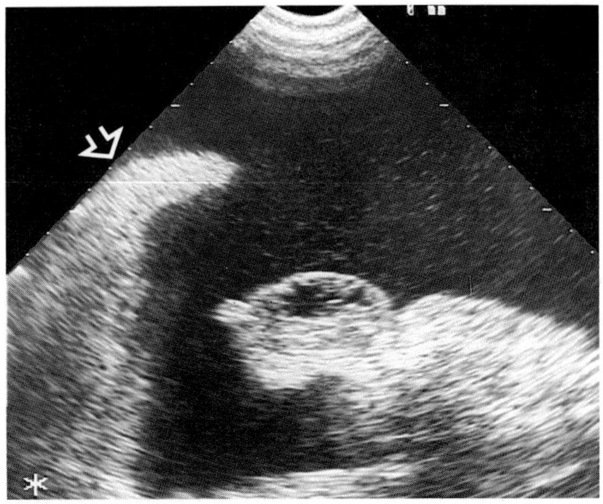

Abb. 5.121. Aszites. Im Längsschnitt (linker Mittelbauch) ist die verdichte Platte des Omentum majus (⇨) zu erkennen. Die Darmschlingen bewegen sich nur mit der Pulsation der Aorta, im Aszites feine Echos (hämorrhagischer maligner Aszites)

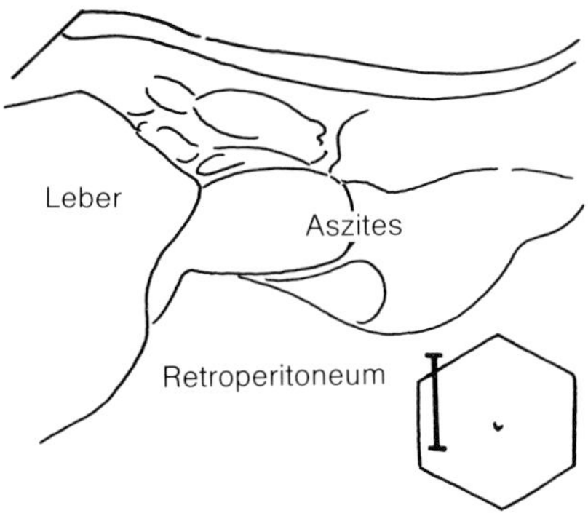

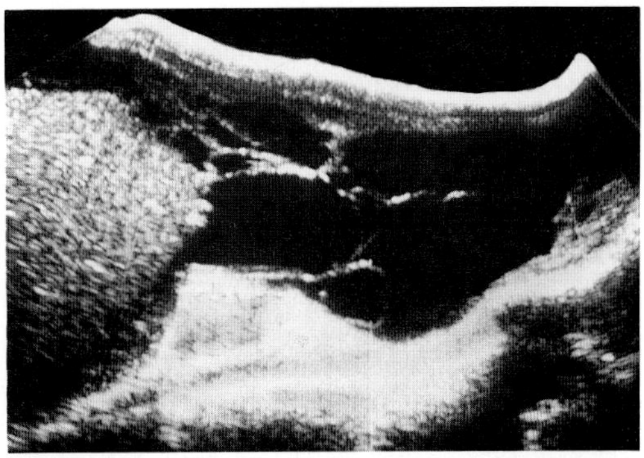

Abb. 5.122. Aszites. Längsschnitt rechter Oberbauch. Im Aszites fadenartige Echobänder als Hinweis auf (ältere) Einblutung oder zumindest eiweißreiche Flüssigkeit. Links im Bild (kranial!) noch die Leber erkennbar (großer Bildausschnitt bei Compoundscantechnik)

Pathologische Befunde (Abb. 5.120–5.131)

Aszites (Abb. 5.120–5.122): Als strukturfrei bis höchstens strukturarm ist freie Flüssigkeit im Bauchraum kranial der Blase, in beiden Flanken und vor allem um den rechten Leberlappen herum nachzuweisen. Sehr kleine Flüssigkeitsansammlungen kann man auch in Knie-Ellenbogen-Lage mit von unten in der Nabelgegend aufgesetztem Transducer nachweisen.

Bei Aszites sind immer in der Flüssigkeit flottierende Dünndarmschlingen zu sehen. Die Wahrscheinlichkeit eines malignen Aszites nimmt zu bei:

- fehlender Peristaltik der Darmschlingen,
- starrer Atemverschieblichkeit der Strukturen im Aszites,
- fehlende Verdickung der Gallenblasenwand,
- direkter Darstellung von Tumoren im Bauchraum.

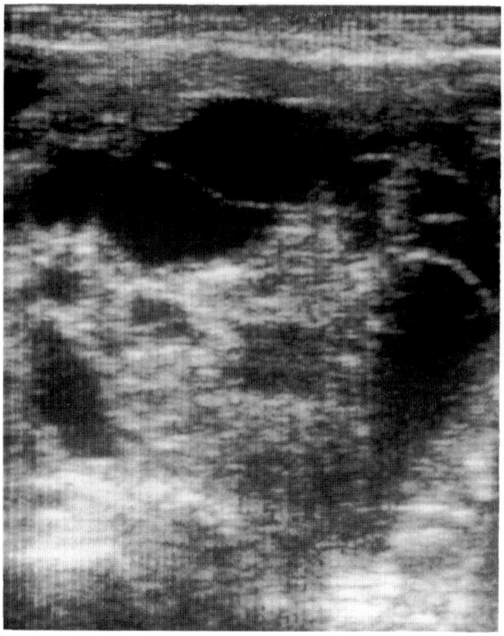

Abb. 5.123. Netzmetastasen eines Sigmakarzinoms mit in einem großen Konglomerattumor eingeschlossenen Flüssigkeitspfützen (Längsschnitt rechter Mittelbauch)

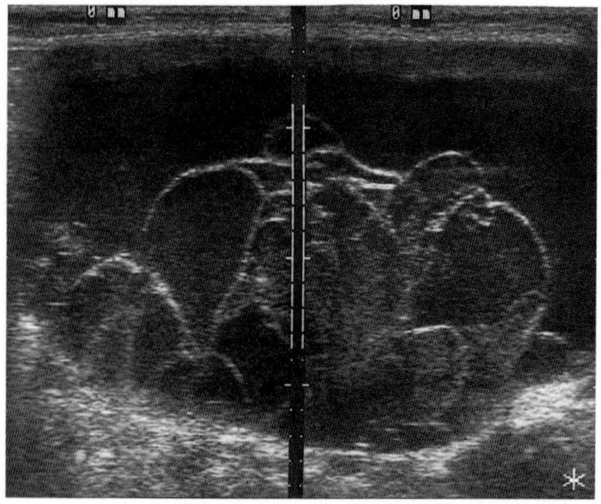

Abb. 5.124. Ovarialkystom, mehrkammerig. Dieser Tumor kann Aszites mit Darmschlingen imitieren (Querschnitt unterhalb des Nabels)

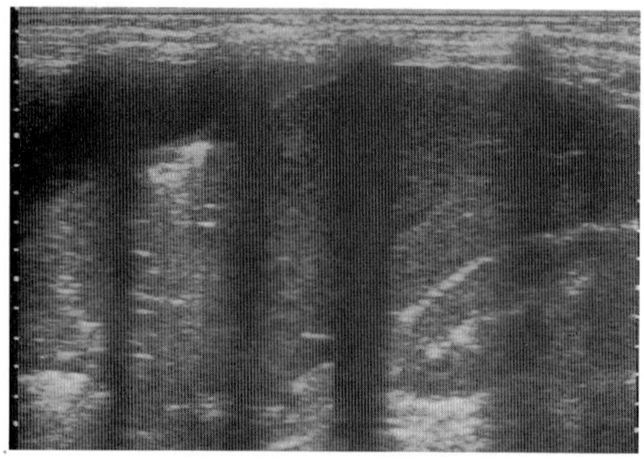

Abb. 5.125. Subphrenischer Abszeß rechts, erkennbar aufgrund der Luftreflexe (x). Oberhalb des Zwerchfells Flüssigkeit im Sinus phrenicocostalis (Längsschnitt rechte Flanke)

▼

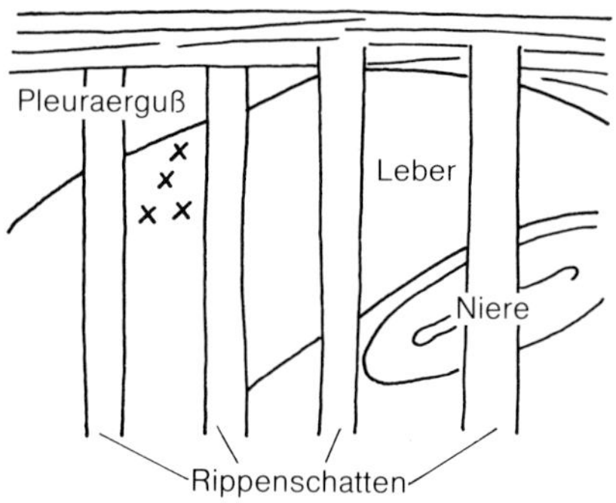

Hämatome im Bauchraum sind nur anfangs strukturfrei. Häufiger und mit zunehmender Organisation finden sich unregelmäßig verteilte, oft intensive Strukturechos.

Abszesse (Abb. 5.128–5.130): Strukturfrei bis strukturarm. Subphrenischer Abszeß rechts in Rückenlage zwischen Zwerchfell und rechtem Leberlappen nach kaudal bis zur Niere reichend. Links findet er sich lateral der Milz. Psoasabszeß seitlich der Wirbelsäule und kaudal der Niere. Douglas-Abszeß hinter der gefüllten (!) Harnblase nachweisbar.

Freie Luft (Abb. 5.131) kann am ehesten ventral der Leber nachgewiesen werden bei einer Lagerung, die die ventrale Oberfläche des rechten Lappens zum höchsten Punkt des Abdomens werden läßt (DD: Chilaiditi-Syndrom).

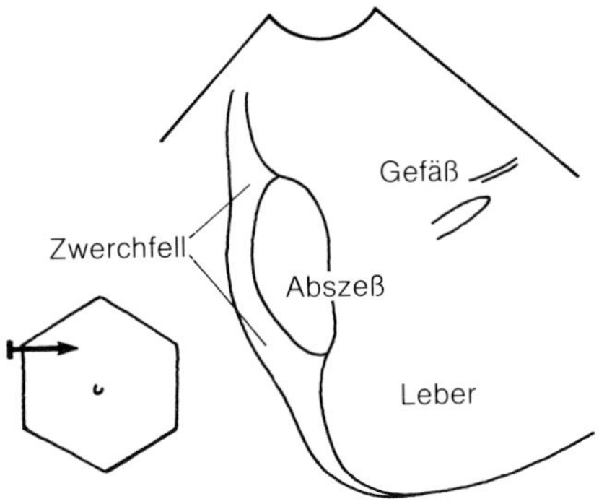

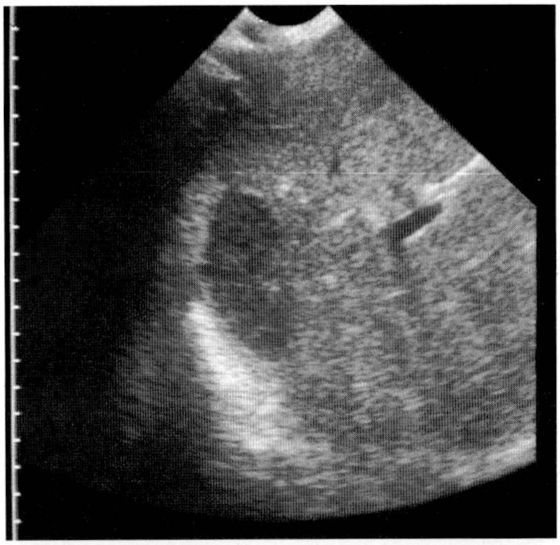

Abb. 5.126. Subphrenischer Abszeß lateral des rechten Leberlappens (postoperativ). (Querschnitt rechter Oberbauch)

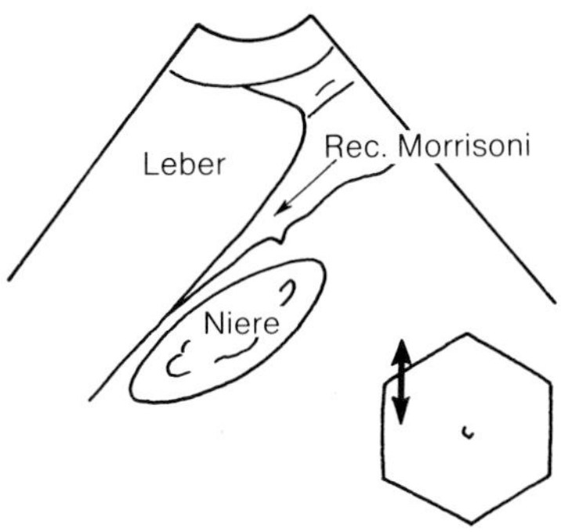

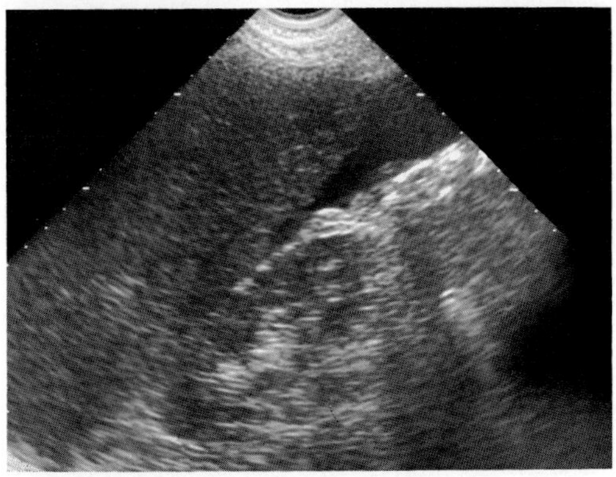

Abb. 5.127. Flüssigkeit im Recessus Morrisoni. Typische Lokalisation von freier intraabdomineller Flüssigkeit beim liegenden Patienten! Nachweisbar bei Aszites, regionaler Peritonitis (Appendizitis!) und bei Blutung in die Bauchhöhle

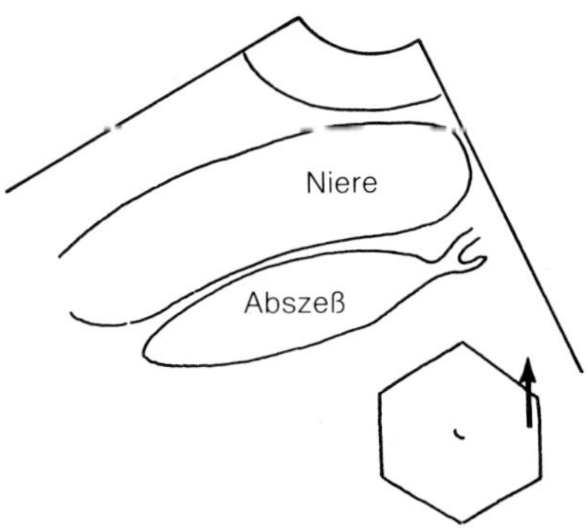

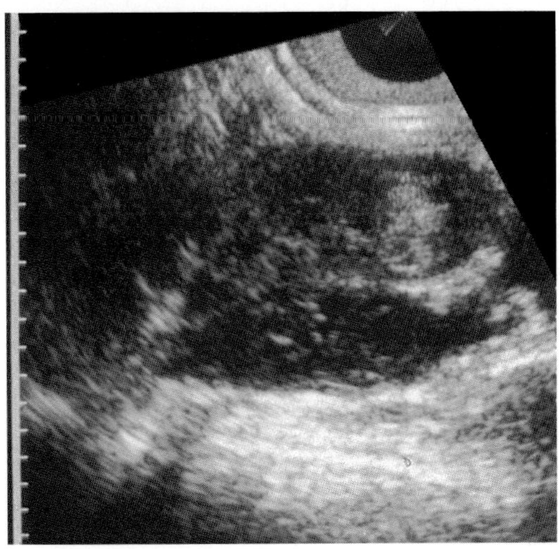

Abb. 5.128. Pararenaler Abszeß. Der Abszeß liegt hinter der Niere. Diese hat aufgrund schwerer entzündlicher Veränderungen ihre typische Echostruktur verloren (Längsschnitt linker Oberbauch).

a

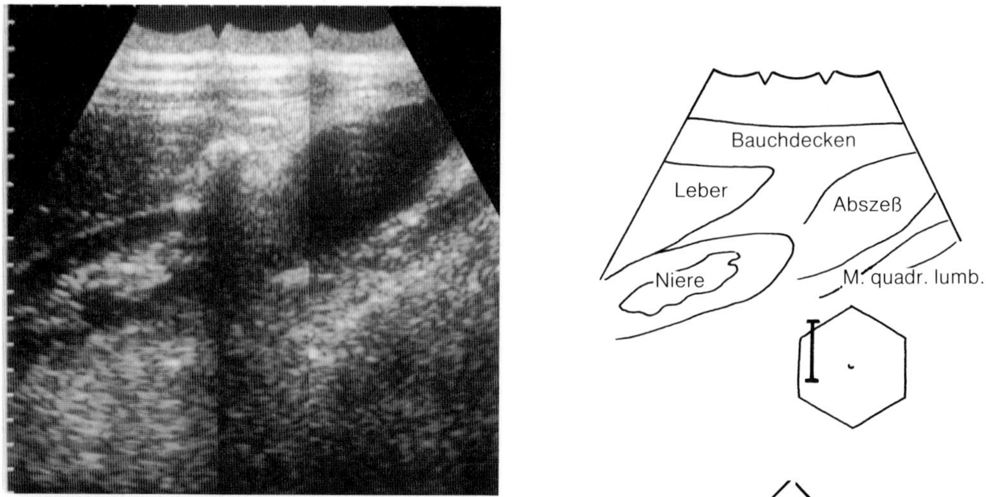

b

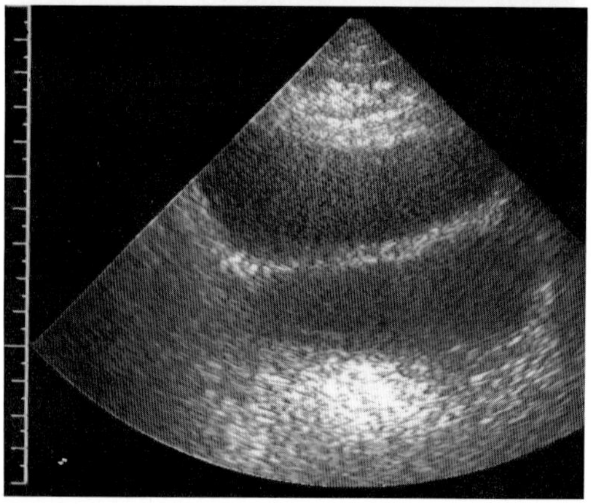

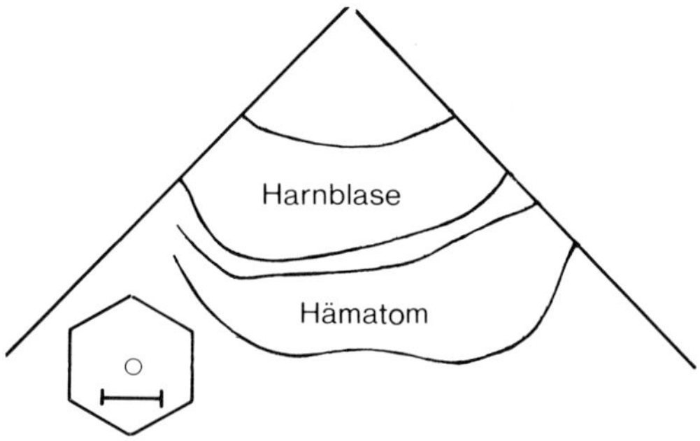

Abb. 5.129. **a** Psoasabszeß. Der Abszeß liegt typischerweise kaudal der (rechten) Niere, im gleichen Niveau wie die Längsachse der Niere, also eindeutig retroperitoneal. **b** Hämatom hinter der Harnblase (Bagatelltrauma bei Marcumartherapie)

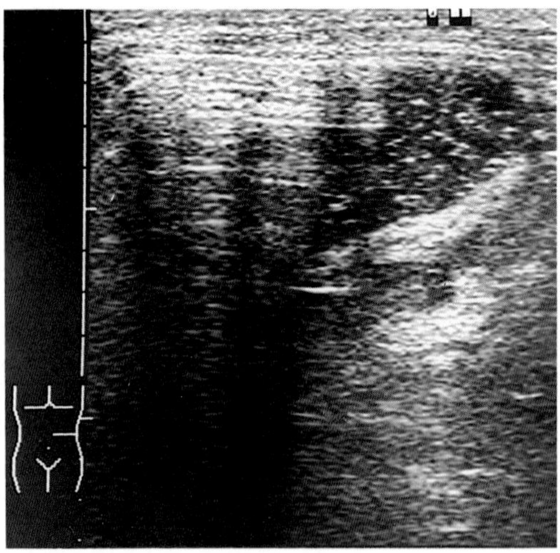

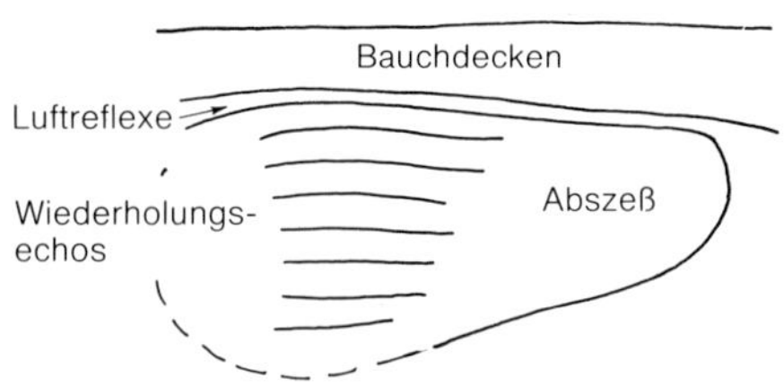

Abb. 5.130. Abszeß im linken Mittelbauch bei gedeckter Perforation (M. Crohn). Die Luftreflexe mit Mehrfachechos verdecken größere Teile der Abszeßflüssigkeit

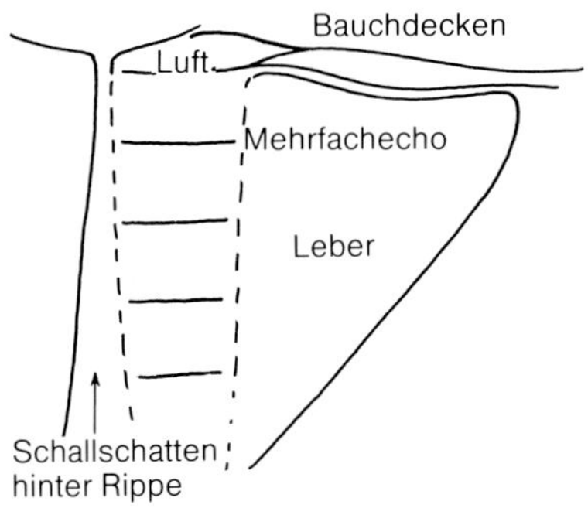

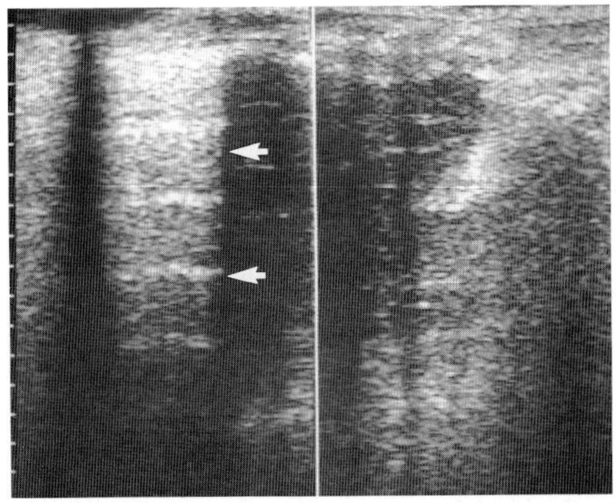

Abb. 5.131. Freie Luft im Abdomen bei Ulkusperforation. Die Luft sammelt sich an der höchsten Stelle im Abdomen, bei geeigneter Lage vor der Leber, wo sie am leichtesten nachzuweisen ist (Längsschnitt rechter Oberbauch). Luftreflexe mit Wiederholungsartefakten verdecken die kranialen Abschnitte der Leber (←)

Netzmetastasen (Abb. 5.123) sind bei meist gleichzeitig vorhandenem Aszites gewöhnlich nicht direkt darzustellen. Größere Einzelmetastasen zeigen das gewohnte strukturarme Bild des (malignen) Tumors.
Bei ausgedehnter Netzinfiltration entsteht ein Konglomerattumor aus echoarmen Tumormassen mit echofreien Einschlüssen (eingemauerte flüssigkeitshaltige Darmabschnitte). Eine sehr dichte Echostruktur, die sich kaum gegen den Hintergrund gashaltiger Darmschlingen abhebt, zeigen *mesenchymale Tumoren,* insbesondere das Liposarkom.

Differentialdiagnostik

Eine Differenzierung zwischen benignem und malignem Aszites ist gewöhnlich nicht möglich (s. oben).
Ausgedehnte Flüssigkeitsansammlungen ohne flottierende Dünndarmschlingen schließen einen Aszites aus, es handelt sich dann vielmehr um ein *Riesenzystom.*

Cave: Ein gekammertes Ovarialzystom (Abb. 5.124) kann Aszites mit Darmschlingen nahezu nachahmen!

Eine Unterscheidung zwischen umschriebenem Aszites, Hämatom und Abszeß ist allein sonographisch nicht möglich. Bei allen Flüssigkeitsansammlungen finden sich mehr oder weniger Strukturreflexe. Die Abgrenzung einer Flüssigkeitsansammlung gegenüber einem soliden raumfordernden Prozeß bei vorhandenen Strukturreflexen ist aufgrund des Abfließens bei Umlagerung und der in erster Linie durch die Umgebung bestimmten Grenzen der Flüssigkeitsansammlung dennoch möglich. Die Abgrenzung einer im Abdomen gelegenen Zyste (Mesenterialzyste, evtl. vom Pankreas, den Nieren oder vom Ovar ausgehende Zysten) gegenüber freier Flüssigkeit ist ebenfalls durch Umlagerung noch möglich, wenn sich nicht sowieso ein Zusammenhang mit den genannten Organen nachweisen läßt.
Bei ausgedehnten Tumoren im Mittel- und Unterbauch ist die Herkunft (Netzmetastasen, Darmtumor, retroperitonealer Tumor, gynäkologische Organe?) oft nicht zu klären. Auch die Zuordnung Abdomen–Retroperitoneum ist schwierig (s. S. 133).

Möglichkeiten einer Fehlinterpretation

Bizarr begrenzte echoarme Bezirke ohne Zusammenhang mit bestimmten Organen werden bei nekrotisierender Pankreatitis praktisch in allen Abschnitten des Abdomens beobachtet. Ist die Diagnose klinisch nicht gestellt, können diese Veränderungen als ausgedehnte solide oder zystische Raumforderungen fehlgedeutet werden. Klärung durch Punktion!
Schlingenabszesse sind schwer nachzuweisen, eine Ausschlußdiagnostik ist somit nicht möglich.
Peritonealdialyse und -lavage verhindern eine anschließende Ultraschalldiagnostik von pathologischen Flüssigkeitsansammlungen! Durch Peritonealdialyse oder -lavage eingebrachte Flüssigkeit darf nicht als pathologische Flüssigkeit, z. B. Abszeß oder Blutung fehlgedeutet werden!

Diagnostischer Stellenwert

Gut geeignete Methode zum Nachweis oder Ausschluß eines Aszites, eines Abszesses sowie einer Blutung im Bauchraum nach Trauma, operativen oder endoskopischen Eingriffen. Unsicher ist der Nachweis eines Schlingenabszesses.

Alternative und ergänzende Methoden

Diagnostische Aszitespunktion. Ultraschallgezielte Punktion auch von andersartigen Flüssigkeitsansammlungen insbesondere zur postoperativen Differenzierung zwischen infizierter und nicht infizierter Flüssigkeit.

5.9 Retroperitoneum

Indikationen

- Paraaortale und iliakale Lymphknoten bei malignen Lymphomen (Staging) und anderen Tumoren des Bauchraums, kleinen Beckens oder der Hoden,
- Verlaufskontrolle (Therapieeffekt, Rezidiv) bei Tumorpatienten,
- Verdacht auf Aortenaneurysma,
- postoperative Verlaufskontrolle nach gefäßchirurgischem Eingriff,
- Verdacht auf retroperitoneale Abszesse und Hämatome,
- retroperitoneale Sarkome.

Untersuchungstechnik

Vorbereitung: Möglichst nüchtern. Volle Harnblase zur Beurteilung des kleinen Beckens. Eventuell Darmeinlauf bei Koprostase. Bei Meteorismus s. S. 89f.

Lagerung: Rückenlage. (Untersuchung von dorsal wegen Wirbelsäule nicht möglich!)

Untersuchungsgang: Zunächst Einstellung der kranialen aortalen Region hinter der Leber bei Inspiration. Bei Exspiration Verschiebung des Applikators nach kaudal mit Darstellung der Bauchaorta bis zur Bifurkation, dann Einstellung der iliakalen Region beidseits mit den bogig verlaufenden Gefäßen bis zum Leistenband. Verschiebung des Applikators nach beiden Seiten bis zu den Nieren zur Darstellung des M. psoas. Kontrolle durch anschließende Querschnittsuntersuchung systematisch von kranial nach kaudal. Die Weite der V. cava ist in tiefer Inspiration und Exspiration zu überprüfen.

Ergänzend sind durchzuführen:
- die Untersuchung der Nieren auf Stauung des Nierenbeckens und
- die Untersuchung der Leber und der Milz bei Patienten mit Tumoren, insbesondere malignen Lymphomen.

Meßpunkte: Allenfalls querer Durchmesser der Aorta und Vergleich des Querschnitts der V. cava mit dem der Aorta.
Bei Tumoren, insbesondere bei lymphatischen Systemerkrankungen, sollte die Ausmessung möglichst mit Beziehung zu fixen anatomischen Strukturen im Übersichtsbild erfolgen.

Dokumentation: Mindestens Aorta im Längsschnitt auch im Normalfall bei Tumorpatienten. Sonst pathologische Befunde in 2 Ebenen.

Untersuchungshindernisse: Meteorismus, erhebliche Adipositas, leere Harnblase (kaudale Abschnitte).

Untersuchung des Retroperitoneums (außer Niere)

Aorta
- Verlauf (Verlagerung, Kompression, abzweigende Gefäße)
- Wand (Pulsation – Trauma, Aneurysma dissecans, Dilatation, Aneurysma)

Vena cava
- Stauung (atemabhängiges Kaliber?)
- Thrombose
- Kompression
- Verlagerung

Lymphome
- Paraaortal
- Truncus coeliacus
- Milzstiel
- Iliakal/inguinal
- Milzgröße!

Nieren gestaut?

Harnblase?

M. Psoas abgrenzbar? Abszeß?

(Freie) Flüssigkeit im Abdomen oder Retroperitoneum?
- Milzloge
- Recessus Morrisoni
- Retrovesikal
- Bauchdecken
- Pararenal

Gynäkologische Organe
- Schwangerschaft?
- Tumor?

Normalbefund (Abb. 5.132–5.134)

Etwa bis 1,5 cm weite, gestreckt verlaufende Aorta mit nur geringen Wandreflexen. Geringer Abstand zwischen Aorta und Vorderfläche der Wirbelsäule. Von den Gefäßabgängen mindestens Truncus coeliacus mit ersten Verzweigungen, A. mesenterica superior und Nierenarterien zu differenzieren; V. cava im Querschnitt mehr oval, Verlauf geschwungener als Aorta. Atemabhängige Kaliberschwankungen. Beiderseits der Wirbelsäule etwa symmetrisch angelegt der M. psoas dessen Mächtigkeit sehr variiert.

Pathologische Befunde

Gefäße (Abb. 5.135–5.140)

Aorta abdominalis

Degenerative Veränderungen (Abb. 5.135) der Aorta sind erkennbar aufgrund:

- Schlängelung (Aorta läßt sich nicht insgesamt in einer Schnittebene abbilden!),
- leichter Kaliberunregelmäßigkeiten,
- Erweiterung auf über 2 cm (= Ektasie),
- deutlicher, fleckförmig intensiver Wandreflexe (Verkalkungen).

Bei *Aortenaneurysma* (Abb. 5.137–5.140) findet sich eine umschriebene Ausbuchtung der Aorta nach ventral, lateral und angedeutet dorsal auf über 3 cm. Die Wandreflexe sind unterschiedlich, manchmal kalkdicht ausgeprägt. Thrombosierte Anteile zeigen Strukturreflexe, fließendes Blut zeigt oft kreisende Echowolken, die Pulsation ist allseitig (im Gegensatz zu paraaortalen Lymphknotentumoren!).

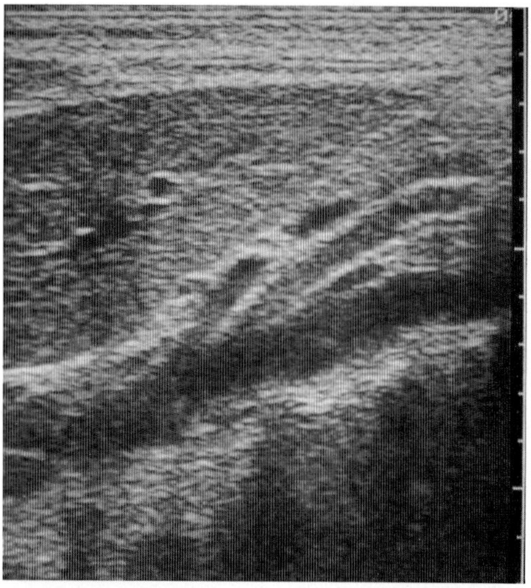

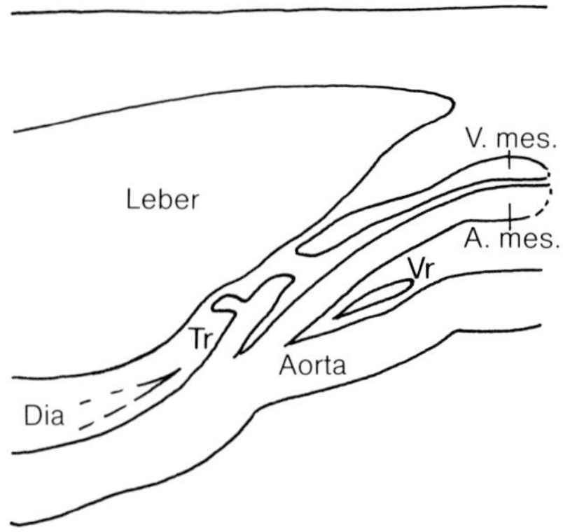

Abb. 5.132. Aorta abdominalis im Längsschnitt mit Gefäßabgängen (*Tr* Truncus coeliacus, Aufteilung in A. lienalis und die kaliberschwächere A. gastrica sinistra, *Ames* A. mesenterica superior, *Vr* linke Nierenvene, *Vmes* V. mesenterica superior, *Dia* Zwerchfellschenkel)

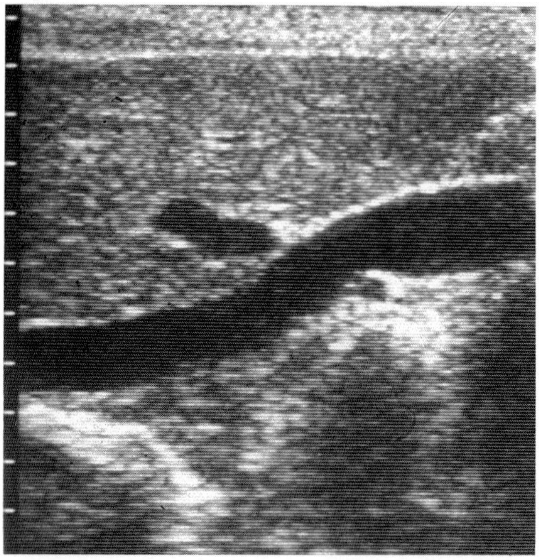

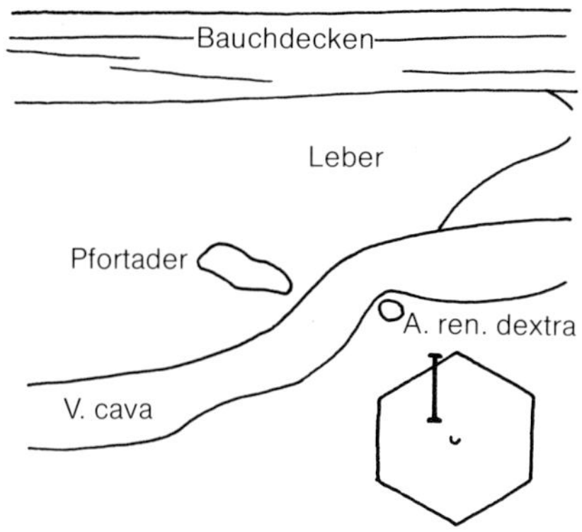

Abb. 5.133. V. cava. Davor Leber mit kurzem Abschnitt der Pfortader. Hinter der V. cava kreuzt die rechte Nierenarterie

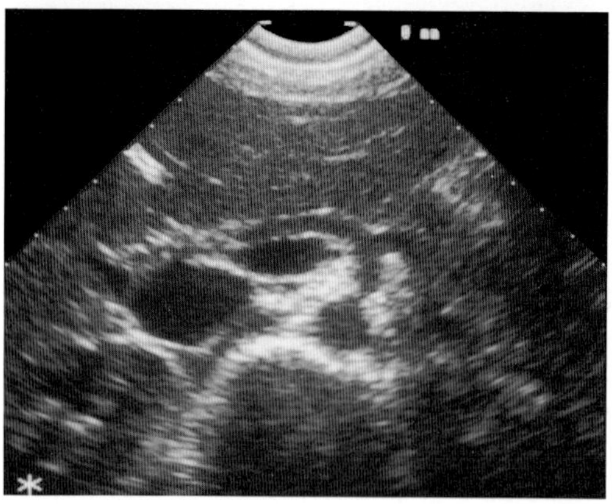

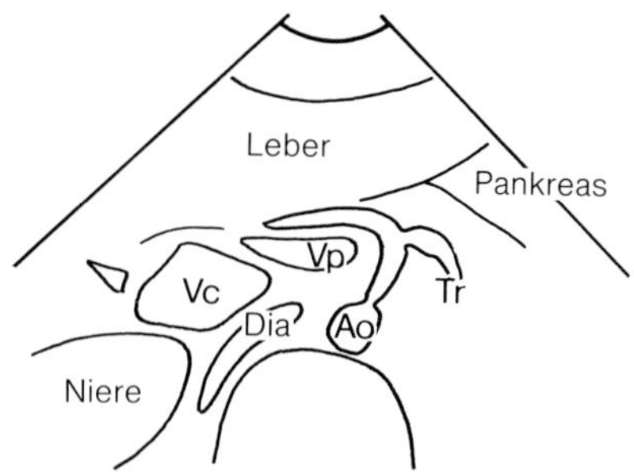

Abb. 5.134. Aorta und V. cava im Querschnitt. Zu beachten ist der weite Kaliber der Hohlvene bei jüngeren Individuen. Der Truncus zweigt sich in die gleichstarke A. lienalis und hepatica auf. Hinter der letzteren kurzer Abschnitt der V. portae. In die V. cava mündet von links die V. renalis

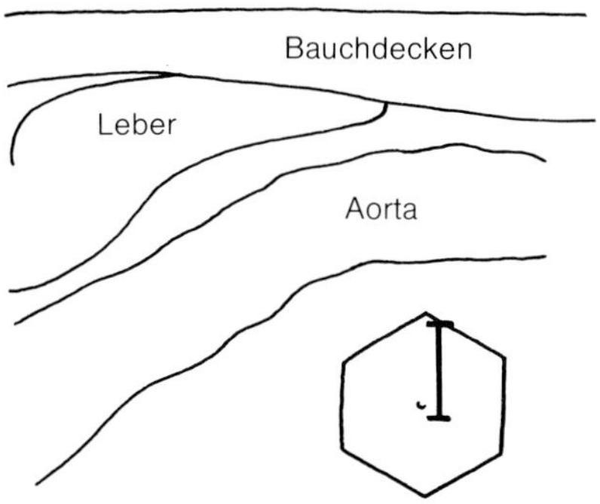

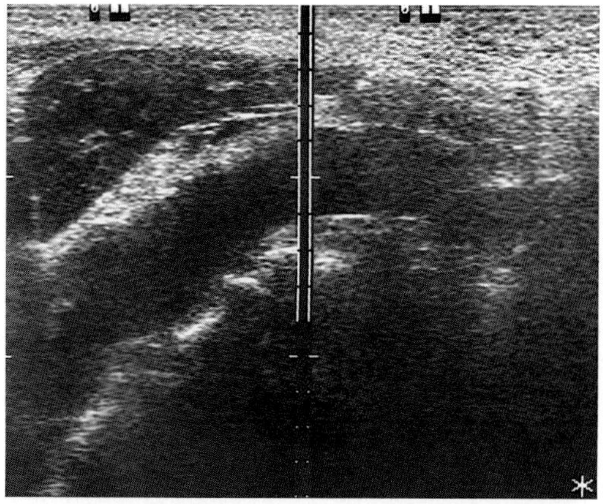

Abb. 5.135. Degeneration der Aortenwand mit Dilatation (keine Elongation, diese würde dazu führen, daß die Aorta aus der Bildebene abweicht!)

a

b

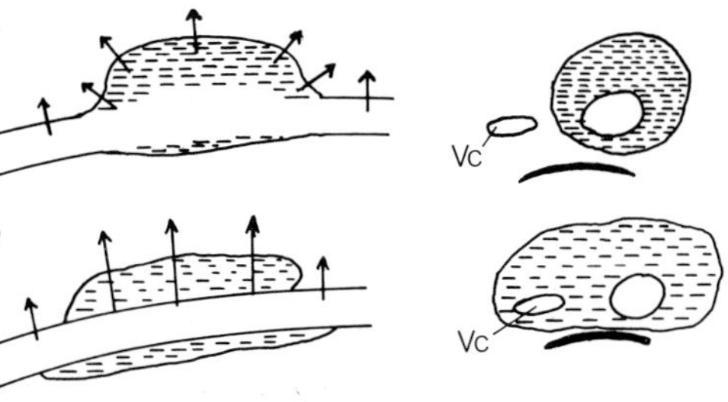

Abb. 5.136 a, b. Schematische Darstellung eines Aortenaneurysmas (**a**) im Vergleich zu vergrößerten paraaortalen Lymphknoten (**b**). Zu beachten sind die unterschiedliche Pulsation und die Lage der V. cava. Letztere läßt sich allerdings bei Lymphomen nicht immer eindeutig abgrenzen

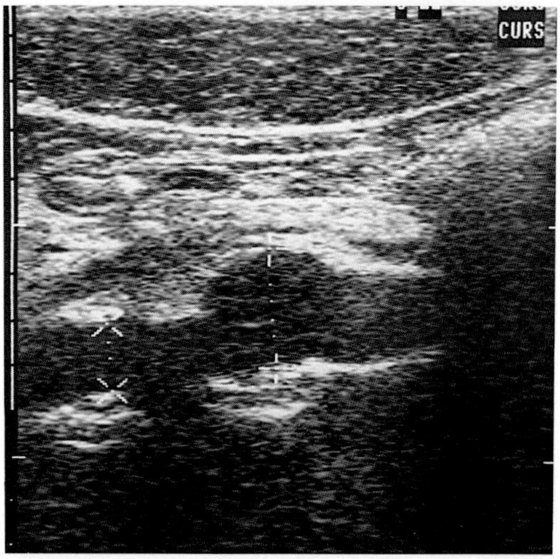

Abb. 5.137. Kleines umschriebenes Aneurysma der Bauchaorta (+ . . . +) ▶

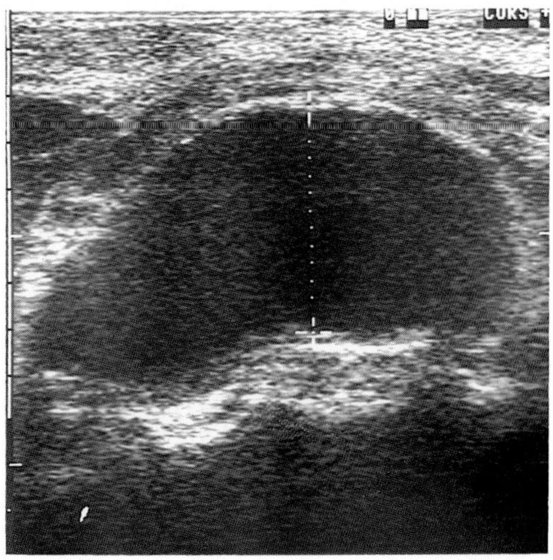

Abb. 5.138. Langstreckiges großes Aneurysma der Bauchaorta, kaum thrombosiert (Längsschnitt)

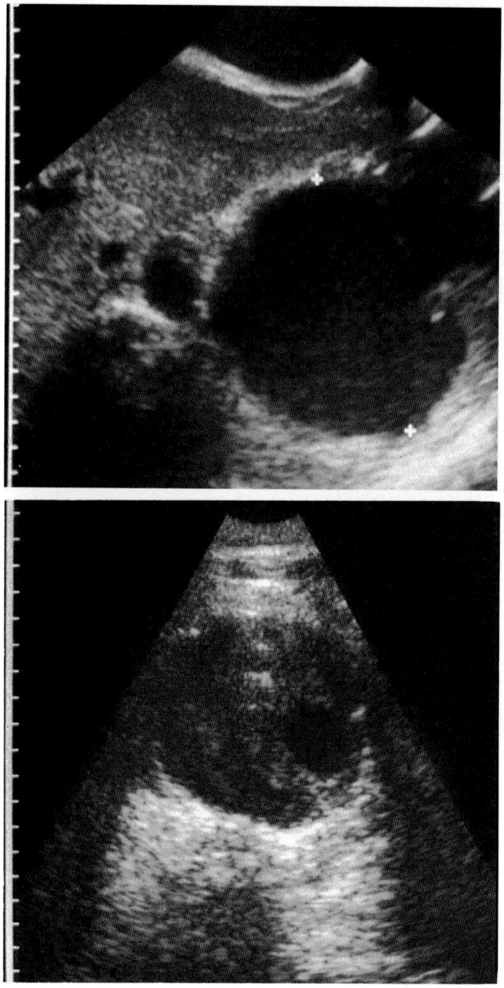

a

b

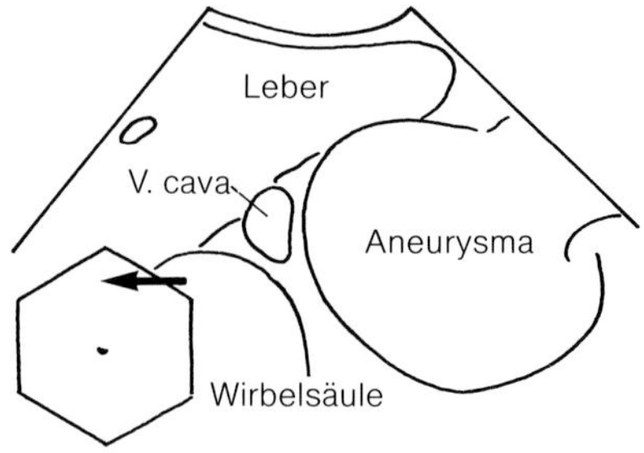

Abb. 5.139 a, b. Aneurysma der Aorta im Querschnitt. **a** Nicht thrombosierte, **b** exzentrisch thrombosierte (Risikofaktor Ruptur!)

Beim umschriebenen Aneurysma, das vorwiegend knapp oberhalb der Bifurkation liegt, ist die Darstellung der Gefäßabgänge, insbesondere der Nierenarterien, wesentlich. Schalenartige echoarme Bezirke um ein Aneurysma sind auf gedeckte Perforation verdächtig.

Ein Aneurysma dissecans (Abb. 5.140) ist nachzuweisen, wenn die flottierende Intimalamelle direkt zu erkennen ist.

Eine *Stenosierung* der Aorta ist mitunter direkt darzustellen. Die Fehlinterpretation einer aus der Bildebene abweichenden Aorta (Elongation) als Stenose ist zu vermeiden. Das Auflösungsvermögen der Ultraschallgeräte genügt heute noch nicht, Stenosen der mittelkalibrigen Arterien eindeutig und regelmäßig nachzuweisen. Aneurysmata dieser Gefäße sind dagegen gelegentlich zu finden.

Auch anomale Gefäßverläufe und Variationen sind bei sorgfältiger, gezielter Untersuchung oft nachzuweisen.

Vena cava inferior. Bei kardialer Stauung runder Querschnitt, im Vergleich zur Aorta größeres Kaliber, atemabhängige Kaliberschwankung fehlt.

Besonders bei Jugendlichen oft weite V. cava ohne krankhafte Bedeutung. Bei Valsalva-

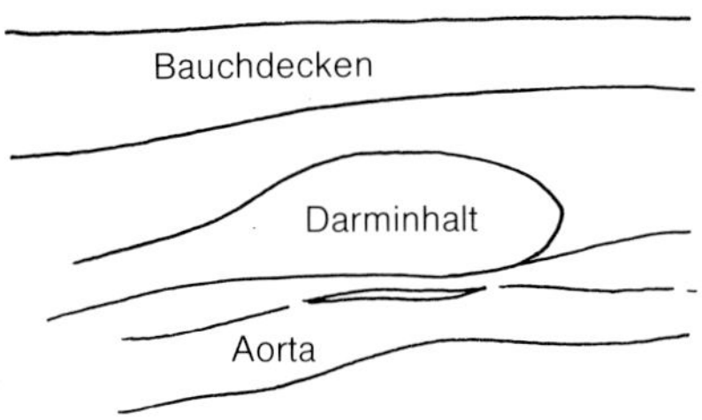

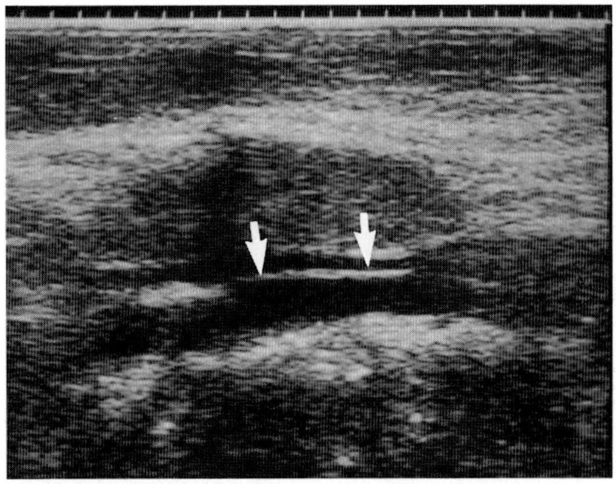

Abb. 5.140. Aneurysma dissecans. Diagnostisch entscheidend ist der Nachweis der flottierenden Intimalamelle (→). Auffallend ist oft die geringe oder fehlende Pulsation der Aortenwand

Manöver im Unterschied zur Stauung Kollaps der kranialen Abschnitte des Gefäßes. Thrombosen als dichte Echokomplexe in der V. cava direkt nachweisbar. Tumorzapfen (Hypernephrom) zeigen allerdings ein gleichartiges Bild! Distal der Thrombose Dilatation (Kalibersprung).

Pfortader. Pfortaderhochdruck führt zur Dilatation, frühere Symptome s. S. 66. Die Pfortaderthrombose ist sonographisch zu vermuten bei fehlendem Nachweis der Pfortader im Leberhilus oder bei schmalen geschlängelten Gefäßen mit unregelmäßigem Kaliber (alte rekanalisierte Thrombose). Als Folgen finden sich Milztumor, Kollateralen und Dilatation der Milzvene. Kavernöse Pfortadertransformation s. S. 65.

Lymphknoten (Abb. 5.141 – 5.149)

Lymphknotentumoren können isoliert vor, seitlich oder hinter der Aorta liegen oder beide großen Gefäße völlig einmauern. Selten werden die großen Gefäße von der Wirbelsäule abgedrängt. Häufig reichen besonders langsam wachsende Lymphknotentumoren (low-grade Non-Hodgkin-Lymphome) bis zur vorderen Bauchwand. Die Lymphome liegen oft auch mehr seitlich der Wirbelsäule, und werden nur mit einer Untersuchung im Querschnitt sicher erfaßt. Weitere typische Lokalisationen sind um den Truncus coeliacus, am Milzstiel, iliakal und inguinal.

Die äußere Kontur der Lymphknotentumoren ist sehr unterschiedlich. Sie sind nicht selten glatt begrenzt, zeigen aber auch Ausläufer und den Charakter eines Konglomerattumors aus einzelnen, durch septenartige Strukturen voneinander getrennte Knoten. Die Struktur ist vorwiegend echoarm.

Cave: Klassifizierung als „zystisch" bei schlecht eingestelltem Gerät infolge Unterdrückung der schwachen Strukturechos!

Unter der Therapie wird die Struktur dichter.

Als sekundäre Folge findet sich nicht selten eine Stauung der Nierenbecken. Dagegen soll eine Kompression der großen Gefäße, insbesondere der V. cava nicht zu schnell diagnostiziert werden, da letztere ohnehin einen querovalen Querschnitt hat. Die V. cava ist in einem Lymphknotentumor schlecht erkennbar.

Ein eindeutiger Rückschluß auf die Art des Tumors läßt sich aus Form und Struktur der Lymphknotentumoren gewöhnlich nicht treffen, auch wenn Karzinommetastasen meistens kleiner sind, häufiger Ausläufer zeigen und eine etwas dichtere Struktur

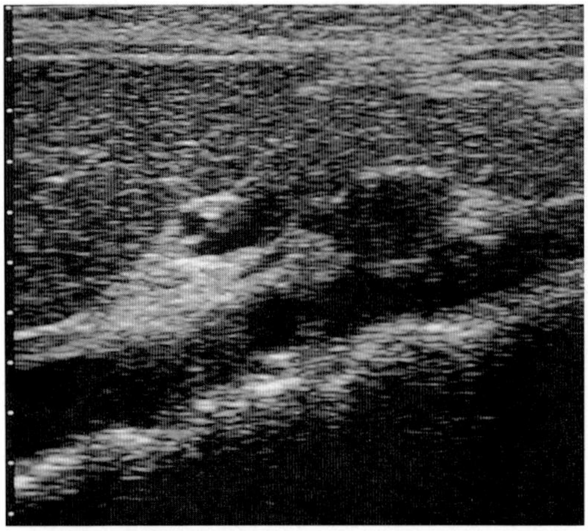

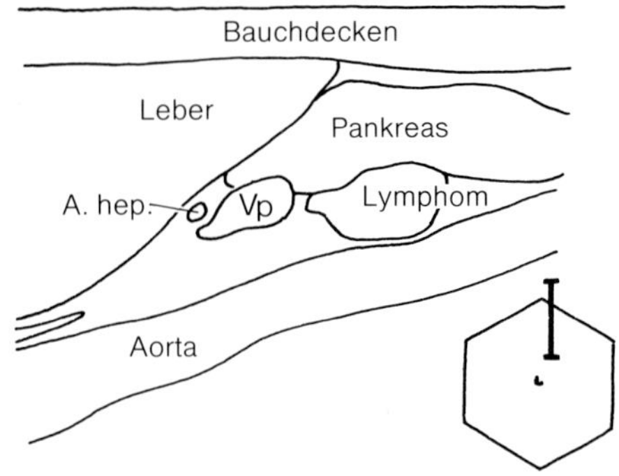

Abb. 5.141. Lymphknotentumor, isoliert, vor der Aorta mit Verdrängung des Pankreas nach vorn. Kranial des Lymphoms Pfortaderabschnitt (*Vp*) (Metastase eines Hypernephroms)

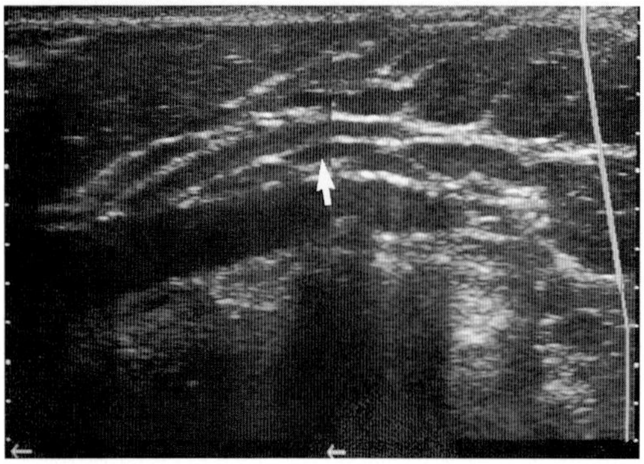

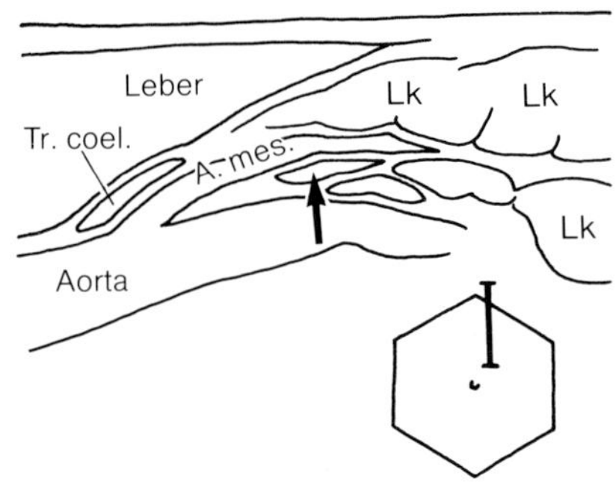

Abb. 5.142. Malignes Lymphom (M. Hodgkin). Multiple, nicht konfluierende Lymphome retroperitoneal und intraabdominell. Aorta und A. mesenterica superior sind klar zu differenzieren und nicht verdrängt (↓ V. renalis sinistra)

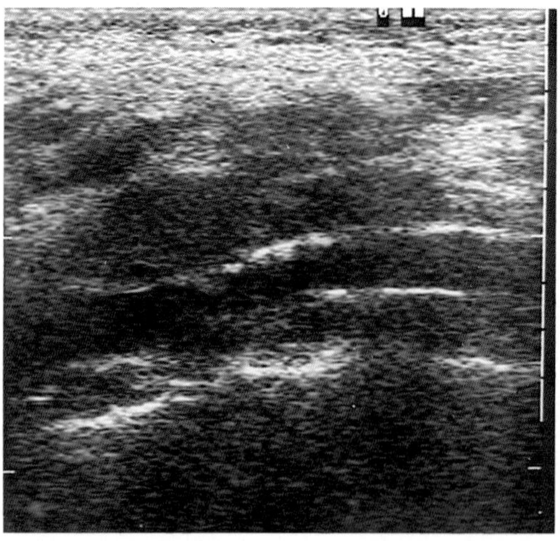

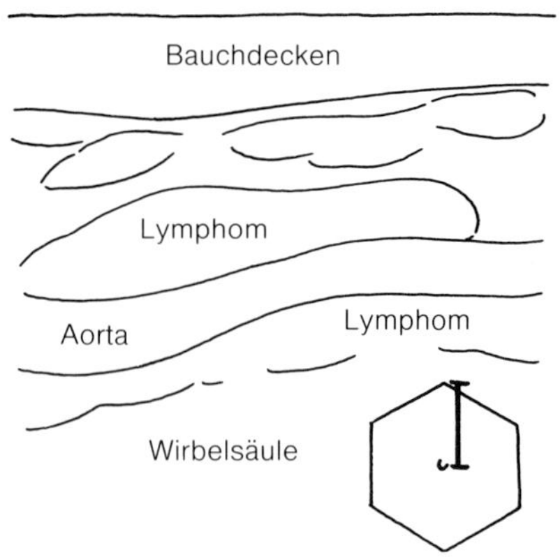

Abb. 5.143. Malignes Lymphom (NHL). Die konfluierenden Tumoren mauern von ventral und dorsal die Aorta ein. Distanz Aorta-Wirbelsäule >1 cm

im Einzelfall aufweisen. Lediglich bei ausgedehnten Tumorknoten wird man am ehesten an ein low-grade Non-Hodgkin-Lymphom denken dürfen.
Für den *Morbus Ormond* sind sonographisch die Kombination einer Hydronephrose mit einem schmalen, strukturarmen Saum um die großen Gefäßen herum typisch.
Der *Psoasabszeß* ist bei ausgeprägter Vergrößerung des Psoasareals auf einer Seite zu vermuten, wenn die Flüssigkeit nicht direkt nachweisbar wird.

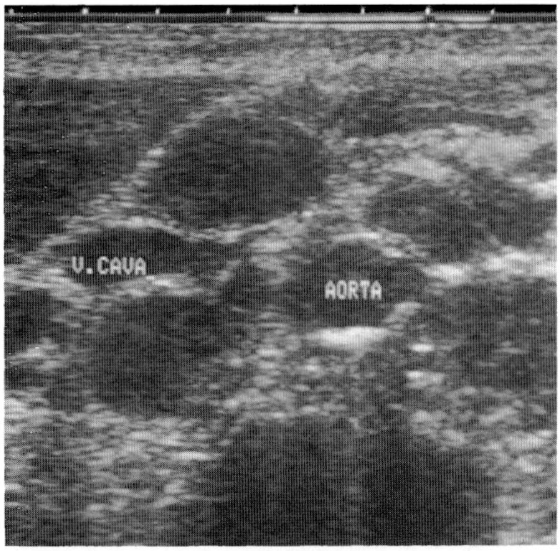

Abb. 5.144. Malignes Lymphom (M. Hodgkin). Zu beachten ist die deutliche Verlagerung der V. Cava (Querschnitt im Oberbauch knapp kaudal der Pankreasebene)

Differentialdiagnostik

Die Frage, ob ein dargestellter Tumor oder eine Flüssigkeitsansammlung retroperitoneal oder intraabdominell gelegen ist, ist mitunter schwer zu beantworten. Als Faustregel gilt:

> Jeder Prozeß mit enger Lagebeziehung zur Aorta oder in gleichem Niveau wie die Niere ist retroperitoneal. Jeder Tumor ohne Lagebeziehung zur Aorta bzw. vor der Niere ist intraabdominell.

Problematisch kann im Einzelfall die Unterscheidung zwischen einem thrombosierten Aneurysma und einem paraaortalen Lymphknotentumor werden. Hilfreich ist vor allem die Beachtung der Pulsation bei Verwendung von Real-time-Geräten. Dagegen sind trennende Reflexe zwischen Lymphknotentumoren und Aorta (Aortenwandreflexe) nicht immer vorhanden!
Im Querschnittsbild mauert ein Tumor die V. cava und Aorta ein, wobei allerdings das Lumen der Vene nicht immer eindeutig zu erkennen ist. Dagegen findet sich beim

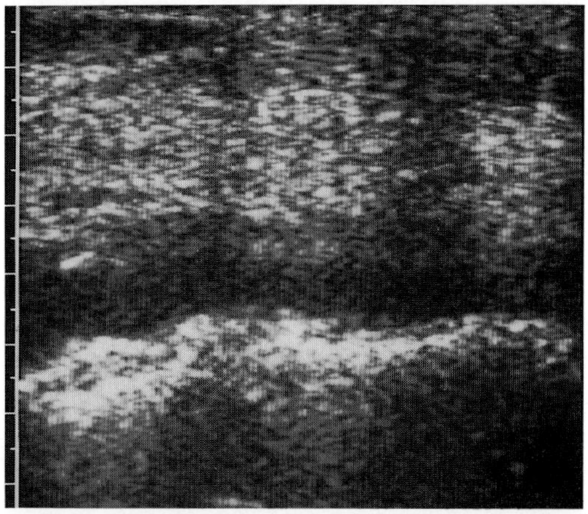
a

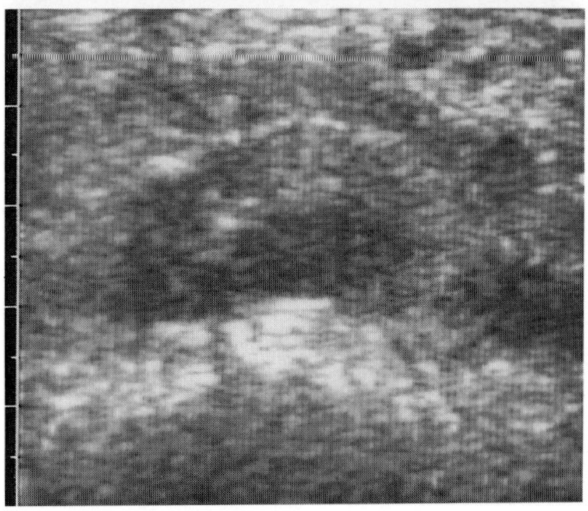
b

Abb. 5.145 a, b. M. Ormond. Verdicktes Bindegewebe findet sich im Längsschnitt vor der Aorta und im Querschnitt (vergrößerter Ausschnitt) um die großen Gefäße. Von Lymphomen kaum zu unterscheiden. (Typischerweise gleichzeitig gestaute Nierenbecken bds.)

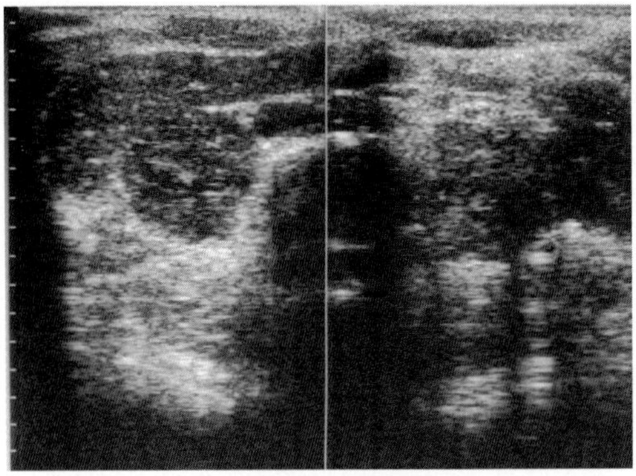

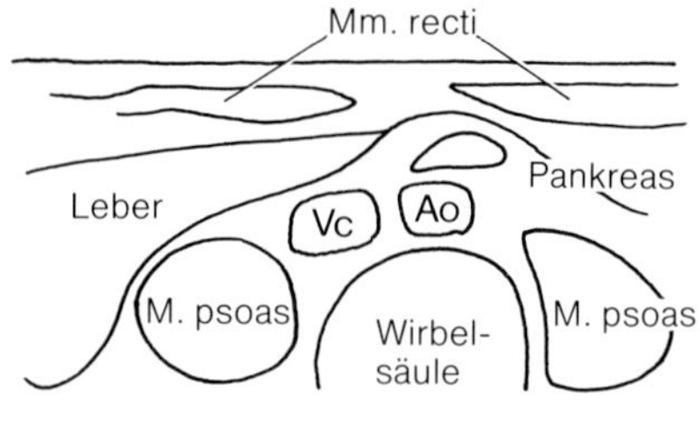

Abb. 5.146. Pitfall. Beidseits der Wirbelsäule kräftige Mm. psoas bei einem durchtrainierten Sportler

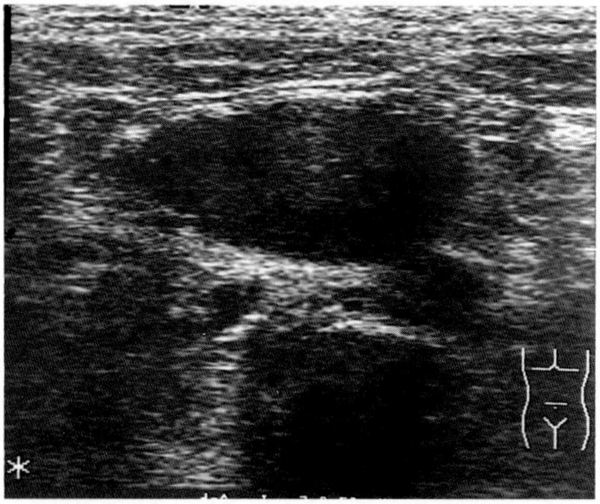

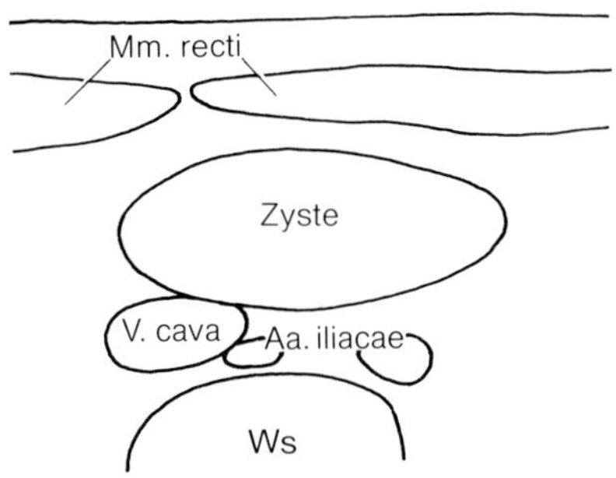

Abb. 5.147. Mesenterialzyste. Beachte die einzelnen Binnenechos im Vergleich zu Abb. 5.148

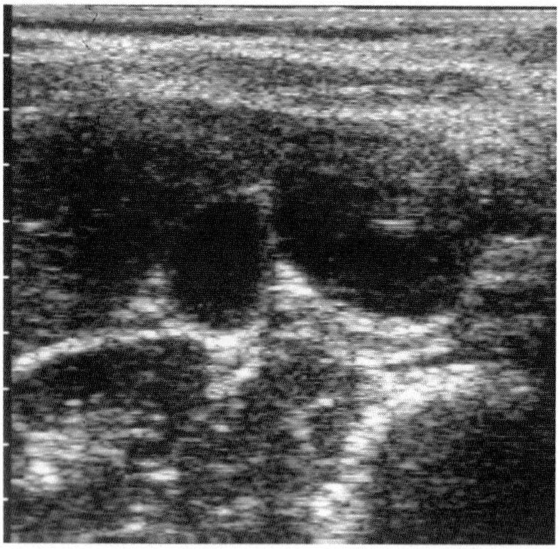

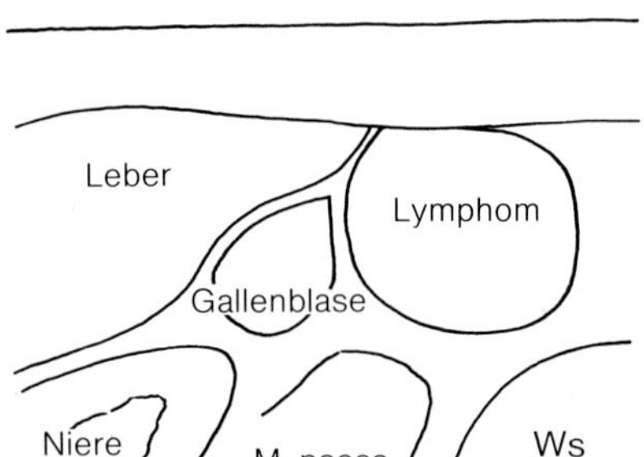

Abb. 5.148. Malignes Lymphom medial der Gallenblase. Die wenigen vorhandenen Binnenechos können leicht insgesamt als Artefakte gedeutet und so das sehr echoarme Lymphom als (harmlose) Zyste fehlgedeutet werden

thrombosierten Aortenaneurysma im Zentrum nur ein Lumen, die V. cava ist zur Seite gedrängt.
Die Aneurysmata der mittleren Arterien dagegen sind eher mit zystischen (Pankreaspseudozyste) oder soliden (Lymphome) Prozessen zu verwechseln, besonders da man an diese selteneren Veränderungen meist nicht denkt.

Möglichkeiten einer Fehlinterpretation

Bei Feststellung eines glatt begrenzten, umschriebenen „Lymphknotentumors" im mittleren Abschnitt der Aorta ist stets zu überprüfen, ob es sich nicht um den mittleren Anteil einer *Hufeisenniere* handelt. Diese Verwechslung ist besonders dann leicht möglich, wenn die lateralen Partien des Abdomens und Retroperitoneums durch Darmgase verdeckt sind, und so der Zusammenhang des „Tumors" mit den beiden Nieren nicht von vornherein evident ist.
Häufig sieht man im Abdomen, besonders auf der linken Seite, strukturarme Areale mit wechselnder Ausdehnung und unregelmäßiger Begrenzung. Dabei handelt es sich überwiegend um Darminhalt (insbesondere im Colon descendens und Sigma bei Obstipation!). Wenn die Beachtung der Peristaltik und die gezielte Palpation keine eindeutige Klärung ermöglichen, ist zum sicheren Ausschluß eines echten Tumors die Kontrolluntersuchung nach Darmreinigung sinnvoll. Darmschlingen mit eingedicktem Inhalt können auch in anderen Bereichen des Abdomens Tumoren vortäuschen (z. B. kaudal des Pankreas und am Pankreasschwanz).
Ein, etwa bei Sportlern, gut ausgeprägter M. psoas (Abb. 5.146) darf nicht als Tumor fehlinterpretiert werden! Dies gilt weiterhin für echoarme bandförmige Abschnitte des Zwerchfells an der kranialen Bauchaorta und für die oft eigentümliche linke Nierenvene (proximal dilatiert, vor der Aorta „platt gedrückt").

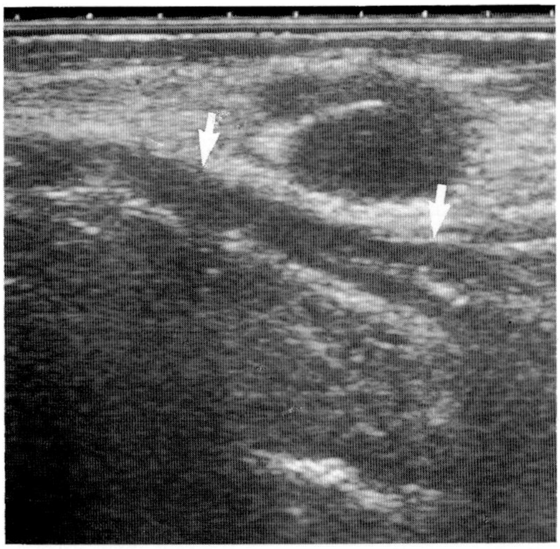

Abb. 5.149. Malignes Non-Hodgkin-Lymphom in der Leiste. Dahinter (↑↑) die durch die Lacuna vasorum ziehenden Gefäße

Diagnostischer Stellenwert

Ultraschall stellt eine sichere und schonende Methode zur Diagnose und Ausmessung eines Aortenaneurysmas dar. Im Gegensatz zur Röntgendiagnostik (Aortographie) ist die genaue Ausdehnung des Aneurysmas auch bei Thrombosierung festzustellen.
Zur Diagnose von Lymphknotentumoren ist einschränkend anzumerken, daß ein Befall der paraaortalen oder iliakalen Lymphknoten, der noch nicht zu einer Vergrößerung der Lymphknoten geführt hat, sonographisch nicht zu erkennen ist. Die sichere Aussage wird besonders in der iliakalen Region auch durch luftgefüllte Darmschlingen behindert. Die Hauptindikation der Ultraschalldiagnostik bei Tumorpatienten und beim malignen Lymphom liegt sicherlich eher in der Verlaufskontrolle als im Erststaging. Andererseits ist hervorzuheben, daß

- die Lymphknotenstationen auch kranial des Lymphabflusses in die Cisterna chyli – im Gegensatz zur Lymphadenographie – untersucht werden können;

- vorangegangene Operationen und andere Therapieformen, die die Lymphbahnen unterbrochen haben, die kontrastmittelunabhängige Ultraschalluntersuchung nicht beeinflussen;
- die umgebenden Organe, insbesondere die Milz und die Nieren, in einer Sitzung mituntersucht werden können;
- die Untersuchung beliebig oft wiederholt werden kann.

Schwierig ist dagegen die Entscheidung, ob eine dünne echoarme Manschette um die Aorta in der Tumornachsorge als narbiger Restzustand nach Therapie oder als Hinweis auf erneutes Wachstum der Lymphome anzusehen ist.

Alternative und ergänzende Methoden

Zur Gefäßdiagnostik Doppler-Techniken (Color/Duplex).
Aortographie bei Aortenaneurysma, insbesondere, wenn eine operative Therapie in Frage kommt.
Bei der Suche nach Lymphknotentumoren stellt die Computertomographie die geeignete alternative Methode bei inadäquater Ultraschalluntersuchung (Darmgas!) dar. Die Lymphographie wird dagegen heute seltener eingesetzt. Die Staginglaparotomie ist bei bestimmten Lymphomen erforderlich. Die ultraschallgezielte Feinnadelbiopsie kann auch bei retroperitonealen Tumoren zur feingeweblichen (zytologischen) Begutachtung ergänzend eingesetzt werden.
Der Wert der kombinierten Doppler-B-Bild(Duplex)-Diagnostik in diesem Bereich ist heute noch nicht abzuschätzen.

6 Urogenitalsystem

6.1 Nieren

Indikationen

- Tumordiagnostik (Differenzierung Zyste – Tumor, unklarer Befund im Ausscheidungsurogramm, Vorfelddiagnostik),
- Diagnostik bei akuter und chronischer Niereninsuffizienz,
- Röntgenologisch stumme Niere, Kontrastmittelallergie, Kontraindikation gegen radiologische Methoden (z. B. Schwangerschaft),
- Anomalien der Niere (Verlagerung, Doppelung, Aplasie – Hypoplasie, polyzystische Nieren), besonders bei Kindern und Familienuntersuchungen,
- Hämaturie,
- Erkrankungen des Nierenbeckens: Hydronephrose, Stein, Tumor,
- Vorfelddiagnostik bei Hypertonie und akuter Pyelonephritis,
- Überwachung von Transplantaten und plastischen Operationen,
- Screening im Rahmen der abdominellen Diagnostik,
- Lokalisation zur Nierenbiopsie.

Untersuchungstechnik

Vorbereitung: Nicht erforderlich.

Lagerung: Abhängig von der Untersuchungstechnik:
Rückenlage (rechte Niere), evtl. mit Unterstützung der Flanken,
Seiten- oder Bauchlage über ein Schaumgummikissen oder einen sog. Giebel bei einer verstellbaren Liege zum Ausgleich der Lendenwirbellordose bei Untersuchung von dorsal.

Untersuchungsgang: In der Routineuntersuchung der rechten Niere in Rückenlage oder in Linksseitenlage von ventral oder lateral zunächst Längsschnitt unter Ausnutzung der Leber als „Fenster". Die Untersuchung in verschiedenen Atemphasen ermöglicht die Beurteilung aller kranialen Nierenabschnitte im „Interkostalfenster" (Abb. 6.1). Anschließend Untersuchung im Querschnitt einschließlich Darstellung der Nierengefäße. Untersuchung der linken Niere von lateral in gleicher Weise. (Die

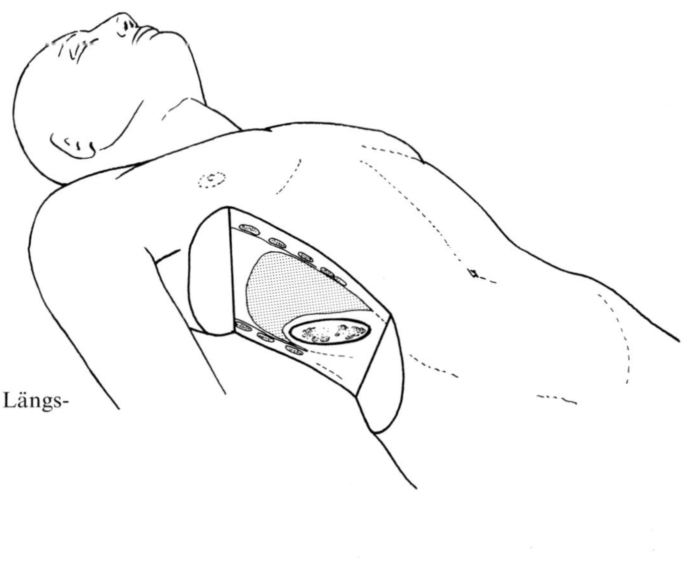

Abb. 6.1. Topographische Orientierung der Längsschnittebene (Querschnitt s. Abb. 5.70)

Darstellung von ventral ist nur bei flüssigkeitsgefülltem Magen oder Milztumor möglich.)
Bei Untersuchung von dorsal wird der Transducer aus dem Bereich der Wirbelsäule nach lateral jeweils in den Bereich der Nierenloge verschoben. Anschließende Untersuchung im Querschnitt (keine Darstellung der Nierengefäße möglich).
Die Bevorzugung der Untersuchung in Rücken- bzw. Seitenlage oder in Bauchlage hängt nicht zuletzt vom verwendeten Gerätesystem ab. Für die Untersuchung von ventral und der Flanke ist der Sectorscanner besonders geeignet. Bei der Suche nach kleinen Tumoren ist manchmal die Untersuchung von allen Seiten erforderlich. Zur Diagnose einer *„Wanderniere"* Untersuchung im Liegen und Stehen.

Untersuchung der Nieren

Vollständige Untersuchung!
- Längs- und Querschnitt
- Unterer Pol! (häufig luftüberlagert → Flankenschnitt)
- Laterale Anteile!
- Nierengefäße

Größe (Längsdurchmesser, Parenchymdicke)

Kontur

Echostruktur, besonders Rinde, Mark!

Schallschatten hinter der Niere?

Atemverschieblichkeit?

Fehlen einer Niere
- Anamnese?
- Hyperplasie der kontralateralen Niere?
- Verlagerung → Beckenniere
- Hufeisenniere

Raumforderung
- Zyste? Solid?
- Tumorzapfen in der Nierenvene/ V. cava?
- Lymphknoten?
- Lebermetastasen?
- Kontralaterale Niere?

Meßpunkte: Größter Längsdurchmesser der Niere, wobei die nach kranial–medial geneigte anatomische Längsachse der Niere zu beachten ist. Bestimmung der Parenchymdicke im Querschnitt sowie des Verhältnisses Parenchymdicke (2mal) zu querem Durchmesser des Pyelonbereichs (s. Abb. 6.2a).

Dokumentation: Im Normalfall genügt der Längsschnitt, mit den wichtigsten Meßstrecken.

Untersuchungshindernisse: Die Untersuchung aller Abschnitte der Nieren kann bei starker Skelettdeformierung und bei stark abgemagerten Patienten (linke Niere) mitunter schwierig sein. Auch die extreme Adipositas bedeutet ein relatives Hindernis.

Normalbefund (Abb. 6.2, 6.3a)

Längsovale Niere mit einem Längsdurchmesser von >10 cm, einer Parenchymdicke von >12 mm und einem Parenchym-Pyelon-Verhältnis wie 2:1. Glatte äußere Kontur, die linke Niere weist infolge der Milzimpression oft eine mehr „dreieckige" Form mit einer Buckelung nach lateral auf. Im Vergleich zur Leber etwas echoärmeres Strukturmuster des Parenchyms. Mit technisch modernen und hochauflösenden Geräten sind im Parenchym Markpyramiden, Rinde und venöse Gefäße (Vv. arcuatae) differenzierbar.
Die Reflexe des Nierenbeckens sind von höherer Intensität und mehr oder selten weniger geschlossen. Der Hohlraum des Nierenbeckens ist eventuell als spaltförmiger echofreier Bezirk vor allem im Querschnitt abgebildet. Die Nierengefäße werden im Querschnitt oder im Flachschnitt von der Flanke aus aufgesucht. Die kaliberstärkere ventral gelegene Vene ist leichter als die auch mehr Echos aufweisende Arterie zu erkennen. Die Fettkapsel der Niere ist sehr echodicht. Die Atemverschieblichkeit beträgt etwa 3–4 cm.

Abb. 6.2 a–c. Unauffällige Niere.
a Längsschnitt (rechte Niere, mehr dendritisches Nierenbecken).
b Flachschnitt (linke Niere, daneben Milz, medial M. psoas).
c Querschnitt mit Nierenvene ventral und ampullärem Nierenbecken dorsal. Medial des Nierenbeckens M. psoas, ventral die Leber)

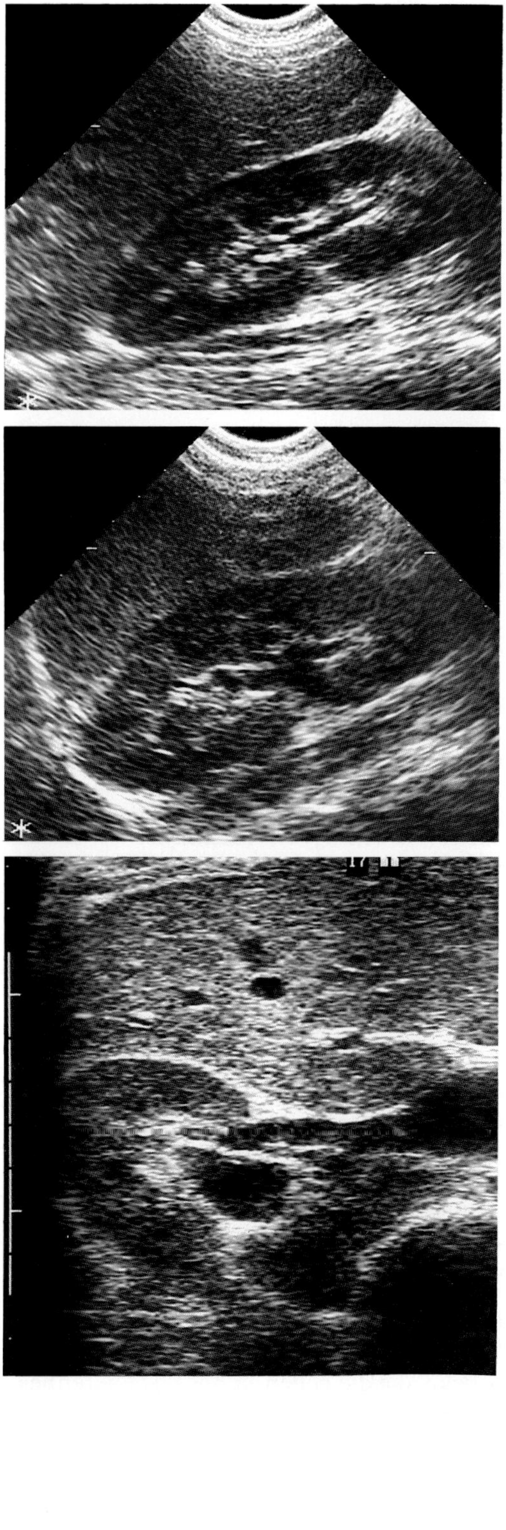

a

b

c

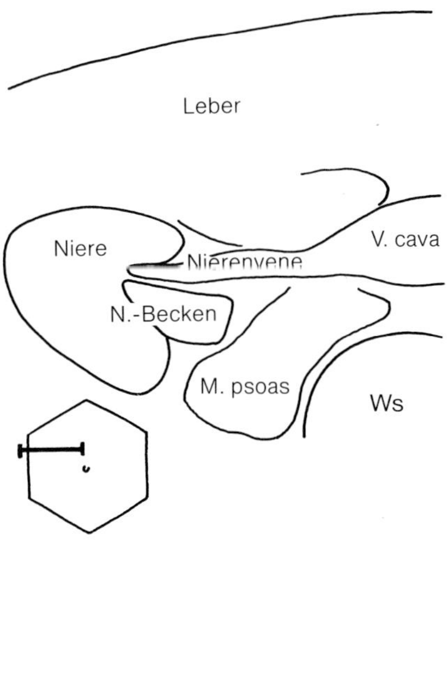

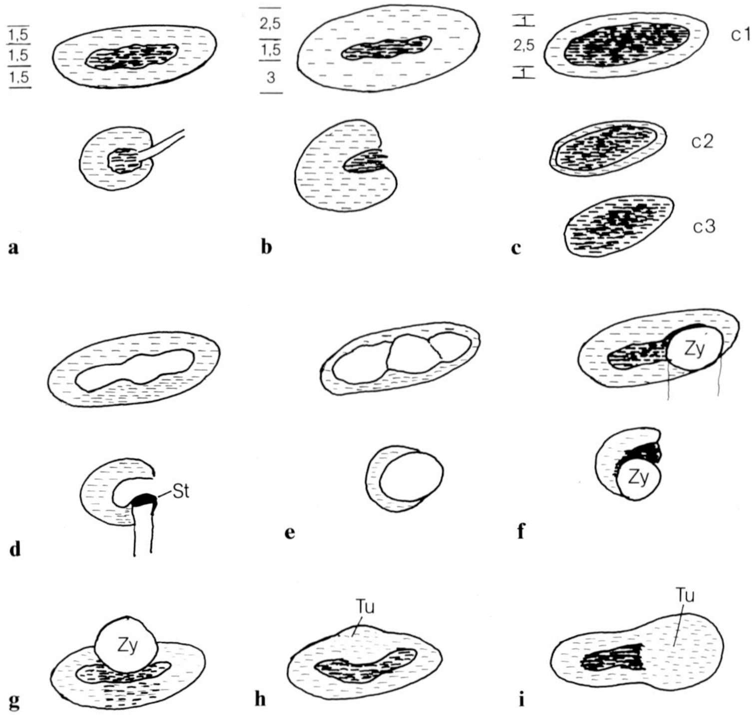

Abb. 6.3a–i. Schematische Darstellung typischer Ultraschallbefunde bei Erkrankung der Nieren. **a** Normalbefund im Längs- und Querschnitt, Normalwerte eingezeichnet. **b** Vergrößerung der Niere infolge Schwellung des Parenchyms bei akutem Nierenschaden. **c** Verkleinerung der Niere bei chronischem Nierenschaden. Die scharfe Grenze zwischen Parenchym und Pyelon in *c2* spricht für primäre Gefäßerkrankung, die verwaschene in *c3* für Pyelonephritis. **d** Akute Stauung mit Stein. **e** Chronische Stauung. **f** Zentral gelegene Zyste. **g** Nierenzyste. **h, i** Nierentumoren

Pathologische Befunde (Abb. 6.4–6.29)

Anomalien: Auch in der Erwachsenenmedizin werden nicht selten noch Anomalien im Bereich der Niere diagnostiziert, in der pädiatrischen Ultraschalldiagnostik dürften sie einen Schwerpunkt bilden. Teilweise verursachen sie beträchtliche differentialdiagnostische Schwierigkeiten, teilweise sind sie sonographisch leicht festzustellen!

Gedoppeltes Nierenbecken (Abb. 6.6): Gekennzeichnet durch echoarme Parenchymbrücke, die die hellen Echos des Nierenbekkens in 2 Abschnitte teilt (vor allem differentialdiagnostische Bedeutung bei Tumorverdacht!)

Verlagerung einer Niere (Abb. 6.8 und 6.9), z. B. Beckenniere: Diese unterscheidet sich von einem raumfordernden Prozeß stets durch ihren klaren Strukturaufbau (Parenchym-Pyelon), außer natürlich bei gleichzeitiger Nierenerkrankung.

Hufeisenniere (Abb. 6.7): Nicht selten wird die mittlere Brücke vor den großen Gefäßen zunächst als Lymphknotentumor fehlgedeutet (!), zumal die lateralen Teile hinter gasgefüllten Darmschlingen liegen können.

Aplasie: Cave Heterotopie! Restniere sollte reaktiv *hyperplastisch* sein!

Hypoplasie: Kleine Niere mit im Gegensatz zur Schrumpfniere harmonischem Parenchym-Pyelon-Verhältnis.

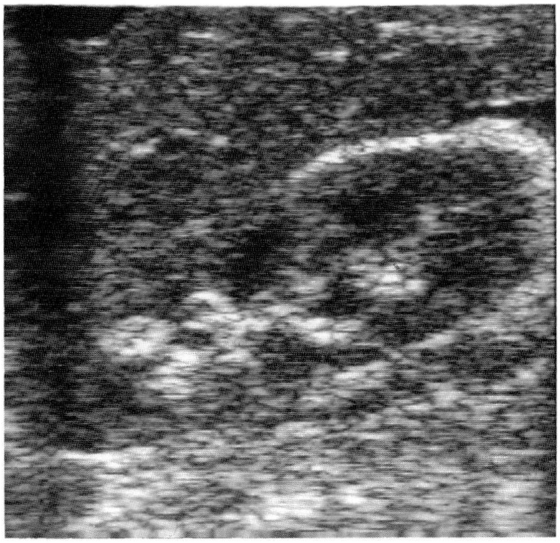

Abb. 6.4. Auffallend echoarme, stark kontrastierende Markpyramiden. Hinweis auf kardiale Stauung beim (älteren) Erwachsenen, bei jüngeren Kindern normal! (Längsschnitt wie Abb. 6.3 a)

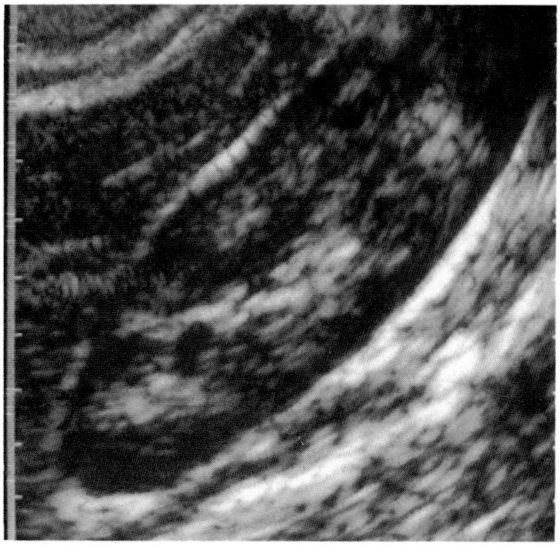

Abb. 6.5. Echodichte Markpyramiden: Mikroverkalkung bei Markschwammniere. Dieser Befund wird auch bei Phenacetinniere beobachtet (Längsschnitt wie Abb. 6.3 a)

Nicht ausrotierte Niere – lumbal dystope Niere: Sie kann bei scheinbar fehlender Gliederung zunächst erhebliche diagnostische Schwierigkeiten machen. Am besten im Querschnittsbild zu erkennen, häufiger einseitig.

Polyzystische Nierendegeneration: Siehe Nierenzysten, S. 147.

Akutes Nierenversagen: Ein akutes prärenales Nierenversagen, eine Intoxikation und die akute foudroyant verlaufende Glomerulonephritis führen relativ uniform zum Bild einer vergrößerten Niere mit 2–4 cm dickem Parenchymsaum (Parenchym-Pyelon-Verhältnis >2:1!) bei schmal bleibendem Pyelon. Die Struktur des Parenchyms ist meist echoarm, nur gelegentlich dichter. Die Markpyramiden sind oft auffallend gut gegen die Rinde abzugrenzen (Abb. 6.10). Eine Differentialdiagnose über die Ursache des meist mit einer Oligurie oder Anurie einhergehenden akuten Nierenversagens mit Ultraschall ist nicht möglich.

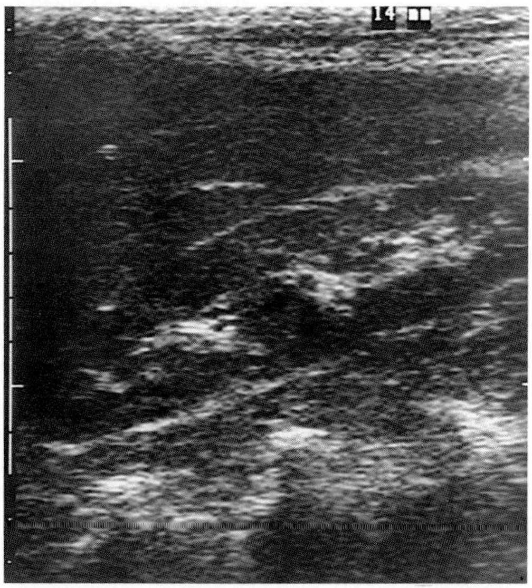

Abb. 6.6. Anomalie der Niere. Doppeltes Nierenbecken. Zu beachten ist die lange schlanke Form der Niere. *Cave* Verwechslung mit zentralem Tumor (Längsschnitt wie Abb. 6.3 a)

Chronisch destruktive Erkrankungen des Nierenparenchyms (Abb. 6.11 und 6.12): Bei chronischen Erkrankungen der Niere mit Beteiligung des Nierenparenchyms kommt es zunächst zu einer Verschmäle-

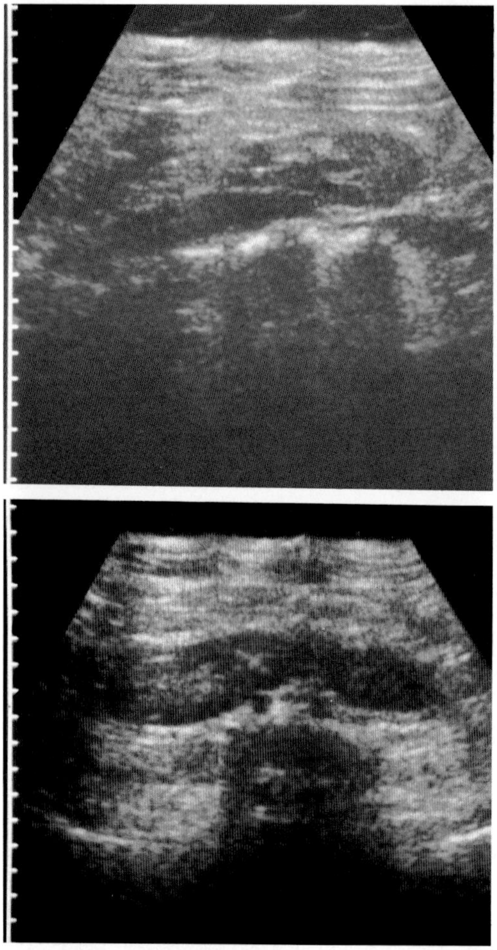
a
b

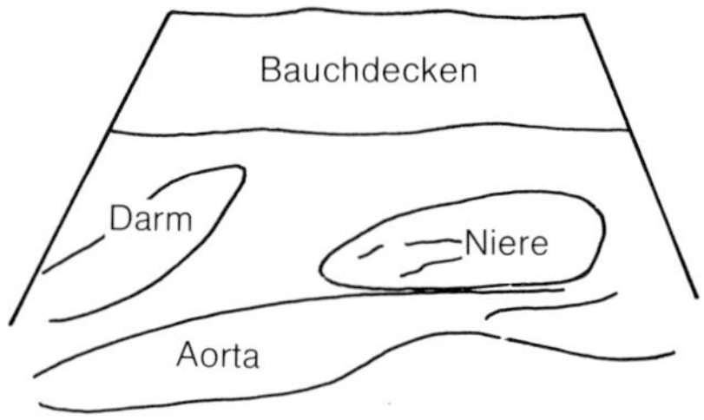

Abb. 6.7 a, b. Hufeisenniere. **a** Längsschnitt vor der Aorta mit Darstellung der „Brücke". *Cave* Fehldeutung als Tumor! **b** Querschnitt: Im rechts gelegenen Abschnitt wird die typische Echostruktur der Niere angedeutet erkennbar

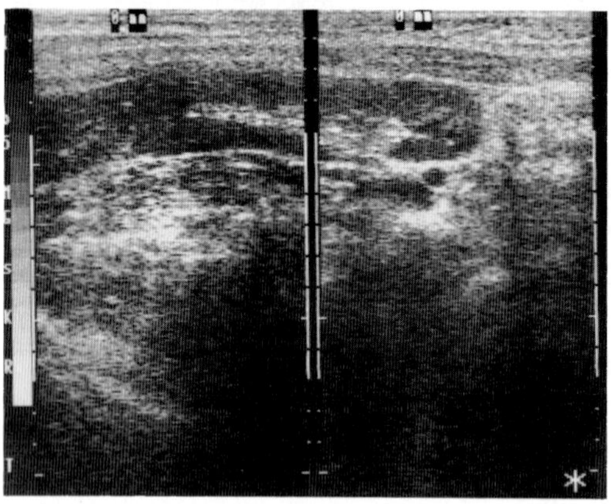

Abb. 6.8. Nierenptose. Im Stehen wandert die rechte Niere nach unten und vorn, der obere Pol grenzt an den Unterrand der Leber (vgl. Abb. 6.3. a)

rung des Nierenparenchyms, die allmählich auch zu einer Verkleinerung der ganzen Niere im Sinne einer Schrumpfniere führt. Die Parenchym-Pyelon-Relation verschiebt sich zugunsten des relativ oder auch absolut verbreiterten Pyelonbezirks. Eine Parenchymdicke von $<1{,}2$ cm bei normaler Form und noch normaler Größe der Niere kann bereits als pathologisch gelten.

Als zusätzliche Zeichen der *chronischen Pyelonephritis* gelten:

- unregelmäßige Kontur,
- ungleichmäßige Parenchymdicke,
- dichtere und ungleichmäßige Echotextur,
- Verbreiterung des Pyelonkomplexes,

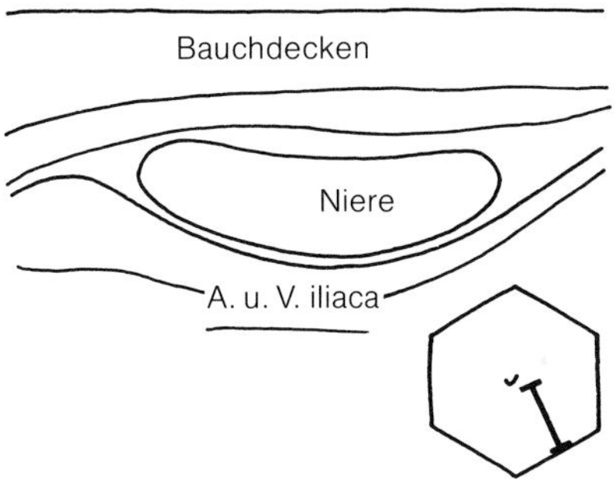

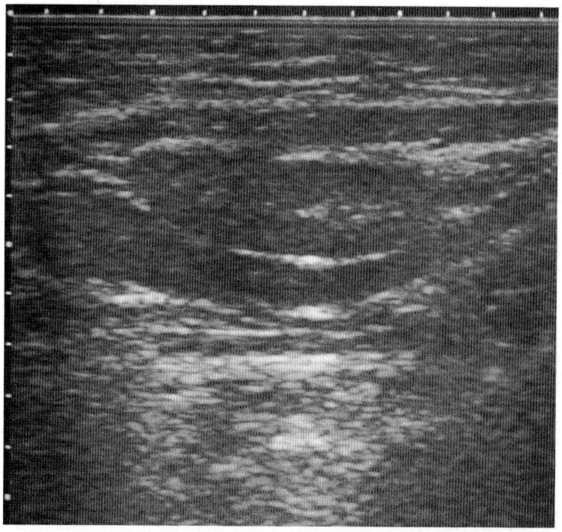

Abb. 6.9. Beckenniere. Die linke Niere liegt links vor den iliakalen Gefäßen

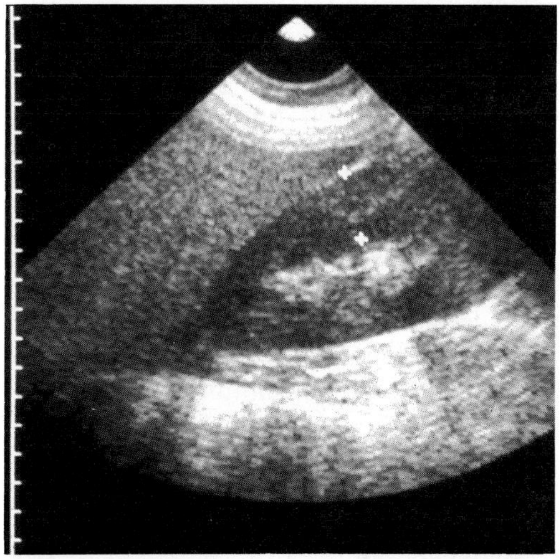

Abb. 6.10. Akuter (prärenaler) Nierenschaden. Die rechte Niere ist vergrößert, das Verhältnis Parenchym/Pyelon ist zugunsten des Parenchyms verschoben. (Nebenbefund: Fettleber)

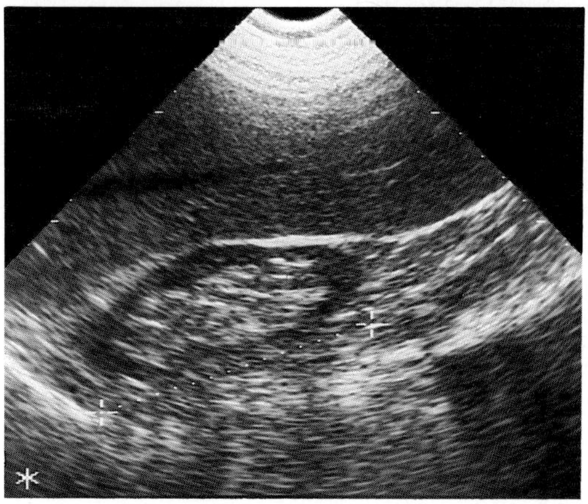

Abb. 6.11. Chronischer Nierenschaden. Die Niere ist <10 cm, der Parenchymsaum ist absolut und relativ zum Pyelon verschmälert. Die glatte Form und die gleichmäßige Dicke des Parenchyms bei deutlichem Kontrast sprechen für einen zugrundeliegenden Gefäßprozeß

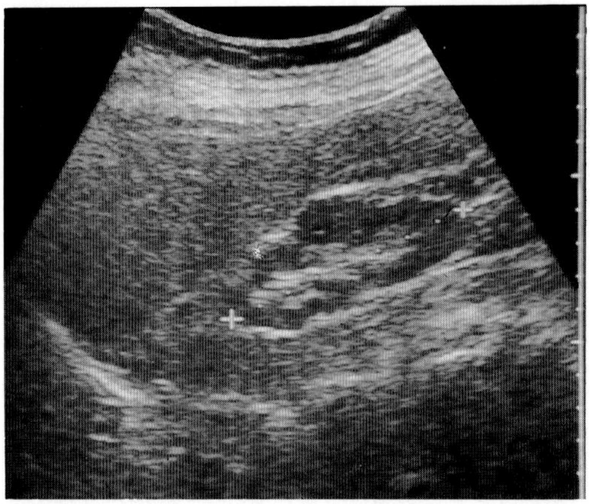

Abb. 6.12. Chronischer Nierenschaden. Zu beachten sind die unregelmäßige Kontur und die unregelmäßige Stärke des Parenchyms (Phenacetinniere)

welche Folgen von herdförmig ungleichmäßig ausgeprägten Schrumpfungsvorgängen sind.
Die voll ausgebildete Schrumpfniere mit einem Durchmesser von 4–7 cm ist besonders links manchmal nur schwer zu erkennen, da sich die insgesamt dicht strukturierte Niere kaum gegen die Umgebung abhebt. (Gegen die Schrumpfniere ist die hypoplastische Niere aufgrund der normalen Relation zwischen Parenchym und Pyelon zu unterscheiden!)
Eine Differentialdiagnose der zugrunde liegenden Störung bei einer chronischen Nierenerkrankung ist nur in gewissen Grenzen möglich: So gilt bei der Schrumpfniere das echoarme, gegen das Pyelonreflexmuster gut abgrenzbare Parenchym als Hinweis auf einen primären Gefäßprozeß, während ein verbreitetes Pyelonreflexmuster, das nur unscharf gegen das Restparenchym abgegrenzt ist, für eine chronische Entzündung spricht.
Überhaupt kann eine gewisse Verdichtung des Echomusters der Nierenrinde und ein dadurch bedingter größter Kontrast zwischen Rinde und Markpyramiden als Symptom verschiedener Erkrankungen des Nierenparenchyms bewertet werden: Amyloidose, interstitielle Nephritis, Glomerulonephritis, Phenacetin-Niere, Oxalat-Niere, Kimmelstil-Wilson, best. Stadien.
Umgekehrt ist ein zunehmender Kontrast zwischen Mark und Rinde bei einer *kardialen Stauung* (Abb. 6.4) durch extrem echoarme Markpyramiden bedingt (zu beachten sind dabei noch dilatierte Nierenvenen und V. cava, s. S. 64).

Hydronephrose: Eine Erweiterung des Nierenbeckens infolge Rückstaus ist aufgrund der nun zentral medial strukturfrei nachweisbaren Flüssigkeitsansammlung im Nierenbecken leicht erkennbar. Die hellen Reflexe des Nierenbeckens weichen ringförmig auseinander. Anhand der Dicke des Parenchyms kann zwischen einer akuten Stauung (Abb. 6.13) und einer chronischen Hydronephrose (Abb. 6.15) mit Schädigung des dadurch schmaler werdenden Parenchyms unterschieden werden. Besonders bei angeborener Stenose der Ureteren findet man nur durch Reflexstreifen etwas unterteilte Flüssigkeitsansammlungen im Bereich des Nierenlagers ohne erkennbaren Parenchymsaum. Bei doppelt angelegtem Nierenbecken mit Striktur des kranialen Abschnittes im Kindesalter findet sich dementsprechend eine kranial „zystisch“ und kaudal regelrecht strukturierte Niere. Bei Feststellung einer Hydronephrose soll in gleicher Sitzung nach der Ursache (Tumor im kleinen Becken oder im Verlauf der Ureteren) gefahndet werden!

Nierenbeckensteine (Abb. 6.18): Sie heben sich aufgrund des von ihnen verursachten Echos nicht eindeutig von den ebenfalls hochintensiven Echos der normalen Strukturen des Nierenbeckens ab. Im nicht erweiterten Nierenbecken kann daher gewöhnlich nur der Schallschatten als beweisend für einen Stein gewertet werden, der bei Steinen unter 5 mm Durchmesser gewöhnlich fehlt. Zu beachten ist, daß ein schmaler Schallschatten durch eine Übersteuerung des Tiefenausgleiches zugedeckt werden kann. Die Art des Steines hat im Gegensatz

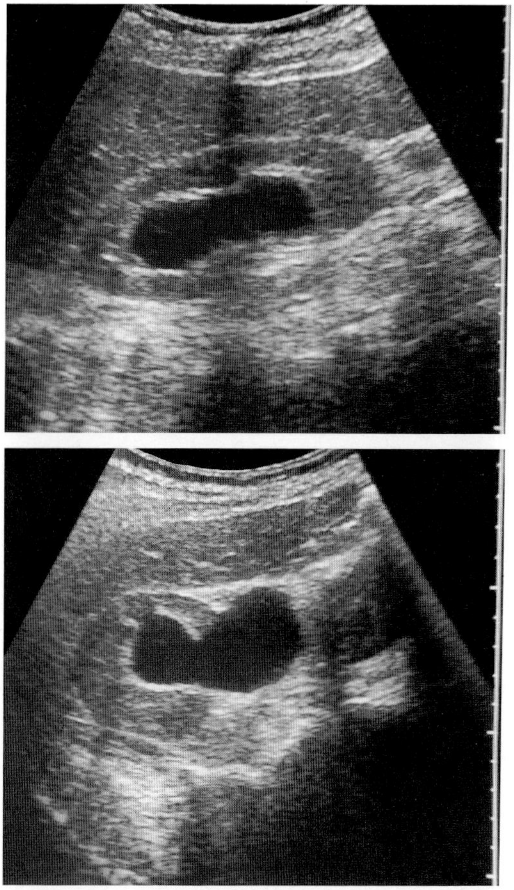

a

b

Abb. 6.13 a, b. Akute Stauung des Nierenbeckens. Ringförmiges Auseinanderweichen der zentralen Echos, Parenchymsaum unauffällig. **a** Längs-, **b** Querschnitt der rechten Niere

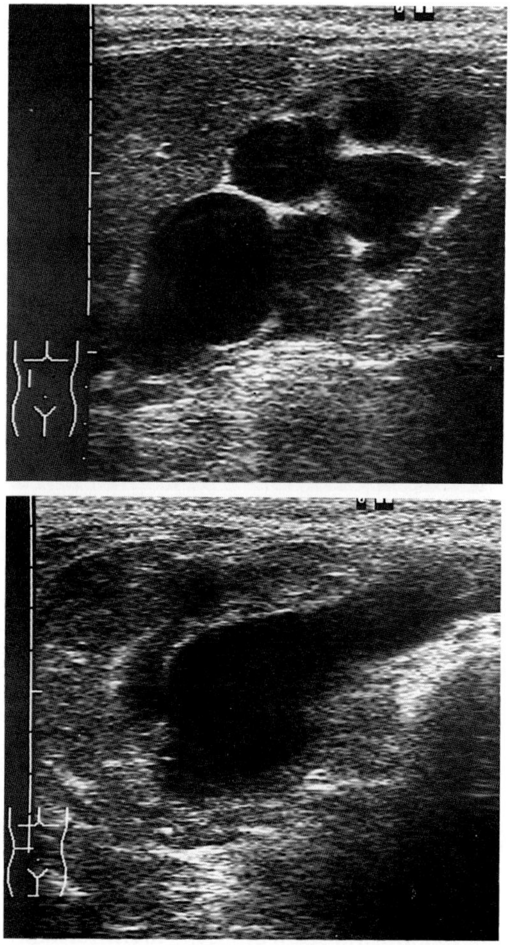

a

b

Abb. 6.15 a, b. Vollbild einer Hydronephrose. Das Nierenparenchym fehlt fast völlig. **a** Längs-, **b** Querschnitt (angeborene Ureterenstenose)

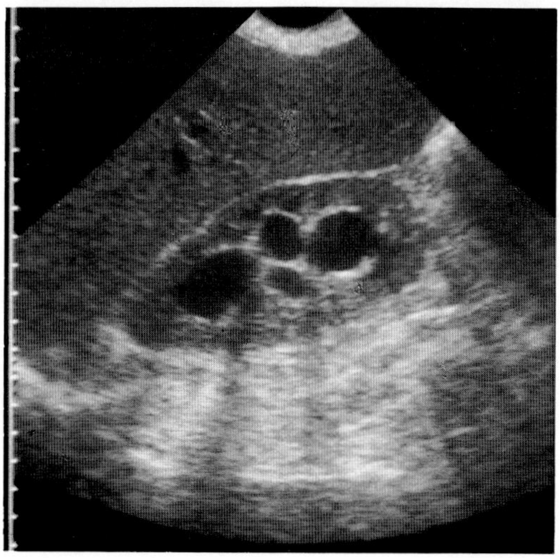

Abb. 6.14. Stauung des Nierenbeckens. Die Schnittebene liegt etwas mehr lateral als in Abb. 6.13 a. Infolgedessen ist die Dreiteilung des Nierenbeckenkelchsystems zu erkennen. Der Parenchymsaum etwas verschmälert als Zeichen einer schon länger andauernden Stauung

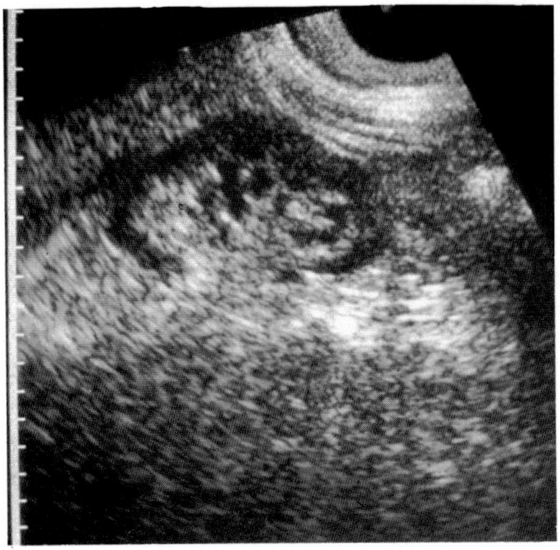

Abb. 6.16. Renalsinuslipomatose. Die echoarmen Bezirke zentral können als Hydronephrose oder zentrale Zysten fehlgedeutet werden

zur Größe keinen Einfluß auf die sonographische Erkennbarkeit.

Die z. B. bei der Gicht vorhandenen Nierenbeckenausgußsteine verursachen zwar ein intensives, häufig geschlossenes Reflexband in der Pyelonregion, jedoch nur einen überraschend gering ausgeprägten Schallschatten.

Niereninfarkt: Gewöhnlich nicht erkennbar! Größere Infarkte können allerdings zu einer umschriebenen Texturveränderung im Parenchym führen, die von einer tumorösen Infiltration nicht zu unterscheiden ist. Als Hinweis auf den Infarkt kann allenfalls eine fehlende Buckelung der Oberfläche und ein unversehrtes Nierenbecken im Bereich der Läsion bewertet werden.

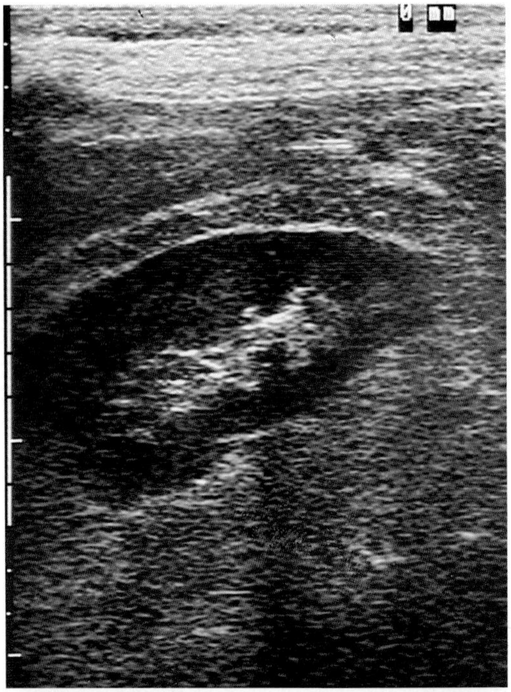

a

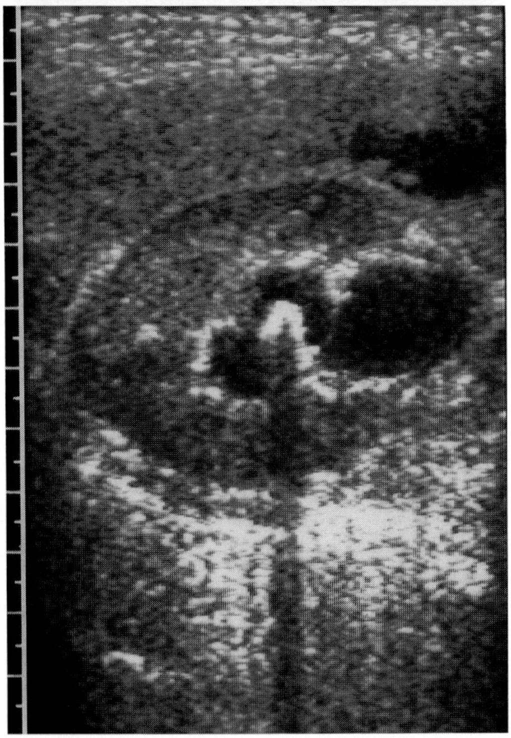

b

Abb. 6.17 a, b. Nierenbeckenkelchstein. Der kleine Stein verursacht gerade noch einen (beweisenden) Schallschatten, sein Steinreflex hebt sich wenig gegen die Echos des Pyelon ab. Zu beachten ist noch die breite Fettkapsel der Niere (**a**). **b** Nierenbeckenkelchstein, Stauung des Nierenbeckens (infolge (Ureterkonkrement). Querschnitt *re.* Niere

Nierenkarbunkel und perirenaler Abszeß: Der Abszeß in der Nierenrinde imponiert sonographisch als nicht ganz regelmäßig begrenzte fokale Läsion im Nierenparenchym mit einer relativ echoarmen Eigentextur. Der pathologischen Anatomie entsprechend kann er über das Niveau der Niere hinausreichen. Bei einer Perforation durch die Nierenkapsel kommt es zu einer perirenalen Flüssigkeitsansammlung, die im Vergleich zur normal strukturierten Fettkapsel ebenfalls deutlich echoärmer ist. Eine derartige perirenale Abszeßansammlung kann sich auch postoperativ ausbilden. Dabei unterscheidet sich das sonographische Bild eines Abszesses nicht von demjenigen eines Hämatoms (s. unten). Erst recht ist eine Unterscheidung zwischen einem unspezifischen und einem tuberkulösen Abszeß sonographisch nicht zu treffen. Sowohl beim Abszeß als auch beim Trauma findet sich oft ein eigenartig verwaschenes Echomuster der Niere. Weiterhin ist die atemabhängige Verschiebung aufgehoben.

Hämatom, Ruptur: Das sonographische Bild eines intrarenalen Hämatoms, beispielsweise nach einer Punktion sowie auch einer traumatisch oder traumatisch artifiziell entstandenen Blutung im Bereich der Nierenkapsel, gleicht dem des Abszesses. Ebenso wie der Abszeß ist also das Hämatom nur aufgrund der Anamnese und der Klinik von dem an sich gleichartigen oder ähnlichen Bild eines soliden Tumors zu unterscheiden. Als Hinweis auf eine Ruptur der Niere gilt die Unterbrechung der äußeren Kontur.

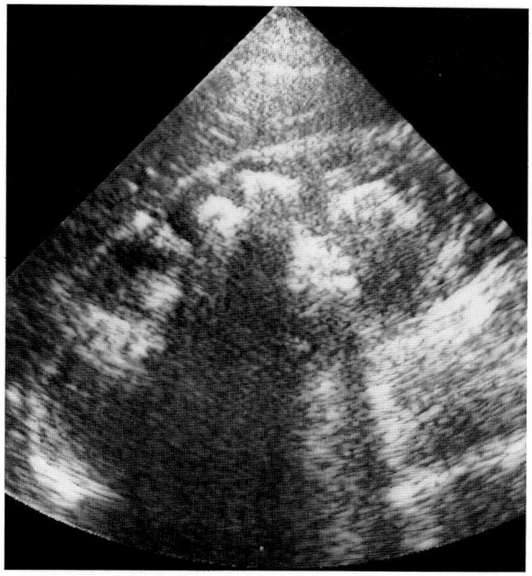

Abb. 6.18. Nierenbeckenausgußstein

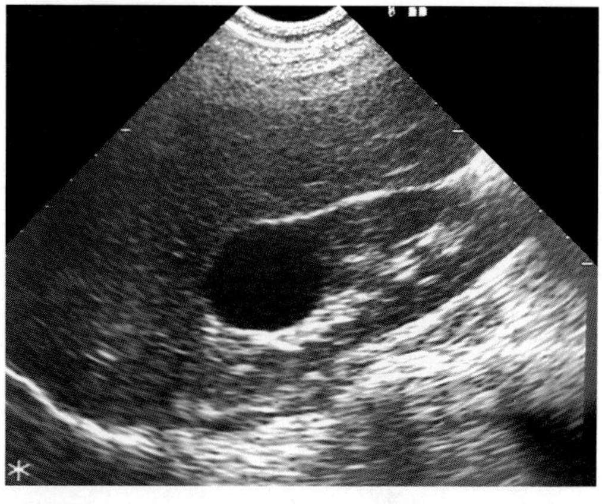

Abb. 6.19. Nierenzyste. Die absolute echofreie, scharf begrenzte Raumforderung erfüllt klar die direkten Kriterien einer Zyste. Die Schallverstärkung ist nur angedeutet

Nierenzysten: Die Nierenzyste ist gewöhnlich leicht und ab einer Größe von 1 cm als echofreier, scharf begrenzter Bezirk zu erkennen (Abb. 6.19). Auf der dem Transducer abgewandten Seite findet sich eine charakteristische „Schallverstärkung“. Seltener liegt die Zyste im Niveau, meist überragt sie die Kontur der Niere mehr oder weniger deutlich. Die Strukturen des Nierenbeckens können verdrängt sein. Häufig finden sich, besonders bei älteren Menschen, mehrere Zysten auf beiden Seiten. Differentialdiagnostisch schwieriger zu bewerten sind zystische Raumforderungen, die septenartige Strukturen oder eine unregelmäßige Wandbegrenzung aufweisen (s. unten).

Bei der *polyzystischen Nierendegeneration* des Erwachsenen (Abb. 6.22) sind die Nie-

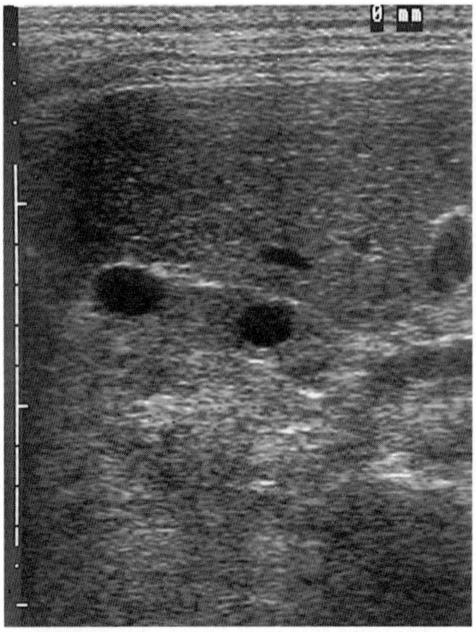

Abb. 6.20. Zwei kleine Rindenzysten (Querschnitt rechte Niere hinter der Leber)

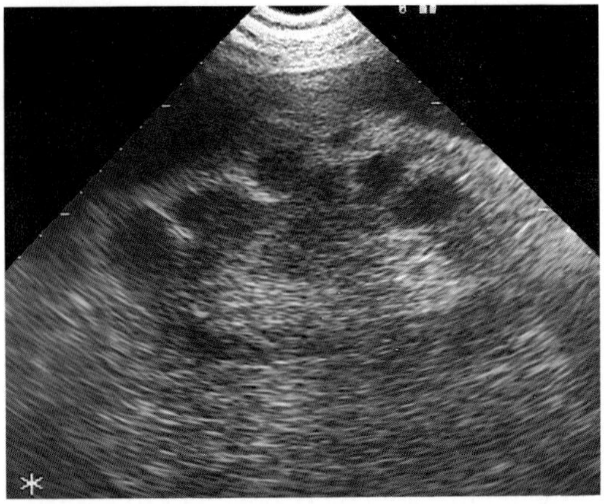

Abb. 6.21. Multiple Rindenzysten. Die Zysten sind nicht völlig echofrei infolge von Artefakten. Die Diagnose scheint dennoch eindeutig. (*Cave* multiple „solitäre" Nierenzysten. Keine polyzystische Degeneration!)

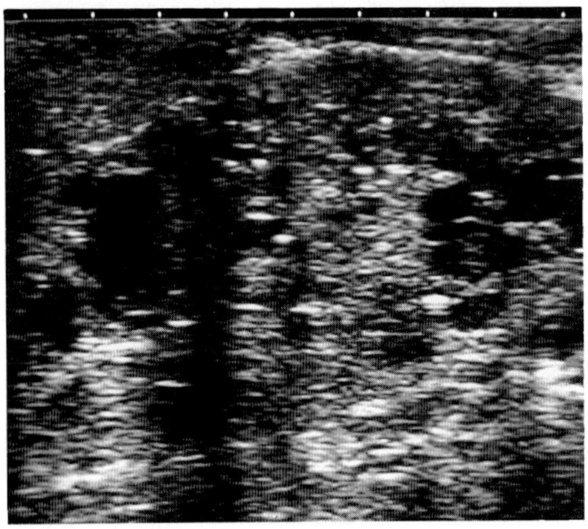

Abb. 6.22. Polyzystische Nierendegeneration. Niere vergrößert, Parenchym-Pyelon-Grenze fehlt, teilweise grobes Echomuster, einzelne Zystchen stellenweise erkennbar

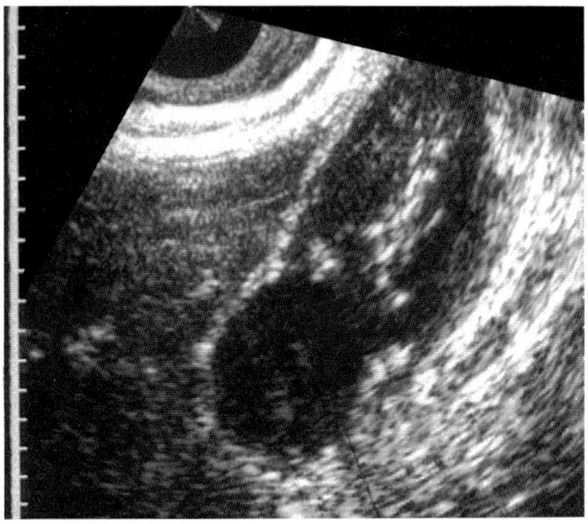

Abb. 6.23. Hypernephrom. Bemerkenswert ist die sehr echoarme Struktur dieses Tumors (schnelles Tumorwachstum?)

ren zunächst groß. Die Abgrenzung zwischen dem Parenchym und dem Pyelon ist oft undeutlich. Die ganze Struktur wirkt sehr grob, wobei meistens einzelne bis zahlreiche Zysten mit einer Größe von 1–3 cm direkt darzustellen sind. Immer sind beide Nieren betroffen. (Leber und Pankreas sollen mit untersucht werden!)

Von den angeborenen Zysten ist die wesentlich seltenere *Echinokokkuszyste* nicht grundsätzlich sonographisch zu unterscheiden. An diese parasitäre Zyste ist vor allem bei verhältnismäßig deutlich dargestellter Zystenwand, bei unregelmäßiger Wandbegrenzung und natürlich bei erkennbaren Tochterzysten innerhalb der Hauptzyste zu denken.

Nierentumoren: Der solide Nierentumor zeigt sich als im Niveau oder über das Niveau der Niere hinausreichender, strukturveränderter Bezirk mit Binnenechos (Unterschied zur Zyste). Eine geringe Schallverstärkung hinter dem Tumor kann vorhanden sein. Die Echotextur des *Hypernephroms* (Abb. 6.23 und 6.24) entspricht in seiner Dichte der des Nierenparenchyms oder ist (bei langsam wachsenden Tumoren?) gering dichter. Im ersteren Fall ist der Tumor nur aufgrund einer Verdrängung der Echos des Pyelon oder seiner Protuberanz über die Nierenoberfläche – also nur aufgrund von Konturzeichen – zu erkennen. Große Tumoren zeigen nicht selten kleine zystische Hohlräume (Nekrose?).

Tumoren des Nierenbeckens (Abb. 6.25) zeigen sonographisch grundsätzlich kein andersartiges Echomuster. Sie werden oft erst im symptomatischen Stadium (Hämaturie) und bei erweitertem Nierenbecken erkannt.

Von den meist kleinen *gutartigen Tumoren* ist das *Angiomyolipom* zu erwähnen. Aufgrund seiner extrem dichten Echotextur ist es im Gegensatz zu anderen gutartigen Tumoren auch bei geringer Größe von etwa 1 cm leicht zu erkennen und auch von allen anderen Tumoren gut zu unterscheiden (Abb. 6.28 und 6.29).

Multiple *Metastasen* in einer Niere führen zu einer oft verwaschen wirkenden, unruhigen Struktur, die schwer zu interpretieren ist.

Bei Nachweis eines Tumors muß die Darstellung der V. renalis und V. cava versucht werden, um in letztere vorwachsende Tumorzapfen zu entdecken (Abb. 6.27). Auch die Beachtung der (noch) vorhandenen Atemverschieblichkeit der Niere gibt einen Hinweis auf Operabilität (Kapseldurchbruch!)

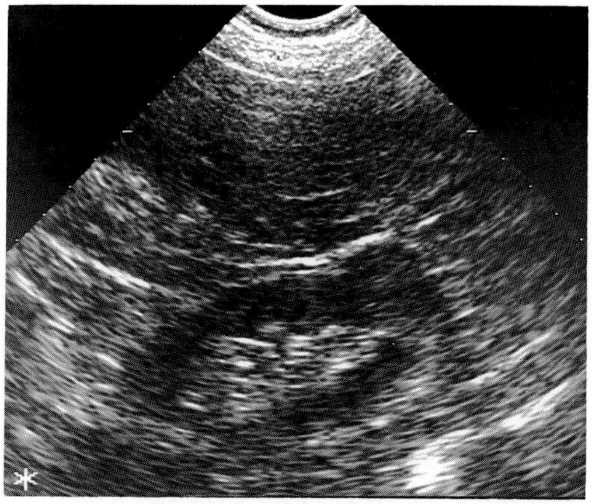

Abb. 6.24. Hypernephrom am unteren Nierenpol links. Dieser Tumor kann bei flüchtiger Untersuchung leicht übersehen werden!

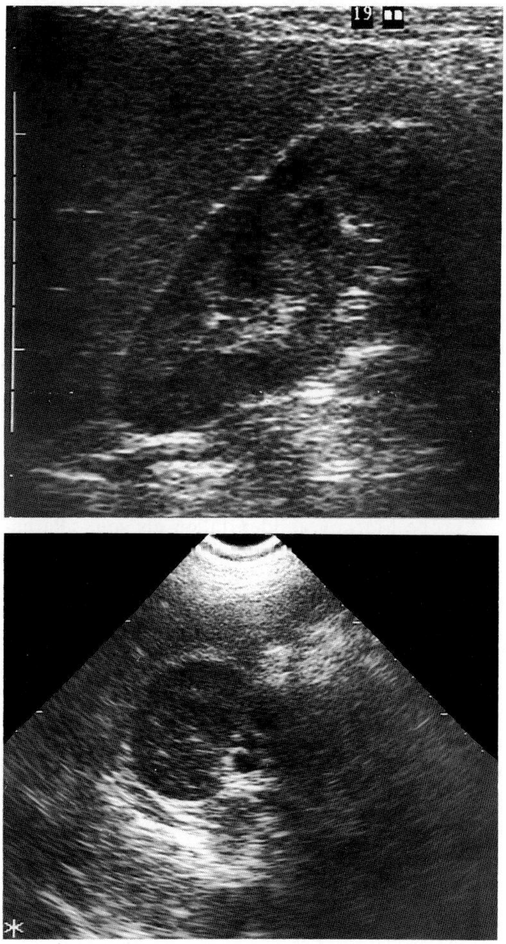

a

b

Abb. 6.25 a, b. Nierenbeckentumor rechts. **a** Längs-, **b** Querschnitt. (Die Verdrängung der Echos des Nierenbeckens wird besonders im Querschnitt deutlich, vgl. Abb. 6.6)

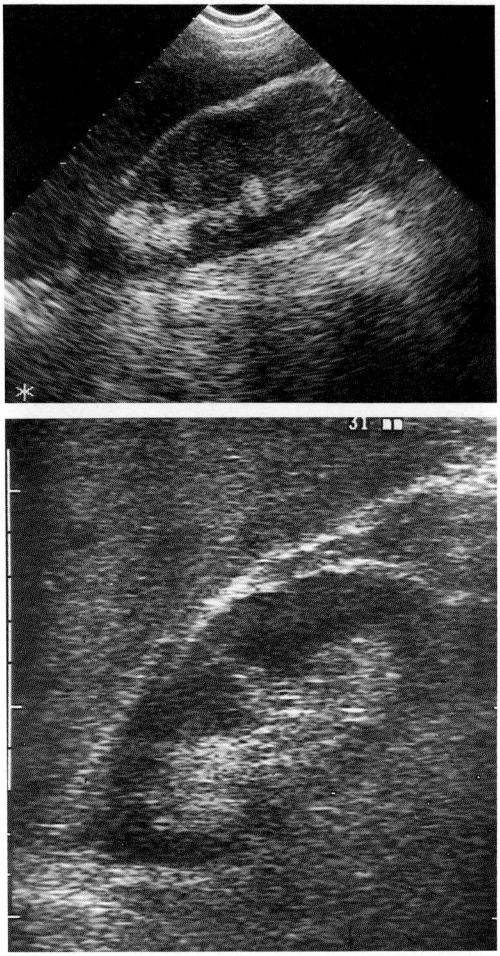
a
b

Abb. 6.26a, b. Tumor – Pseudotumor. **a** Hypernephrom mit Verdickung des ventralen Parenchymmantels der rechten Niere. Das Echomuster des Tumorgewebes gibt keinen Kontrast zum Echomuster des Parenchyms (gleiche akustische Eigenschaften). **b** 2 große Markpyramiden fallen als sog. „Parenchymzapfen" auf, jedoch keine Veränderung der Kontur, typischer echoarmer Kontrast der Markpyramiden gegen die Rinde

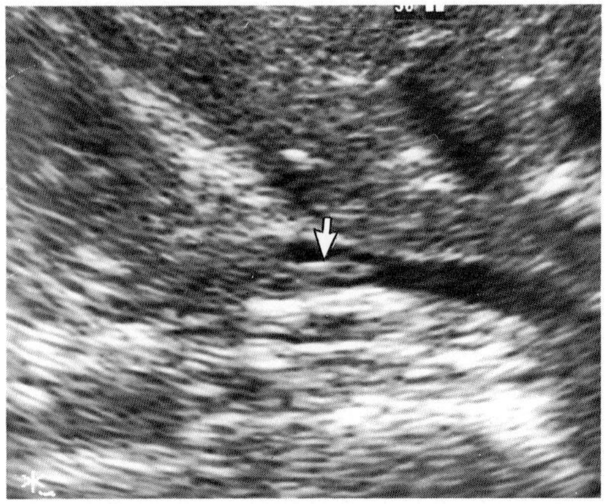

Abb. 6.27. Tumorzapfen in der Nierenvene (↓). Davor dorsale Anteile der Leber mit Lebervene (Querschnittsbild). Gleicher Fall wie Abb. 6.26a

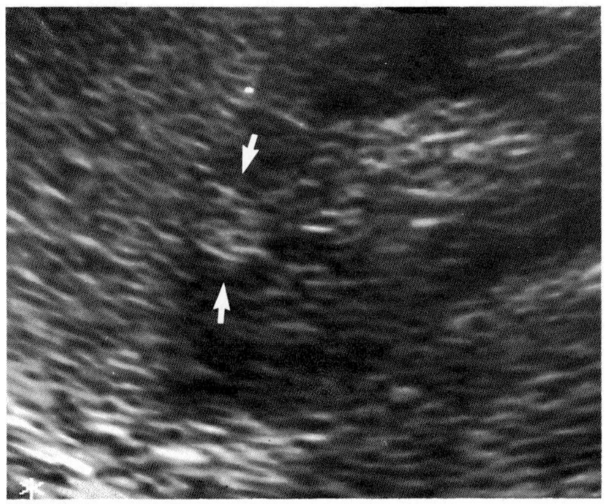

Abb. 6.28. Kleines Angiomyolipom im linken oberen Nierenpol mit charakteristischer echodichter Struktur

Nierentransplantate: Aufgrund ihrer Lage sind sie der Untersuchung mit höheren Frequenzen gut zugänglich. Bei der Verlaufsüberwachung achtet man anfangs auf Abflußstauung und perirenale Flüssigkeitsansammlungen (Lymphozelen, Hämatome, Abszesse). Die akute Abstoßungsreaktion zeigt sich in einer raschen Größenzunahme der Niere mit einer Verschiebung der Parenchym-Pyelon-Durchmesser zugunsten des Parenchyms. Als Hinweise auf eine verzögerte Abstoßung gelten zunehmend große, auffällig echoarme Markpyramiden, wenig deutliche Pyelonechos sowie eine langsame stetige Abnahme der Nierengröße.

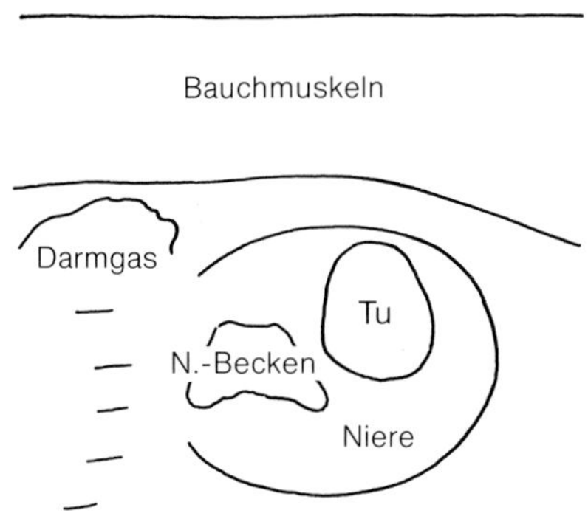

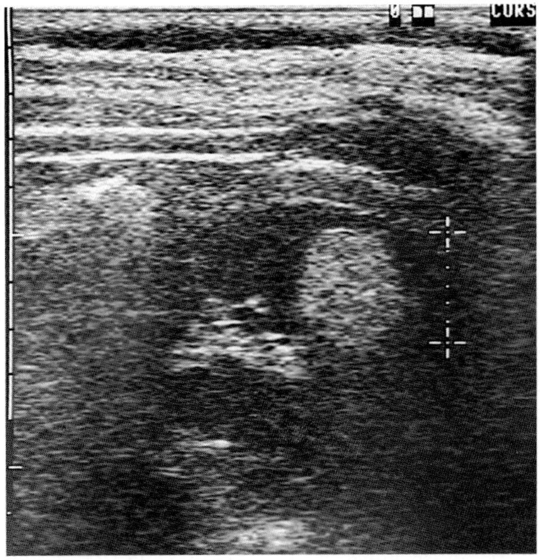

Abb. 6.29. Großes Angiomyolipom in der linken Niere (Querschnittsbild durch das Interkostalfenster)

Differentialdiagnostik

Von besonderem klinischem Interesse ist die Möglichkeit, bei Raumforderungen zwischen Zysten und soliden Tumoren zu unterscheiden. Dabei soll die Diagnose einer Zyste sonographisch nur dann gestellt werden, wenn alle Kriterien (echofrei, glatte Begrenzung, runde bis ovale Form, Schallverstärkung) wirklich erfüllt sind. Bei Unregelmäßigkeiten im Bereich der Zystenwand, bei gekammerten Zysten und bei auch nur teilweise vorhandenen Binnenechos kann die Diagnose einer einfachen Nierenzyste nicht allein sonographisch gestellt werden. Differentialdiagnostisch kommen hier neben einer gekammerten Zyste eine Echinokokkuszyste und ein Tumor mit Nekrosen, Hämatome und Abszesse sowie das relativ seltene Zystadenom in Betracht. Eine weiterführende Diagnostik ist daher in allen zweifelhaften Fällen und auch in den Fällen mit auffallender Klinik indiziert (s. unten).

Bei Zysten im Bereich der oberen Nierenpole ist schließlich an die Nebennierenzyste zu denken, die übrigens häufig deutliche Wandreflexe zeigt.

Die Differenzierung zwischen einer Zyste und einer Erweiterung des Nierenbeckens durch Stauung ist gewöhnlich leicht. Typischerweise liegt die Flüssigkeitsansammlung bei der Erweiterung des Nierenbeckens zentral medial und verursacht ein ringförmiges Auseinanderweichen der Pyelonreflexe, während die zentral gelegene Zyste sich mehr nach lateral entwickelt und eine unregelmäßige Verdrängung der Reflexe des Nierenbeckens verursacht.

Die echoarme Struktur der typischen Nierentumoren hebt sich nicht immer genügend gegen das Nierenparenchym ab, so daß diese Tumoren nur aufgrund von Konturzeichen zu erkennen sind. Zwangsläufig können daher umgekehrt harmlose Formvarianten, wie sog. Parenchymzapfen oder Parenchymbrücken, bei doppeltem Nierenbecken Tumoren vortäuschen (Abb. 6.26). Erst recht sind nichttumoröse herdförmige Läsionen wie Abszesse, Infarkte oder Narben oft nicht gegen Tumoren abzugrenzen. Dagegen unterscheidet sich der noch relativ häufigste gutartige Tumor, das Angiomyolipom, vom typischen malignen Tumor des Erwachsenen, dem Hypernephrom, aufgrund seines dichten Echomusters recht eindeutig.

Mit Ausnahme der von der Nierenkapsel oder der Nebenniere ausgehenden Tumoren sind Tumoren der benachbarten Organe von der Niere gut abgegrenzt, solange sie diese nicht infiltrieren.

Möglichkeiten einer Fehlinterpretation

Auf die nicht leichte Unterscheidung zwischen Nierenanomalien und Nierenerkrankungen, insbesondere Tumoren, wurde bereits hingewiesen. Diese Differentialdiagnose läßt sich zweifellos am besten bei simultaner Beurteilung des Ausscheidungsurogramms und des Ultraschallbildes klären.
Relativ häufige „Anfängerfehler" sind die Fehlinterpretation der Milz (bei Untersuchung von dorsal), des M. psoas, aufgrund ihres Inhalts dargestellter Darmabschnitte und seltener der Leber (Untersuchung von dorsal) als Tumoren. Größere echoarme Markpyramiden werden sowohl als Zysten, wie als Tumore fehlgedeutet.
Zu beachten ist die *Renalsinuslipomatose* (Abb. 6.16). Sonographisch verursacht sie eine Auflockerung der Pyelonechos. Nicht selten finden sich echoarme rundliche Bezirke, die Pyelonechos ringförmig auseindanderdrängen. Die Renalsinuslipomatose ahmt somit das Bild einer Hydronephrose, aber auch zentral gelegener Zysten oder Tumoren nach.
Selten entsteht die Fehldiagnose eines verschmälerten Parenchyms bei echodichten Markpyramiden, deren Echos fälschlicherweise dem Pyelonkomplex zugerechnet werden. Diese Veränderung wird durch eine *Kalzinose* des Marks bei Hyperparathyreoidismus oder *Markschwammniere* beobachtet.
Eine Erweiterung des (rechten) Nierenbeckens in der späteren Schwangerschaft ist physiologisch!

Diagnostischer Stellenwert

Generell hat die Ultraschalldiagnostik der Nieren aufgrund ihrer vielfältigen Anwendungsmöglichkeiten und insbesondere der Tatsache, daß diese Methode ohne Kontrastmittel und bei nicht mehr funktionierenden Nieren angewendet werden kann, einen hohen Stellenwert. Die Schwerpunkte sind die Unterscheidung von zystischen und soliden raumfordernden Prozessen, die Erkennung von Stauungen im Bereich der ableitenden Harnwege bei Nephrolithiasis, nach plastischen Operationen an der Niere und bei transplantierten Nieren, die Differentialdiagnostik bei Nierenversagen, der Nachweis von Abszessen und Hämatomen, beispielsweise posttraumatisch, postoperativ oder nach Punktionen, und die Untersuchung der Nieren in der Schwangerschaft.
Von diagnostischer Bedeutung ist der (zufällige) Nachweis von solitären Nierenzysten: Bei eindeutigem Ultraschallbefund können dem Patienten aufwendige und belastendere Maßnahmen erspart werden. Lediglich bei abweichenden sonographischen und/oder klinischen Befunden sind weiterführende Maßnahmen (Punktion) notwendig.
Die Erkennung von Anomalien und Funktionsstörungen mittels Ultraschall hat vor allem in der Pädiatrie einen hohen Stellenwert. Auf die zunehmend große Bedeutung des Ultraschalls zur Durchführung perkutaner diagnostischer Punktionen und therapeutischer Eingriffe sei schließlich hingewiesen.
Noch kein eindeutiger Wert kann dagegen dem Ultraschall in der Diagnostik von Gefäßerkrankungen zugemessen werden, vielleicht vom Nachweis von Tumorzapfen in der Nierenvene abgesehen. Die Chance, mittels Ultraschall maligne Tumoren der Niere im frühen asymptomatischen Stadium zu diagnostizieren – etwa im Rahmen der Oberbauchdiagnostik – sollte stets beachtet und genutzt werden!

Alternative und ergänzende Methoden

Das Ausscheidungsurogramm (AUR) gehört mit zur Basisdiagnostik bei Verdacht auf malignen Tumor. Das AUR hilft falsch-positive Diagnosen zu vermeiden, die etwa durch Parenchymbrücken etc. entstehen könnten. Weiterhin klärt es die Abflußsituation. Der Ultraschall hingegen ist zur Unterscheidung zwischen zystischen und soliden raumfordernden Prozessen geeignet sowie zur Erkennung von Tumoren, die das Nierenbecken nicht tangieren.
Das AUR ist weiterhin wichtigste Ergänzung bei Steinverdacht und Stauung zur Beurteilung des Ureters sowie aus denselben Gründen bei sonographischem Verdacht auf eine Anomalie.
Zur weiterführenden Differentialdiagnostik eines sonographisch (und laborchemisch) gefundenen akuten oder chronischen Nierenversagens sind AUR und andere bildgebende Verfahren, sofern noch durchführbar, weniger nützlich. Am ehesten vermögen noch funktionsdiagnostische nuklearmedizinische Methoden differentialdiagnostische Hinweise zu geben.
Die perkutane Feinnadelpunktion ist vor allem wichtig, wenn an der Diagnose „Zyste" Zweifel bestehen. Der Nachweis hämorrhagischen Zysteninhalts, die Bestimmung der LDH, die zytologische Beurteilung des aspirierten Materials helfen eher, das seltene Zystenwandkarzinom auszuschließen oder zu erkennen, als etwa eine angiographische Untersuchung.
Die Feinnadelbiopsie kann auch bei soliden Tumoren eingesetzt werden, doch ist dies bei nachgewiesenen Tumoren des Erwachsenen eher selten eindeutig indiziert.
Die Angiographie, obwohl bei den meistens gefäßreichen Hypernephromen sehr treffsicher, dient heute mehr der präoperativen Gefäßdiagnostik.
Die Computertomographie ist eine geeignete alternative Methode bei inadäquatem Ultraschallbefund infolge problematischer Untersuchungsbedingungen sowie eventuell auch bei der Differenzierung zwischen echten Tumoren und Pseudotumoren (Parenchymzapfen etc.), die mit Ultraschall und AUR allein nicht zweifelsfrei zu klären sind. Sie ist darüber hinaus geeignet, die sonographische Verdachtsdiagnose eines Angiomyolipoms durch Messung der (niedrigen) Dichtewerte zweifelsfrei zu sichern.
Zur Diagnostik von Stenosen der Nierenarterien wird vermutlich die Doppler-Technik zukünftig Bedeutung erlangen.

6.2 Nebenniere

Indikation

Tumor im Bereich der Nebenniere.

Untersuchungstechnik

Vorbereitung: Nicht erforderlich.

Lagerung: Rücken- und Rechts- bzw. Linksseitenlage.

Untersuchungsgang: Untersuchung von lateral her zunächst in einem Schrägschnitt durch die Niere auf die Aorta bzw. Vena cava zielend. Dabei werden oberer Pol und Medialseite der Niere, die Leber bzw. Milz und die Aorta bzw. V. cava dargestellt.

Meßpunkte: Durchmesser evtl. vorhandener Tumoren (Ausmessen der normalen Nebenniere gewöhnlich nicht möglich und unsicher).

Dokumentation: Ein Bild in dem oben beschriebenen Schnitt mit Darstellung der oben genannten benachbarten Strukturen.

Untersuchungshindernisse: Adipositas.

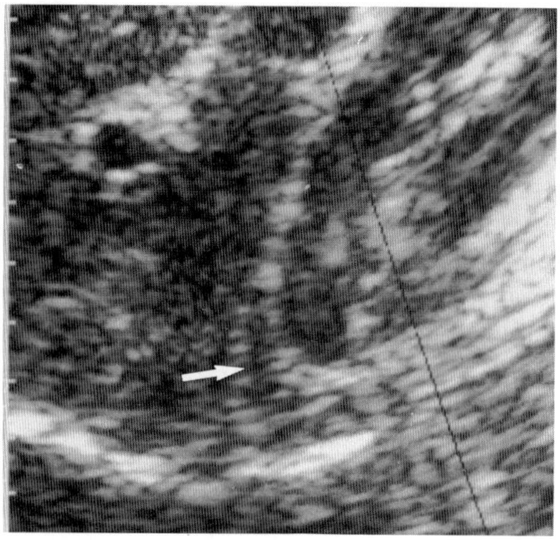

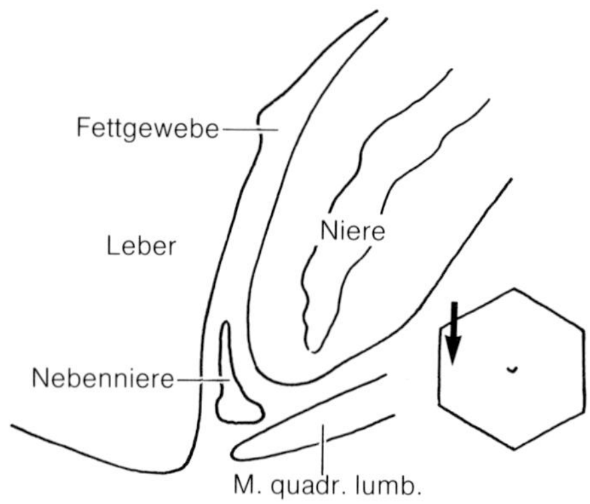

Abb. 6.30. Normale rechte Nebenniere. Unter günstigen Bedingungen gelingt es bisweilen, in der Fettkapsel der Niere ein echoarmes Gebilde sonographisch darzustellen, das einer nicht vergrößerten Nebenniere entsprechen könnte (→)

Normalbefund (Abb. 6.30)

Die normal große Nebenniere ist in der Regel nicht oder nur in vereinzelten Fällen mit hohem zeitlichem Untersuchungsaufwand direkt darstellbar.

Pathologische Befunde

Hypertrophie der Nebennieren gewöhnlich nicht darstellbar; in Einzelfällen mag es möglich sein, die Nebennieren abzugrenzen und mit hohem zeitlichem Untersuchungsaufwand auszumessen.

Nebennierentumoren (Abb. 6.31 und 6.32): Ab einer Größe von etwa 2 cm sind Tumoren der Nebenniere als gewöhnliche echoarme Raumforderungen erkennbar. Im Einzelfall können sie bis zur Entdeckung eine erhebliche Größe erlangen, insbesondere, wenn sie nicht endokrin aktiv sind. Eine Unterscheidung zwischen Karzinom und endokrin aktiven Adenomen ist nicht möglich. Dagegen lassen sich auch hier Zysten von soliden Tumoren aufgrund der echofreien Struktur gut unterscheiden.

Nebennierenzysten zeigen dabei im Unterschied zu Nierenzysten oft sehr deutliche Wandreflexe.

Differentialdiagnostik

Solide Tumoren: Abgrenzung zwischen endokrin aktivem Adenom und Karzinom nicht möglich! Tumoren der Umgebung, insbesondere des Pankreasschwanzes links oder auch der Nierenkapsel müssen differentialdiagnostisch stets erwogen werden.

Zysten: Die Differenzierung zwischen Nebennierenzysten und den (häufigeren) Nierenzysten am oberen Pol ist oft nicht möglich. Die Nebennierenzysten zeigen häufig deutlichere Wandreflexe, sind aber oft nicht eindeutig gegen den oberen Nierenpol abgegrenzt. Auch Pankreasschwanzzysten können in der Nebennierenregion liegen.

Möglichkeiten einer Fehlinterpretation

Vor allem auf der linken Seite: Darmschlingen mit Inhalt!

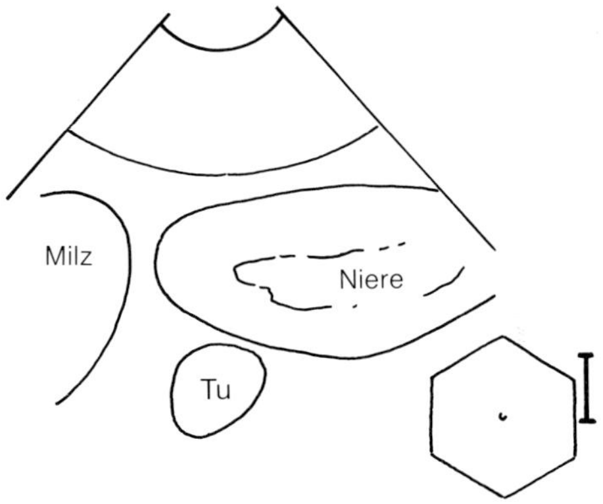

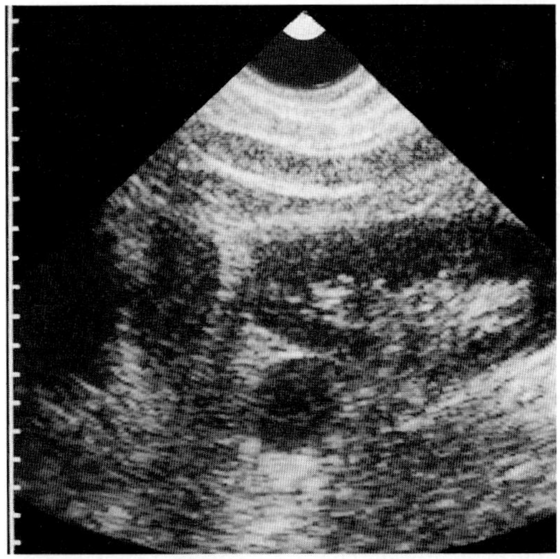

Abb. 6.31. Phäochromozytom der linken Nebenniere. Bei Untersuchung von der linken Flanke läßt sich der echoarme Tumor medial des oberen Nierenpols lokalisieren

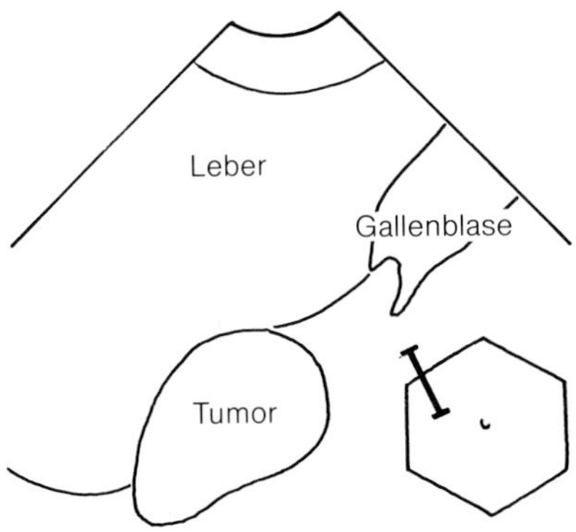

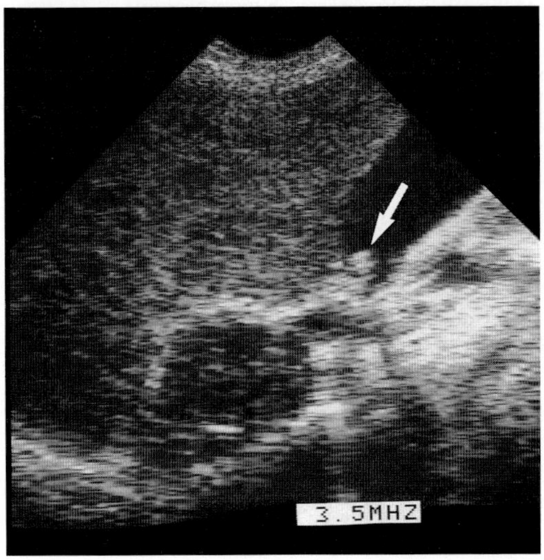

Abb. 6.32. Nebennierenmetastase bei Bronchialkarzinom rechts. Im Schrägschnitt findet sich der echoarme Tumor an der Dorsalfläche des rechten Leberlappens oberhalb der Niere (nicht im Bild). Ventromedial die Gallenblase mit kleinem Gallenstein (→)

Diagnostischer Stellenwert

Der Stellenwert der Nebennierendiagnostik mit Ultraschall ist gering. Zwar lassen sich größere und vereinzelt auch kleinere Tumoren darstellen. Hier ist aber insgesamt nur die positive Darstellung eines Tumors zu bewerten, während eine Ausschlußdiagnose der meistens relativ kleinen endokrinen Tumoren sicherlich nicht möglich ist, da die Darstellung der normalen und hypertrophierten Nebenniere in der Regel nicht sicher und zweifelsfrei gelingt.

Alternative und ergänzende Methoden

Neben den eingeführten angiographischen Röntgenmethoden, insbesondere die in der Frage nach Nebennierenprozessen deutlich zuverlässigere und einfach durchzuführende Computertomographie.

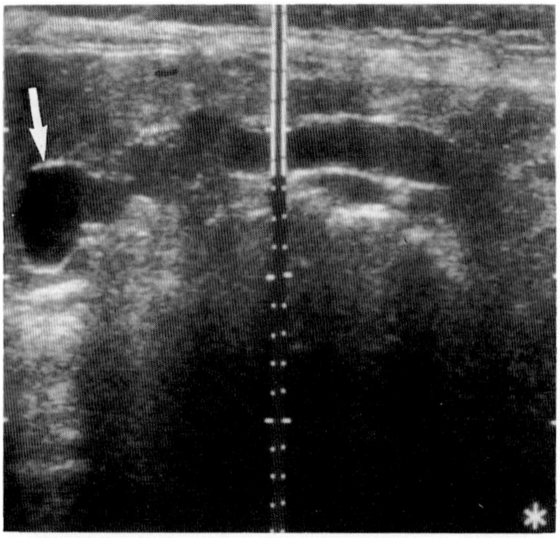

Abb. 6.33. Megaureter rechts beim Erwachsenen. Der Megaureter ist auch elongiert und verläuft geschlängelt. (↓ erweitertes Nierenbecken)

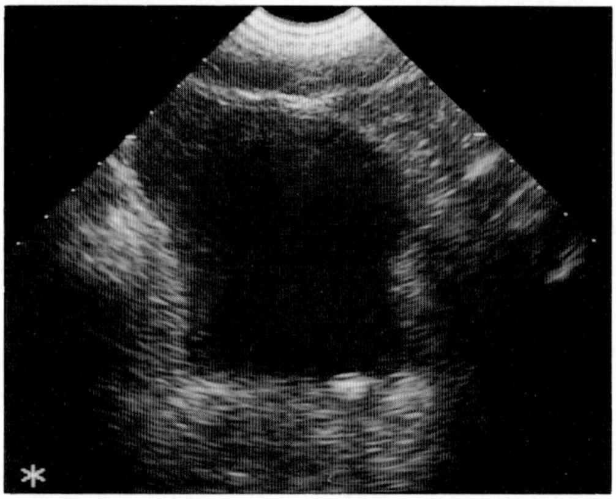

Abb. 6.34. Ureterstein im intramuralen Abschnitt des linken Ureters (Querschnitt bei voller Harnblase)

6.3 Ureter

Indikationen

In erster Linie nur Megaureter beim Kind. Eventuell Höhenlokalisation einer Obstruktion. Diagnose prävesikaler Steine.

Untersuchungstechnik

Vorbereitung: Zur Beurteilung des prävesikalen Abschnitts volle Harnblase.

Lagerung: Bauchlage zur Untersuchung von dorsal oder Rückenlage zur Untersuchung von der Flanke.

Untersuchungsgang: Zunächst Einstellung der hydronephrotischen Niere, anschließend Verfolgen des erweiterten Ureters – soweit möglich – zur Lokalisation der Höhe des Hindernisses. Weiterhin Darstellung des distalen Ureters durch die volle Blase.

Meßpunkte: Querer Durchmesser bei Megaureter.

Dokumentation: Längs- und Querschnittsbild bei Megaureter.

Untersuchungshindernisse: Von ventral Darmgas, daher keine Darstellung des normalen Ureters möglich. Bei Untersuchung von dorsal Beckenknochen.

Normalbefund

Ureter allenfalls im Abgang (s. Abb. 6.2) darstellbar.

Pathologische Befunde (Abb. 6.33 und 6.34)

Der Megaureter beim Kinde imponiert als strukturarmes bis strukturfreies Gebilde ohne eindeutige Wandreflexe, ist also etwa dem Ultraschallbild großer Venen vergleichbar.
Uretersteine im intramuralen Abschnitt sind im Blasenboden als heller Reflex, evtl. mit Auslöszone und meist in das Lumen der gefüllten (!) Blase hineinragend, regelmäßig nachzuweisen (s. Abb. 6.34).

Diagnostischer Stellenwert

Zuverlässige Diagnose eines Megaureters beim Kinde möglich.
Höhenlokalisation einer (Tumor-)Obstruktion manchmal möglich. Nachweis intramuraler Uretersteine.

6.4 Harnblase

Indikationen

Tumoren der Harnblase, Blasensteine, Restharnbestimmung, Mitbeurteilung der Harnblase bei jeder Untersuchung der Organe des kleinen Beckens (Verlagerung, Impression etc.)

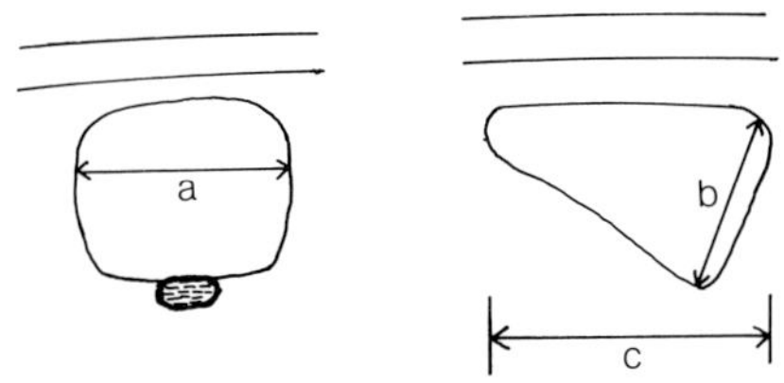

Abb. 6.35. Berechnung des Volumens der Harnblase, z. B. zur Restharnbestimmung

Untersuchungstechnik

Vorbereitung: Die Harnblase muß im allgemeinen durch orale Flüssigkeitszufuhr oder im Einzelfall durch Auffüllen mittels Blasenkatheter (Infektionsgefahr!) maximal gefüllt werden.

Lagerung: Rückenlage, evtl. Kopftieflage.

Untersuchungsgang: Untersuchung orientierend im Querschnitt mit nach kaudal gerichtetem Strahlengang. Untersuchung im Längsschnitt nur mit Curved array und Sektorscannern vollständig möglich. Zur Bestimmung des Restharns Untersuchung vor und nach Miktion.

Meßpunkte: Bestimmung des größten Längs-, Quer- und Tiefendurchmessers entsprechend Abb 6.35. Berechnung des Volumens nach einer von McLean and Edell angegebenen Formel:

$$V = \frac{(a \cdot b \cdot c) - 3{,}14}{2{,}17}$$

Dokumentation: Längs- und Querschnitt mit gleichzeitiger Dokumentation von Prostata bzw. Uterus.

Untersuchungshindernisse: Mangelnde oder fehlende Füllung der Harnblase.

Normalbefund

Die gefüllte Harnblase entfaltet sich symmetrisch, im Querschnitt fast viereckig, im Längsschnitt dreieckig (Abb. 10.3). In den ventralen Abschnitten ist gewöhnlich ein Schleier von Mehrfachechos zu sehen. Begrenzung allseits glatt, keine Impression außer einer geringen Anhebung des Blasenbodens durch Prostata oder Uterus.

Pathologische Befunde (Abb. 6.36–6.42)

Impressionen durch Tumoren von außen sind im internistisch-gynäkologischen Krankengut sicher der häufigste auffallende Befund. Weiterhin sind anzutreffen:

Balkenblase: Unregelmäßige innere Oberfläche der verdickten Harnblasenwand.

Tumoren: Polypenartig ins Lumen wachsend oder flächenhaft die Wand infiltrierend. Echoarme Struktur, soweit nicht durch Echoverstärkung hinter Flüssigkeit verdichtet erscheinend.

Steine und Fremdkörper: Schallschatten hinter hellen Reflexen im Lumen (Abb. 6.36).

Harnblasendivertikel und -mißbildungen: Veränderung der Form, Größe und Kontur nach Miction (Abb. 6.38).

Urachuszystel/-fistel

Differentialdiagnostik

Die Unterscheidung zwischen einem primären Harnblasentumor und einem von außen in die Harnblase eingebrochenen Tumor ist nicht immer möglich.

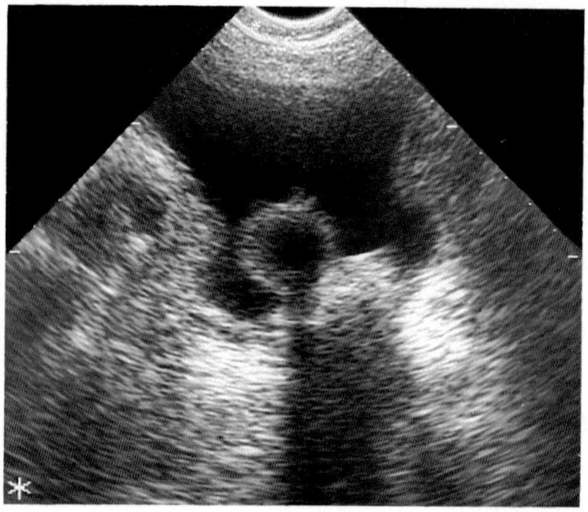

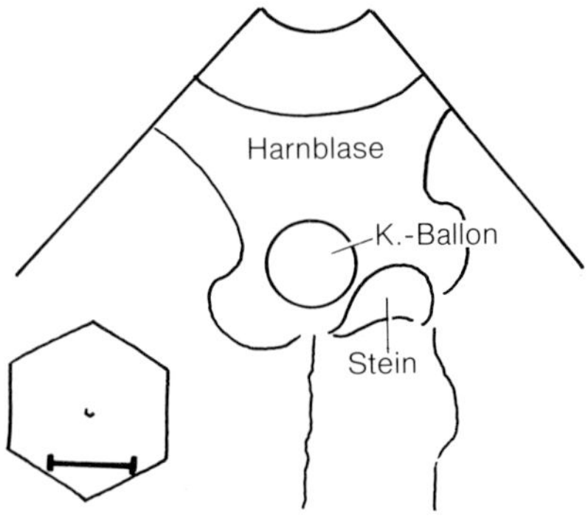

Abb. 6.36. Harnblasenstein. Unmittelbar links davon (Querschnittsbild) der Ballon eines Dauerkatheters. Zu beachten ist die dicke Blasenwand

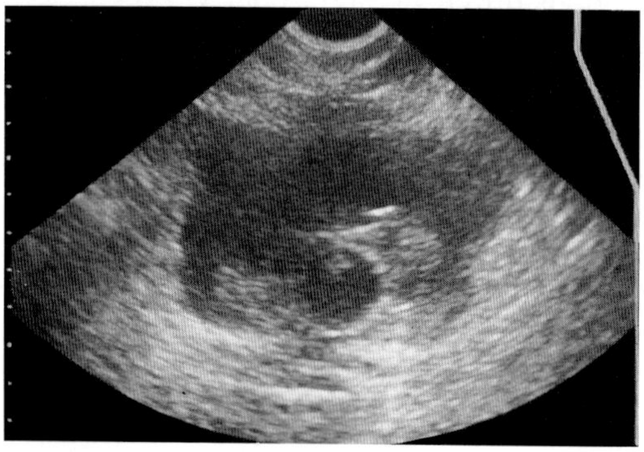

Abb. 6.37. Blutung in die Harnblase. Um den Ballon des Dauerkatheters gruppieren sich die Echos des thrombosierten Bluts (Querschnitt)

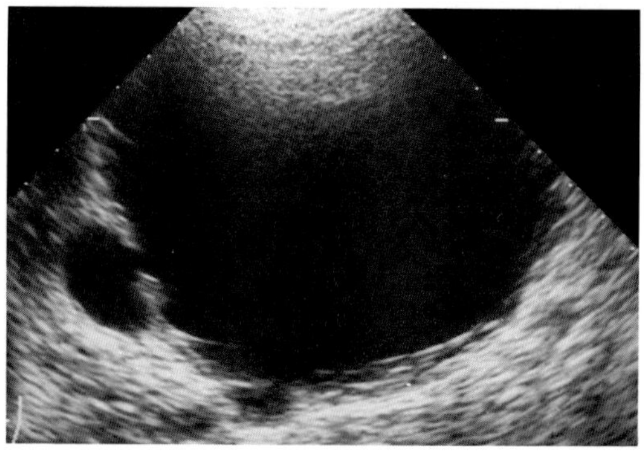

Abb. 6.38. Blasendivertikel (Querschnitt)

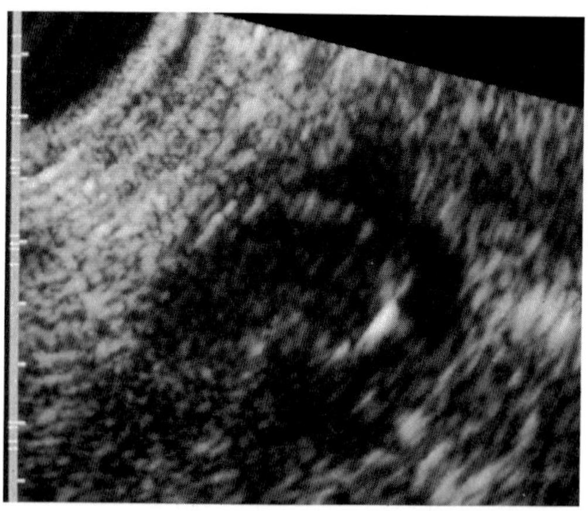

Abb. 6.39. Polypöser Blasentumor, von der kranialen Blasenwand ausgehend (Längsschnitt)

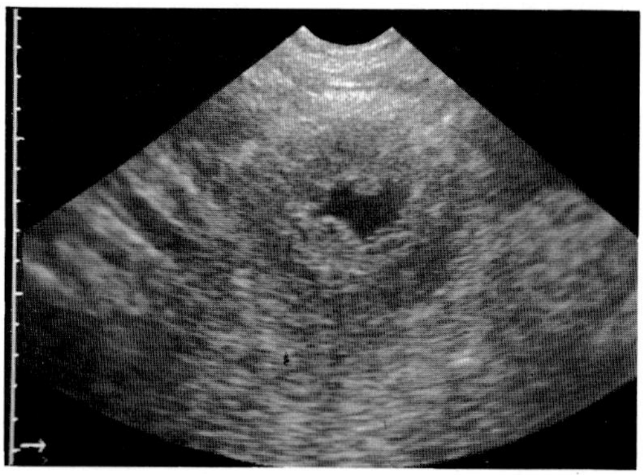

Abb. 6.40. Tumoröse Infiltration der gesamten Blasenwand mit massiver Einengung des Lumens (Metastase eines Bronchuskarzinoms)

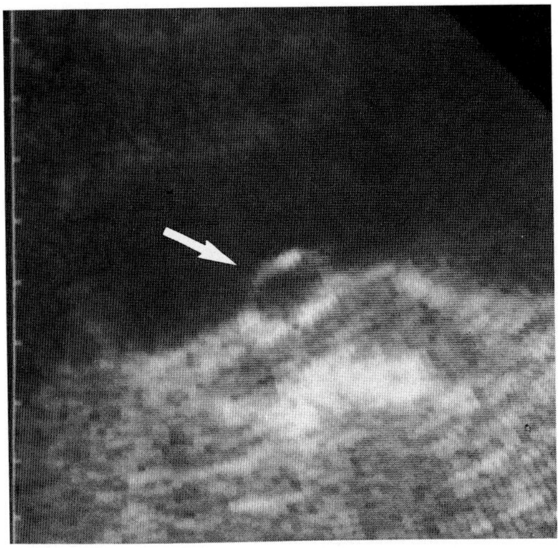

Abb. 6.41. Ureterozele (→)

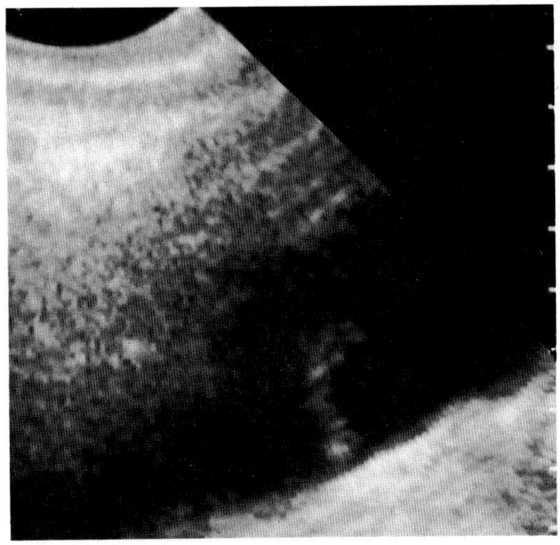

Abb. 6.42. Sog. Jetstrom. Die Echos entstehen durch die Turbulenz beim Einstrom des Harns aus dem Ureter

Möglichkeiten einer Fehlinterpretation

Verwechslung einer Ovarialzyste (kugelige Form!) mit einer gefüllten Harnblase bei Untersuchung gynäkologischer Organe. Daher nur bei sicher voller Harnblase untersuchen!
Die Differenzierung zwischen einem gefüllten Divertikel der Harnblase nach Miktion (Ventilmechanismus) und einer Ovarialzyste kann Schwierigkeiten bereiten. Hier muß eindeutig die Verbindung zwischen Divertikel und Harnblase (durch Füllung der Harnblase) dargestellt werden.

Diagnostischer Stellenwert

Zuverlässiger Nachweis in das Harnblasenlumen wachsender solider Tumoren ab einer Größe von 1–2 cm. Zur Erkennung und Verlaufsbeobachtung von die Blasenwand infiltrierenden Prozessen ist dagegen eine sorgfältige Untersuchungstechnik und ein leistungsfähiges Gerät notwendig. Nachweis von Harnblasensteinen. Einfache und zuverlässige Messung des Restharns.

Alternative und ergänzende Methoden

Zystoskopie und transurethrale (Endo-) sonographie mit hochfrequenten, somit hochauflösenden Ultraschallsonden. Diese Methode ermöglicht eine weit zuverlässigere Beurteilung und Messung beispielsweise einer Blasenwandinfiltration, als diese mittels externer Ultraschalluntersuchung möglich ist.

6.5 Prostata

Indikationen

Karzinom, Hypertrophie, evtl. im Rahmen einer Durchuntersuchung ab 50. Lebensjahr.

Untersuchungstechnik

Vorbereitung: Volle Harnblase!

Lagerung: Rückenlage (transabdomineller Zugang).

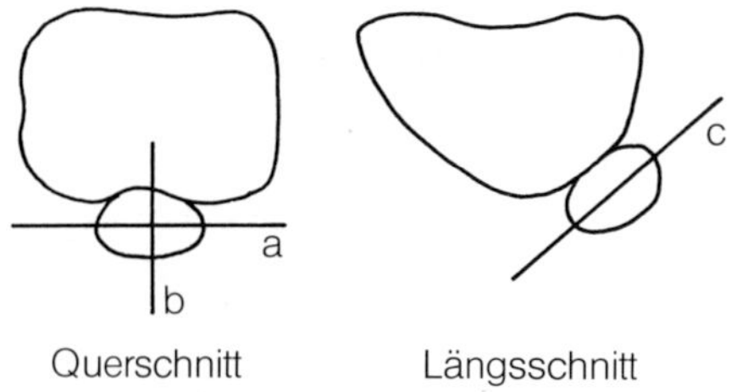

Abb. 6.43. Berechnung des Volumens der Prostata nach der Ellipsoidformel

$$V = \frac{4}{3}\pi \cdot \frac{a}{2} \cdot \frac{b}{2} \cdot \frac{c}{2}$$

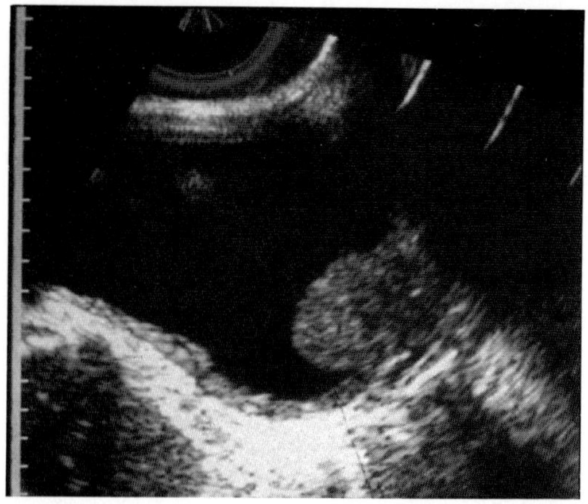

Abb. 6.44. Prostataadenom (Mittellappen), Balkenblase (Längsschnitt)

Untersuchungsgang: Zunächst Querschnittbild mit nach kaudal gekipptem Strahlengang. Anschließend (Sektorscan) Untersuchung im Längsschnitt.

Meßpunkte: Dreidimensionale Ausmessung (größte Durchmesser) der Prostata (Abb. 6.43).

Dokumentation: Zusammen mit der Harnblase im Querschnittsbild.

Untersuchungshindernisse: Leere Harnblase, evtl. Adipositas.

Normalbefund

Etwa 2 × 2 cm große Prostata ohne wesentliche Impression der Harnblase, kein Restharn.

Pathologische Befunde

Prostatahypertrophie (Abb. 6.43–6.46): Prostata auf > 2 cm maximaler Durchmesser vergrößerte, breite Impression der Harnblase.

Differentialdiagnostik

Verbindliche sonographische Zeichen eines noch kleinen Karzinoms sind bisher nicht gesichert, so daß die Unterscheidung zwischen einer Prostatahypertrophie und einer malignen Veränderung nicht sicher möglich ist.

Möglichkeiten einer Fehlinterpretation

Verwechslung des stuhlgefüllten Rektums mit der Prostata bei flüchtiger Untersuchung denkbar.

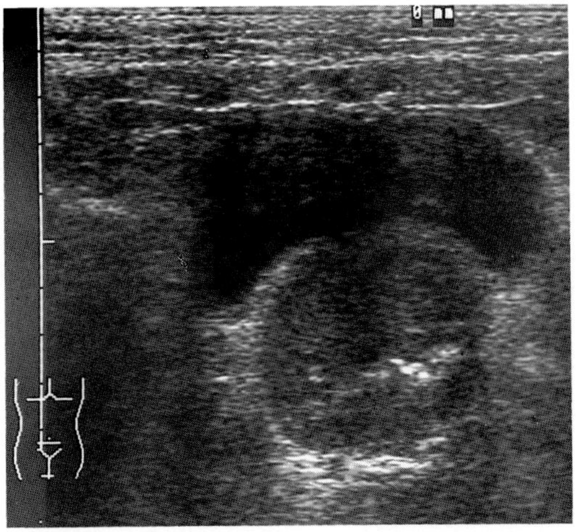

Abb. 6.45. Prostataadenom. Verkalkte Corpora amygdalea (Querschnitt)

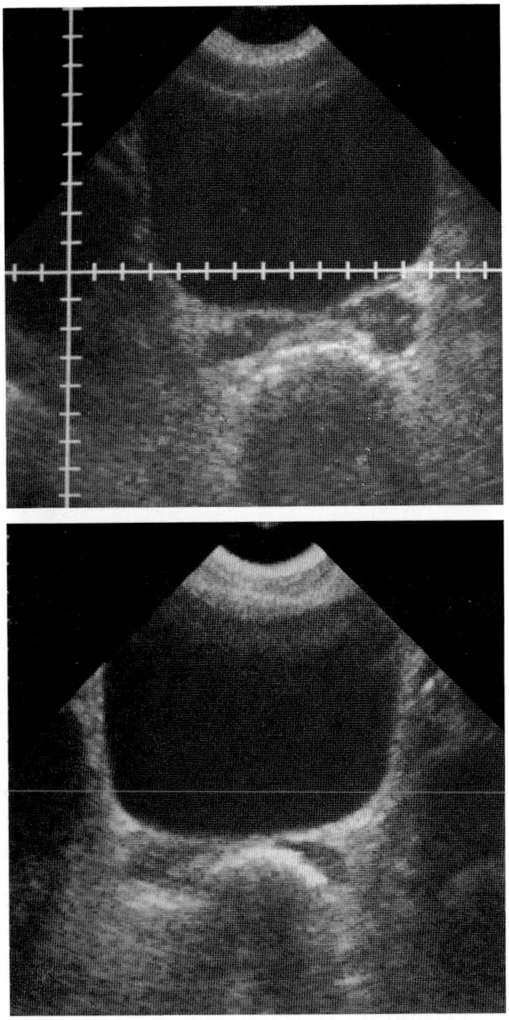

a

b

Abb. 6.47 a, b. Samenblasen. **a** entzündlich vergrößert, **b** nach Abheilung

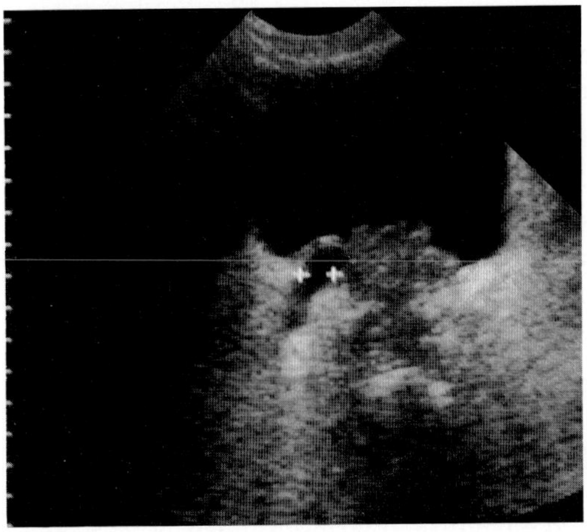

Abb. 6.46. Prostatakarzinom mit Stau des rechten Ureters (+ +)

Diagnostischer Stellenwert

Einfache und sichere Methode zur Bestimmung der Prostatagröße (Prostatahypertrophie). Wert der suprapubischen Methode zur (frühen) Erkennung des Prostatakarzinoms umstritten.

Alternative und ergänzende Methoden

Als einzig relevante sonographische Untersuchungsmethode gilt heute, bei technisch ausgereiften Geräten, die transrektale Sonographie. Der Einsatz der externen Ultraschalldiagnostik etwa zur Diagnostik eines Prostatakarzinoms erscheint daher nicht mehr akzeptabel.

Anhang I
Ultraschall bei diagnostischen Standardproblemen

Ultraschalldiagnostik bei akutem Abdomen

Die Ultraschalluntersuchung bei akutem Abdomen muß gewöhnlich ohne Vorbereitung und bei infolge paralleler Maßnahmen unter Umständen eingeschränkten Untersuchungsmöglichkeiten erfolgen.
Wichtig ist häufig eine kurzfristige Verlaufskontrolle nach 2–4 h.

Im einzelnen müssen folgende Organe/Regionen untersucht werden:

1. Gallenblase: „akute Galle“
   - Druckschmerz Gallenblasenfundus (Murphy-Zeichen)
   - Flüssigkeit im Gallenblasenbett
   - Luftblase in der Gallenblase, Aerobilie
   - Vergrößerung der Gallenblase
   - Wandstärke über 2 mm
   - Gallenblasensteine
   - Sludge

Cave: Gallenblasensteine beweisen keine akute Galle.

2. Pankreas: „akute Pankreatitis“
   - Flüssigkeit am Pankreas, z. B. Bursa
   - Ödem des Pankreas
   - Ödem des Retroperitoneums
   - Nekrosestraßen

Cave: Milde akute Pankreatitis häufig nicht erkennbar.

3. Magen: „Perforation“
   - Luftblase vor der Leber (Lagerung!)

4. Darmtrakt: „Ileus“
   - Flüssigkeitshaltige Darmschlingen
   - Erweiterte Darmschlingen
   - Lebhafte Peristaltik
   - Keine Peristaltik
   - Wandödem
   - Freie Flüssigkeit im Abdomen

Cave: Flüssigkeitsgefüllte Darmschlingen finden sich auch bei Diarrhöen! (ohne Erweiterung)

5. Akute Appendizitis
   - direkter Nachweis
   - Ödem des Zäkumpols
   - Abszeß in linker Flanke
   - Flüssigkeit im Recessus Morrisoni
   - Ödem im rechten Mittelbauch

Wichtig: Andere Ursachen der Symptome, z. B. M. Crohn. Adnexitis

6. Abszeß/Blutung:	• Echoarmer Bezirk in parenchymatösen Organen • atyp. Luftreflexe • Flüssigkeit im Recessus Morrisoni • Milzloge • Retrovesikal
7. Retroperitoneum:	• Hinweis auf Nierenstein? • Retroperitonealabszeß? • Gynäkologische Organe! • Aortenaneurysma? A. dissecans

Ultraschalldiagnostik bei (stumpfem) Bauchtrauma

Fragestellung	Lokalisation	Ultraschallbefund	Interpretation
Intraabdominelle Blutung	Rezessus Morrisoni Milzloge Pankreascorpusgebiet Retrovesikal	Echofreie bis echoarme Bezirke	Blutung in die freie Bauchhöhle DD: Aszites anderer Ursache, Flüssigkeit im Magen-Darm-Trakt *Hinweis:* kurzfristige Verlaufskontrolle!
Organverletzung a) Parenchymatös	Leber, Milz, Pankreas, Nieren	Größenzunahme Konturunterbrechung Echoarme Läsion Echodichte, verwaschene Textur Fehlende Atemverschieblichkeit	Intraparenchymatöse Blutung. DD: vorbestehende Läsion (z. B. Zyste)
b) Hohlorgane	Gallenblase, Harnblase	Konturunterbrechung nicht darstellbar	Ruptur
		Binnenechos	Einblutung. DD: Sludge anderer Ursache
Gefäße	Aorta	Fehlende Pulsation	Abriß im Thorax
		Ausweitung	Aneurysma

Untersuchung bei Fieber unklarer Ursache

Organ	Suche nach	Untersuchungstechnik	Ultraschallbefund	Anmerkung
Herz	Perikarderguß	Orientierend subkostal	Flüssigkeitssaum um das pulsierende Herz	s. spezielle Lehrbücher
	Dilatiertem rechtem Vorhof als Hinweis auf Lungenembolie	Subkostal	Erweiterung des rechten Vorhofs	s. spezielle Lehrbücher
	Vegetation an den Klappen	Inter- und Subkostal	Verplumpung der Klappen	s. spezielle Lehrbücher
Pleura	Erguß/Empyem	Liegend und sitzend	Echofreie bis echoarme Areale	s. S. 50
Leber	Abszeß/Tumor	Standard	Echofreie bis echoarme Raumforderung	s. S. 71
Gallenblase	Cholezystitis	Möglichst nüchtern	Schmerz, Wand, Luft, Pericholezystitis	s. S. 80
Pankreas	Pankreastumor	Standard s. S. 89 f.	Echoarme Raumforderung	–
Milz	Vergrößerung	Standard	Längsdurchmesser, Größe 12 cm	s. S. 110
Nieren	Tumor, Steine, Stau, Entzündungszeichen	Standard s. S. 137	Echoarme Raumforderung, helles Echo mit Schallschatten Echofreies Areal zentral Verdicktes Parenchym Echodichtes Parenchym	s. S. 144 ff.
Gefäße	Thrombosen	Systematisches Verfolgen der Gefäße	Ausweitung, Einengung des Lumens, statische Strukturechos	–
	Lymphknoten	Paraaortal, parailiakal		

Ultraschalluntersuchung im Rahmen der Tumornachsorge

Anmerkung

Die Tumordiagnostik mittels Ultraschall im Sinne des Tumorstagings oder der Tumornachsorge erfordert eine zeitaufwendige sorgfältige Untersuchung meist mehrerer Organe oder größerer Körperabschnitte.
Untersucht werden alle Organe in denen Metastasen entstehen könnten, die Lymphabflußwege sowie die Organe, an denen sekundäre Schäden entstehen könnten.
Bei Untersuchung des Bauchraums in diesem Zusammenhang ist im einzelnen zu achten auf:

Leber	Metastasenbildung, Gallenwegsverschluß
Milz	Metastasen (sehr selten)
Nieren	Metastasen (oft schwer erkennbar, verwaschene Textur) Harnabflußstörung
Nebennierenregion	Metastasen

Lymphknotenstationen paraaortal sowie parailiakal, Milzstiel, Nierengefäße

Gefäße	Verdrängung, Kompression
Abdomen	Freie Flüssigkeit, retroperitoneale Abszeßbildung
Pleura	Erguß
Herz	Perikarderguß

Anhang II
Dokumentation bei Normalbefunden

Die Dokumentation auch eines Normalbefundes ist entsprechend den KV-Richtlinien erforderlich. Sie ist auch unter medizinischen Gesichtspunkten sinnvoll. Zudem ist sie seit Einführung der Thermoprinter nicht mehr zeitaufwendig und nicht mehr kostspielig. Auch die Archivierung stellt keine Schwierigkeiten mehr dar, da die Abbildungen sofort vorliegen und wenig Platz beanspruchen.
Bei Normalbefunden empfiehlt sich eine Dokumentation in einer Standardschnittebene. Die Minimaldokumentation muß je nach Anforderung und Indikation zur Ultraschalluntersuchung variiert werden. Standardebenen und indikationsabhängige Empfehlungen sind in der nachfolgenden Zusammenstellung tabellarisch angegeben:

Standardschnittebenen zur Dokumentation bei Normalbefund

Leber	a) Längsschnitt rechter Leberlappen mit Niere b) Längsschnitt linker Leberlappen, Lobus caudatus, Vena cava 1) dto in In- und Exspiration (2 Halbbilder) c) Schrägschnitt mit Darstellung großer Abschnitte des rechten Leberlappens einschl. Lappenübergangsgebiet 1) Kranial gekippt mit Darstellung der Lebervenen 2) mit Darstellung Pfortader/Gallengangsystem 3) mit Darstellung großer Leberanteile bei Tumorverdacht
Gallenblase/ Gallenwege	d) Gallenblase im Längsschnitt mit Cysticus-Anteil (alle Abschnitte bei abgewinkelter Gallenblase!) e) Gallenblase im Querschnitt evtl. mit Pankreaskopfanteil f) Leberpforte im Schrägschnitt mit Gallengang, Arteria hepatica und Pfortader g) Distaler Gang mit Pankreaskopf
Pankreas	h) Pankreas-Längsschnitt mit Milzvene oder V. mes. sup. i) Pankreaskopf mit Längsschnitt mit Vena cava j) Pankreasschwanz im Flankenschnitt
Milz	k) Längsschnitt von der Flanke mit oberem Nierenpol l) Alternativer Querschnitt von der Flanke in Rechsseitenlage m) Quer- oder Schrägschnitt interkostal in Rückenlage von der Flanke.
Nieren	n) Größter Längsschnitt o) Querschnitt mit Darstellung der Gefäße
Mittleres Retroperitoneum	p) Längsschnitt mit Aorta bis zur Bifurkation r) Querschnitt mit Aorta und V. cava

Abdomen	s)	Längsschnitt rechts mit Darstellung Recessus Morrisoni
	t)	Längsschnitt mittlerer Unterbauch mit Darstellung der Harn-Blase
Prostata/Harnblase	u)	Harnblase Längs- und Querschnitt (2 Halbbilder)
	v)	Prostata Längs- und Querschnitt mit Maßen (2 Halbbilder)

Indikation	**minimale Dokumentation**	**zusätzlich sinnvoll**
Leber bei		
"Screnning"	a	–
Tumor-Staging-Nachsorge	a + c_3	b
V. diff. Leberschaden	a	k, b, V. portae
V. cardiale Stauung	$c_1 + b_1$	a
Gallenblase u. -wege		
"Screening"	d oder e	f
gezielt	d oder e + f	
Ikterus	d oder e + f oder g	
Pankreas		
Screening	h	
gezielt	h	i, j falls h unvollständig
Milz		
bei Leberschaden oder Hämoblastose	k oder l	
Trauma	k und m	s, t
Nieren		
"Screening"	n (entspricht cv a bzw. k!)	
gezielt	n	o
Tumorverdacht	n + o	
Harnblase	u } ev. zusammen	
Prostata	v } ev. zusammen	
Abdomen		
Aszites?	a oder linker Mittelbauch längs	
Trauma	a + t	
Retroperitoneum		
Tumordiagnostik	p + r	a + k oder n!
Aneurysma	p oder r in mehreren Etagen	

Anhang III
Definitionen gebräuchlicher Ultraschallbegriffe

Absorption: Direkte Umformung von (Ultra-)Schallenergie in Wärme; führt zu einer Schwächung der Ultraschallintensität im biologischen Gewebe.

Array: Anordnung von 2 oder mehreren Kristallen linear, quadratisch oder ringförmig nebeneinander, die dann gewöhnlich in Gruppen zusammengeschaltet elektronisch erregt werden.

Artefakte: Bildpunkte, die im Objekt keine reale Entsprechung haben.

A-Scan (synonym A-Mode) = Aufzeichnung der Echos im Amplituden-Scan: Gleichzeitig mit Aussendung des ersten Ultraschallimpulses bewegt sich ein Kathodenstrahl horizontal über die Bildröhre. Jedes zurückkommende Echo verursacht eine vertikale Auslenkung dieses Elektronenstrahls und zwar um so mehr, je höher die Intensität des Echos ist.

Auflösungsvermögen: s. → axiales und → laterales Auflösungsvermögen.

Axiale Auflösung: Bezeichnet das Auflösungsvermögen eines Ultraschallgerätes in Richtung der Schallausbreitung (Gegensatz → laterale Auflösung).

B-Scan (B-Mode): Aufzeichnung der Echos als helligkeitsgesteuerte Bildpunkte (B für Brightness).

Cavitation: Hohlraumbildung im Molekulargefüge während der positiven Druckphase der Ultraschallwelle.

Color-Doppler: Darstellung sich bewegender Grenzflächen (vor allem strömendes Blut) farbkodiert.

Compound scan: Meist synonym für langsames B-Bild- bzw. Speicherröhrenverfahren verwendet. Bezeichnet ursprünglich die kombinierte Abtastung in konvergierendem und divergierendem Strahlengang, die bei manueller Verschiebung des Ultraschallsenders gebräuchlich war.

cw-Doppler (*continuous wave*): Dopplerverfahren mit Dauerschall.

Dämpfung: Gesamter Intensitätsverlust des Ultraschalls im Gewebe durch → Absorption und Streuung.

Dezibel: Maßeinheit für Schallenergie (abgekürzt dB).

Display: Visuelle Ergebnisdarstellung.

Doppler-Verfahren: Ultraschalldiagnostik unter Ausnützung des Doppler-Effektes (s. Duplex-Technik).

Echoarm: Beschreibt eine aus wenigen und/oder schwachen Echos bestehende Struktur.

Echodicht. Beschreibt eine aus zahlreichen und/oder intensiven Echos bestehende Struktur.

Echoenzephalographie: Ultraschalldiagnostik intrakranieller Erkrankungen vorwiegend im eindimensionalen A-scan-Verfahren.

Echofrei: Bezeichnet das Fehlen von Strukturechos (Flüssigkeiten).

Echographie: Graphische Aufzeichnung der Echos im → A-scan- und → TM-scan-Verfahren (ungebräuchlich).

Echokardiographie: Bezeichnet die Herzdiagnostik mit Ultraschall, ursprünglich nur im → TM-scan-Verfahren.

Echo plus: Besonders in der gynäkologischen Literatur synonym für → Echoverstärkung gebraucht. (Sollte verlassen werden!)

Echos: Reflektierte Ultraschallimpulse, auf deren Auswertung die Ultraschalldiagnostik basiert.

Echoskopie: Synonym für die Untersuchung mit Real-time-Geräten (s. Echographie!).

Echotomographie: Bezeichnung für zweidimensionale Ultraschallschnittbildverfahren, teilweise im engeren Sinne nur für das → Compound-scan-Verfahren gebräuchlich.

Echoverstärkung: Relative Echoverstärkung hinter gut schalleitenden Geweben und vor allem Flüssigkeitsansammlungen infolge relativ zu hoch eingestelltem → Tiefenausgleich.

Echtzeit: Synonym für schnelles B-Bild-Verfahren (engl.: real time).

Fernfeld: Interferenzfreier distal des → Fokus gelegener Teil des Ultraschallfeldes.

Fokussierung: Bezeichnet die Möglichkeit, durch eine konkave Schwingeroberfläche oder geeignete elektronische Schaltung den Ultraschallstrahl zu bündeln, so daß über eine kurze Strecke ein schmaleres Schallfeld und damit eine bessere → laterale Auflösung entsteht als beim planen Schwinger.

Fresnel-Zone: Synonym für Nahfeld, also die Zone zwischen Ultraschallwandler und Fokus.

Gain: Verhältnis zwischen Energieein- und -ausgang in einem Verstärkersystem, ausgedrückt in → Dezibel (dB).

Grauabstufung: Darstellung der Echos als von ihrer Intensität abhängige unterschiedlich helle Lichtpunkte.

Halbspiegel: Spiegel, die nur einen Teil (des Ultraschalls) reflektieren.

Hertz: Maßeinheit für die Frequenz.

Impedanz: Akustischer Wellenwiderstand.

Impedanzsprung: Plötzliche (= sprunghafte) Änderung des akustischen Wellenwiderstandes an der Grenze zwischen 2 Stoffen mit unterschiedlichen akustischen Eigenschaften.

Impulsschallverfahren. Bezeichnet diejenigen (die meisten!) Ultraschallverfahren, bei denen der Ultraschall in Form von sehr kurzen Impulsen ausgesandt wird.

Intensität: Schallenergie pro Flächeneinheit (genauere Definitionen s. S. 8).

Interface: Technisches Zwischenglied zur Anpassung zweier Bausteine, die nicht ursprünglich zusammenpassen.

Kontakt-Scan: Ultraschallgerätesysteme, bei denen der Ultraschallwandler direkt auf die Haut aufgesetzt wird (Gegensatz → Wasservorlaufstrecke).

Laterales Auflösungsvermögen: Bezeichnet das (schlechtere) Auflösungsvermögen quer zur Schallausbreitungsrichtung.

M-Mode (synonym zu TM-Scan, time motion): Zeitlich fortlaufende Aufzeichnung der Ultraschallechos zur Beurteilung sich bewegender Grenzflächen (Herzdiagnostik).

Multi-Scan: Jeder Objektpunkt wird von mehreren Ultraschallstrahlen und aus verschiedenen Richtungen getroffen.

Nahfeld: Synonym für → Fresnel-Zone.

Parallel-Scan: B-scan-Verfahren, bei denen die einzelnen Ultraschallstrahlen parallel zueinander verlaufen.

Piezoelektrischer Effekt: Eigenschaft polar gebauter Kristalle, mechanische Energie (Druck und Zug) in elektrische Energie zu wandeln (= Ultraschallempfänger).

Pseudocavitation: Entgasung von in Wasser gelöstem Gas mittels Ultraschall.

Pseudofokus: Einschnürung des Ultraschallfeldes an der Grenze zwischen → Nahfeld und → Fernfeld beim planen Schwinger (synonym: natürlicher Fokus).

Real time: Engl. Ausdruck für schnelles B-Bild-Verfahren.

Scan converter: Normenwandler.

Scattering: Engl. für → Streuung.

Schallfeld: Geometrische Beschreibung der Schallausbreitung vor einer Schallquelle.

Schallschatten (synonym zu Schattenzone, schalltoter Raum): Bezeichnung für den echofreien Teil eines Ultraschallbildes hinter Grenzflächen, die die gesamte Energie durch Reflexion und/oder Absorption verbrauchen.

Schallwellenwiderstand: Synonym für → Impedanz.

Schnelles B-Bild: B-Bild-Verfahren, bei dem das Ultraschallbild so schnell aufgebaut wird, daß eine Bildfolgefrequenz von mindestens 10/s, und damit der Eindruck eines fortlaufenden Bildes entsteht.

Schwächung = → Dämpfung.

Schwinger: Synonym für Ultraschallsender.

Sektor-Scan: B-Bild-System mit divergierendem Strahlengang.

Single scan: Jeder Punkt im Untersuchungsbereich wird nur von einem Ultraschallstrahl getroffen (Gegensatz → Multi scan).

Speicherröhre: Bildröhre für den langsamen Bildaufbau (= Speicherröhrenverfahren).

Tiefenausgleich: Laufzeitabhängige elektronische Verstärkung der Echos (s. S. 16).

TM-Scan: Synonym für M-Mode.

Transducer: (Ultraschall-)Wandler.

Ultraschall: Mechanische Dichtewellen jenseits der menschlichen Hörgrenze (etwa oberhalb 20 kHz).

Umgekehrter piezoelektrischer Effekt: Wandlung von elektrischer in mechanische Energie durch piezoelektrische Kristalle (Funktion als Ultraschallsender, vgl. → piezoelektrischer Effekt).

Wasservorlaufstrecke: Vorschalten einer Wasserstrecke vor das eigentliche Untersuchungsgebiet zur Verbesserung der Nahauflösung.

Wandler: Wandelt eine Energieform in eine andere um (z. B. elektrische in mechanische).

Literaturempfehlungen

Zeitschriften

Ultraschall in Klinik und Praxis. Springer, Berlin Heidelberg New York
Ultraschall in der Medizin. Thieme, Stuttgart

Anatomie

Lutz/Hackelöer/van Kaick/Räth (1986) Ultraschallanatomie. Springer, Berlin Heidelberg New York
Swobodnik/Herrmann (1988) Atlas der Ultraschallanatomie. Enke, Stuttgart

Lehrbücher und Atlanten

Braun/Günther/Schwerk (1983) Ultraschalldiagnostik, Lehrbuch und Atlas. Ecomed, Landsberg
Bücheler/Friedmann/Thelen (1983) Realtime-Sonographie des Körpers. Thieme, Stuttgart New York
Kremer/Dobrinski (1987) Sonographische Diagnostik. Urban & Schwarzenberg, München Wien Baltimore

Spezielle Themen

Beyer/Mödder (1985) Diagnostik des akuten Abdomens mit bildgebenden Verfahren. Springer, Berlin Heidelberg New York
Czembirek/Frühwald/Gritzmann (1988) Kopf-Hals-Sonographie. Springer, Wien New York
Holm/Kristensen (1986) Interventionelle Sonographie. Urban & Schwarzenberg, München Wien Baltimore
Maier (1988) Ultraschalldiagnostik der Schilddrüse. Schattauer, Stuttgart New York
Otto/Wellauer (1985) Ultraschallgeführte Biopsie. Springer, Berlin Heidelberg New York
Weill (1987) Ultraschalldiagnostik in der Gastroenterologie, 2. Aufl. Springer, Berlin Heidelberg New York

Angrenzende Gebiete

Bartels (1986) Urosonographische Differentialdiagnose. Springer, Berlin Heidelberg New York
Büdingen/von Reutern/Freund (1987) Doppler-Sonographie der extrakraniellen Hirnarterien. Thieme, Stuttgart New York
Dittrich/Straßburg/Dinkel/Hackelöer (1985) Zerebrale Ultraschalldiagnostik in Pädiatrie und Geburtshilfe. Springer, Berlin Heidelberg New York
Grube (1987) Zweidimensionale Echokardiographie. Thieme, Stuttgart New York
Hansmann/Hackelöer/Staudach (1985) Ultraschalldiagnostik in Geburtshilfe und Gynäkologie. Springer, Berlin Heidelberg New York
Hennerici/Neuerburg-Häusler (1988) Gefäßdiagnostik mit Ultraschall. Thieme, Stuttgart New York
Marshall (1984) Praktische Doppler-Sonographie. Springer, Berlin Heidelberg New York
Peters/Deeg/Weitzel (1987) Die Ultraschalluntersuchung des Kindes. Springer, Berlin Heidelberg New York
Sattler/Harland (1987) Arthrosonographie. Springer, Berlin Heidelberg New York
Seitz/Kubale (1988) Duplex-Sonographie der abdominellen und retroperitonealen Gefäße. Enke, Stuttgart

Sachverzeichnis